O CORPO EM MOVIMENTO

ABORDAGEM ANATÔMICA

O CORPO EM MOVIMENTO

ABORDAGEM ANATÔMICA

Chris Jarmey

Tradução e prefácio à edição brasileira de Maiza Ritomy Ide

2ª EDIÇÃO REFORMULADA

manole
editora

Título original em inglês: *The Concise Book of the Moving Body, 2ª edition*

Publicado mediante acordo com a Human Kinetics.

Produção editorial: Retroflexo Serviços Editoriais

Tradução: **Maiza Ritomy Ide**
Fisioterapeuta pela Universidade Estadual de Londrina (UEL)
Mestre em Ciências pela Faculdade de Medicina da Universidade de São Paulo (FMUSP)
Doutora em Reumatologia pela FMUSP
Pós-doutora em Reumatologia pela Universidade de Cantabria (Espanha)
Revisão de tradução e revisão de prova: Depto. editorial da Editora Manole
Projeto gráfico: Depto. editorial da Editora Manole
Diagramação: Deborah Takaishi
Ilustrações (miolo e capa): Amanda Williams
Adaptação da capa para a edição brasileira: Ricardo Yoshiaki Nitta Rodrigues

CIP-BRASIL. CATALOGAÇÃO NA PUBLICAÇÃO
SINDICATO NACIONAL DOS EDITORES DE LIVROS, RJ

J42c
2. ed.

Jarmey, Chris
O corpo em movimento : abordagem anatômica / Chris Jarmey ; tradução Maiza Ritomy Ide. - 2. ed. - Barueri [SP] : Manole, 2026.

Tradução de: The concise book of the moving body, 2ª edition
ISBN 9788520466636

1. Anatomia humana. I. Ide, Maiza Ritomy. II. Título.

CDD: 611
25-99548.1 CDU: 611.01

Carla Rosa Martins Gonçalves - Bibliotecária - CRB-7/4782

2ª edição brasileira – 2026

Direitos em língua portuguesa adquiridos pela:
Editora Manole Ltda.
Alameda Rio Negro, 967 – cj. 717 – Alphaville
06454-000 – Barueri – SP – Brasil
Fone: (11) 4196-6000
www.manole.com.br | https://atendimento.manole.com.br/

Impresso no Brasil
Printed in Brazil

Sumário

Capítulo 8

Capítulo 9

Prefácio à edição brasileira

A compreensão da anatomia humana aplicada ao movimento exige mais do que a memorização de estruturas: requer a integração entre forma e função, estrutura e dinâmica, estática e cinética. *O corpo em movimento*, em sua segunda edição, oferece ao leitor brasileiro exatamente essa síntese, por meio de uma abordagem objetiva, funcional e – sobretudo – primorosamente ilustrada da anatomia musculoesquelética.

Nesta obra, o conteúdo visual não é apenas complementar ao texto: ele é parte fundamental da aprendizagem. As ilustrações, elaboradas com precisão técnica e clareza didática, detalham o corpo humano em suas múltiplas camadas, relações e articulações. São imagens que ensinam – organizadas para orientar o olhar do leitor e facilitar a compreensão das estruturas, dos movimentos e de suas interdependências. Para o estudante que inicia sua formação, para o docente que busca recursos de apoio, ou para o profissional que deseja revisar conceitos com praticidade e segurança, essa disposição visual torna-se um diferencial primoroso.

O livro está estruturado em capítulos curtos, diretos e tematicamente progressivos. O leitor é conduzido desde os fundamentos terminológicos e planos anatômicos até os sistemas musculoesquelético e nervoso periférico, sempre com ênfase na relação entre anatomia e função. Os últimos capítulos, dedicados ao estudo do movimento humano em atividades cotidianas – como sentar, levantar, caminhar e correr – ampliam a aplicabilidade do conteúdo a contextos clínicos, terapêuticos, educacionais e de pesquisa.

Este não é um tratado anatômico exaustivo, nem pretende substituir obras acadêmicas mais extensas. Ao contrário, sua virtude está justamente na capacidade de condensar e organizar as informações essenciais de forma acessível, sem perder a profundidade necessária. É uma obra pensada para ser usada: manuseada em sala de aula, levada ao consultório, aberta ao lado da maca ou do colchonete, marcada, revisitada.

A publicação desta edição em português atende à crescente demanda, no Brasil, por materiais didáticos que combinem rigor técnico e clareza visual. Nas áreas da fisioterapia, educação física, osteopatia, Pilates, dança, massoterapia, terapia ocupacional e artes corporais, cresce a quantidade de profissionais e estudantes que reconhecem a importância de uma base anatômica sólida, aplicada ao movimento e à função.

Mais do que um atlas ilustrado ou um manual técnico, esta obra convida à observação atenta e integrada do corpo humano. Ao reconhecer o corpo como sistema vivo, articulado, responsivo e inteligente, *O corpo em movimento* convida o leitor a ir além da análise estrutural, cultivando uma compreensão funcional do movimento humano.

Que esta edição brasileira sirva como uma referência clara e confiável para o estudo e a aplicação da anatomia funcional, auxiliando na formação de profissionais capacitados para analisar, avaliar e intervir de maneira precisa no corpo em movimento.

Maiza Ritomy Ide
Fisioterapeuta pela Universidade Estadual de Londrina (UEL)
Mestre em Ciências pela Faculdade de Medicina da Universidade de São Paulo (FMUSP)
Doutora em Reumatologia pela FMUSP
Pós-doutora em Reumatologia pela Universidade de Cantabria (Espanha)

CAPÍTULO 1

Termos anatômicos

Posições

Para descrever as posições relativas das partes do corpo e seus movimentos, é essencial ter uma posição de referência inicial universalmente aceita. Esta é conhecida como *posição anatômica*, que é simplesmente a posição ereta, em pé, com os pés apoiados no chão, braços nas laterais do corpo e palmas das mãos voltadas para a frente (Fig. 1.1). A terminologia direcional utilizada sempre se refere ao corpo como se ele estivesse na posição anatômica, independentemente de sua posição real. Observe também que os termos *esquerdo* e *direito* referem-se aos lados do objeto ou pessoa que está sendo observado, e não aos do leitor.

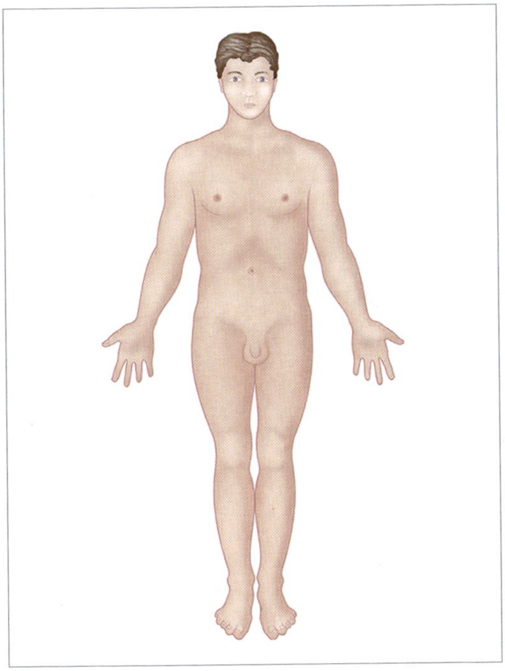

Figura 1.1 Anterior. Em frente de; em direção à ou na frente do corpo.

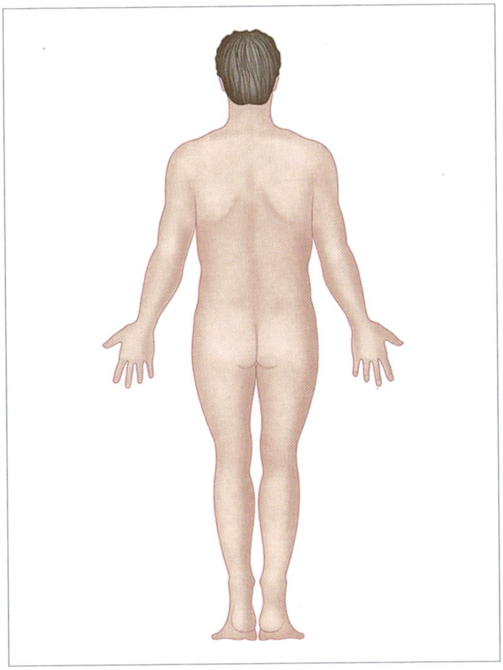

Figura 1.2 Posterior. Atrás; em direção à ou na parte de trás do corpo.

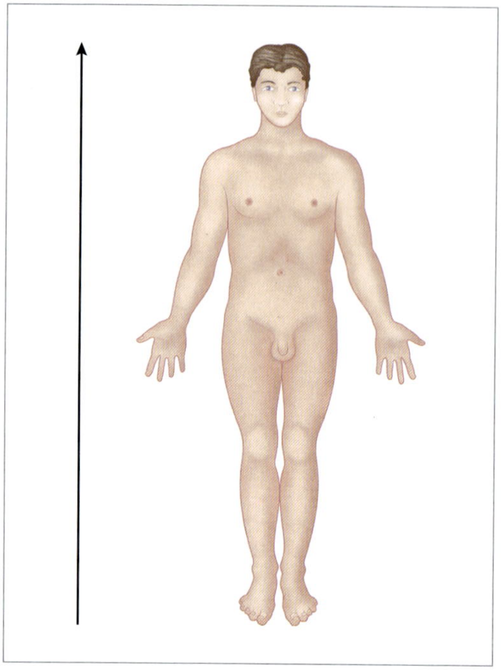

Figura 1.3 Superior. Acima; em direção à cabeça ou à parte superior da estrutura ou do corpo.

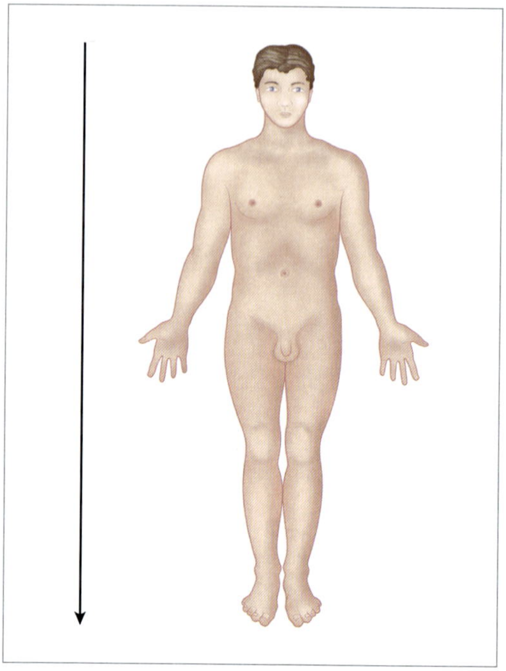

Figura 1.4 Inferior. Abaixo; afastando-se da cabeça ou em direção à parte inferior da estrutura ou do corpo.

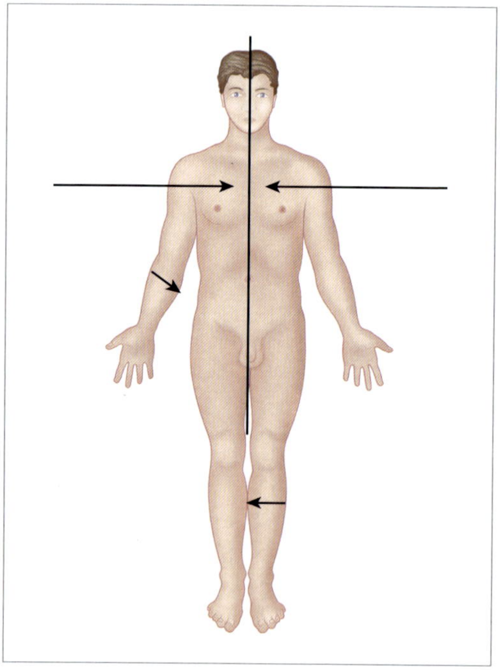

Figura 1.5 Medial (do latim *medius* = "meio"). Em direção à linha média do corpo; na parte interna de um membro.

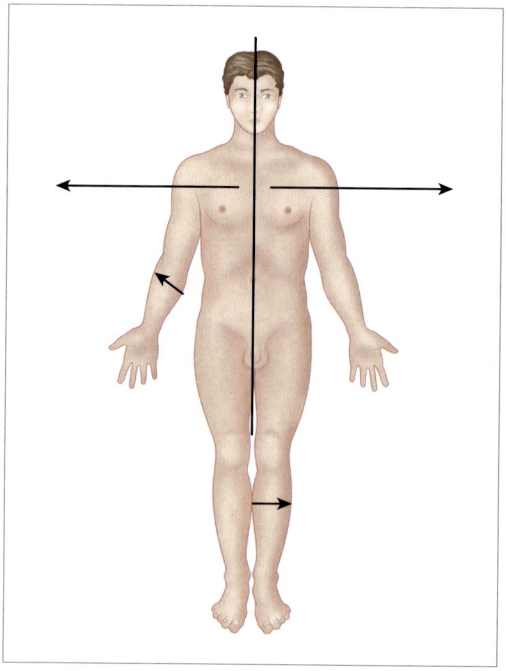

Figura 1.6 Lateral (do latim *latus* = "lado"). Afastando-se da linha média do corpo; na parte externa do corpo ou de um membro.

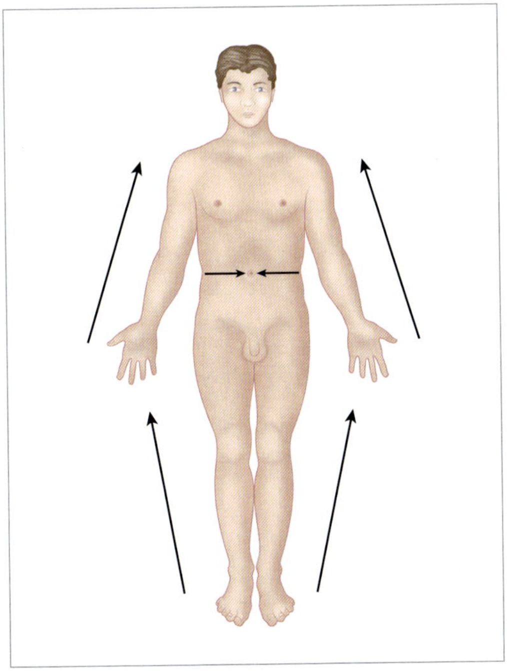

Figura 1.7 Proximal (do latim *proximus* = "mais próximo"). Mais próximo do centro do corpo (umbigo), ou do ponto de fixação de um membro ao tronco.

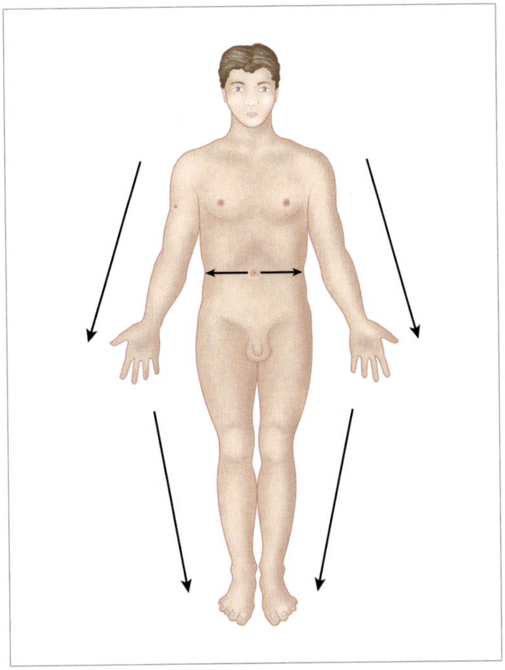

Figura 1.8 Distal (do latim *distans* = "distante"). Mais distante do centro do corpo, ou do ponto de fixação de um membro ao tronco.

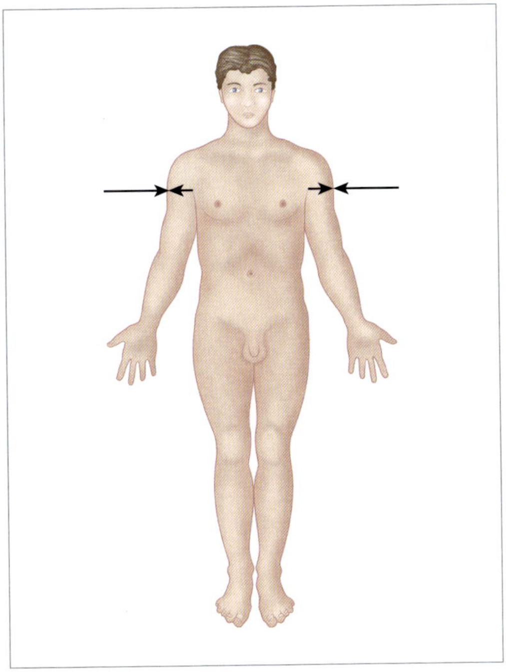

Figura 1.9 Superficial. Em direção à superfície do corpo.

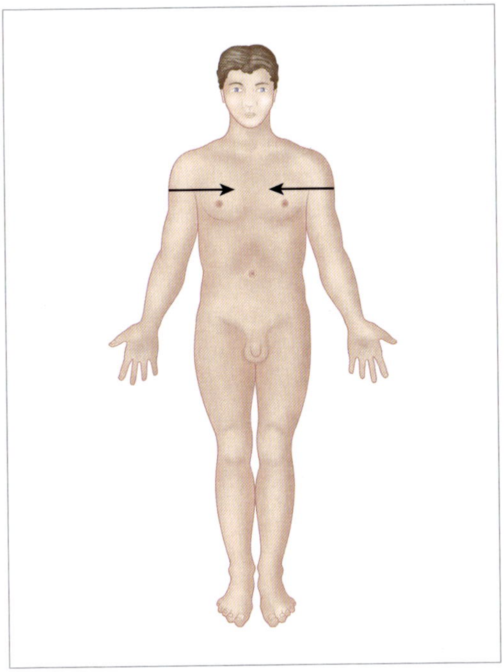

Figura 1.10 Profundo. Afastando-se da superfície do corpo; mais interno.

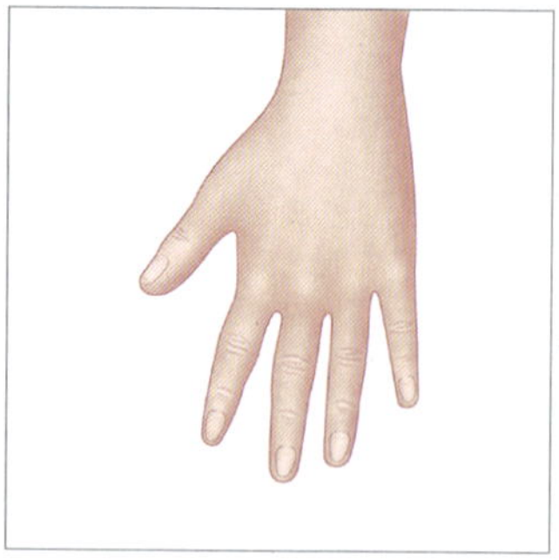

Figura 1.11 Dorsal (do latim *dorsum* = "costas"). Na superfície posterior, por exemplo, no dorso da mão.

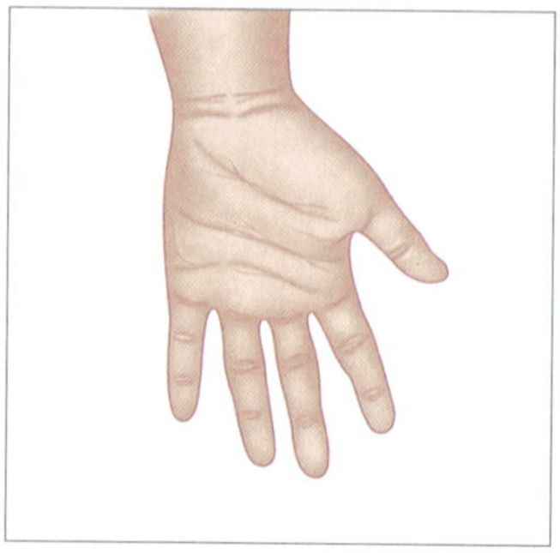

Figura 1.12 Palmar (do latim *palma* = "palma"). Na superfície anterior da mão, ou seja, na palma.

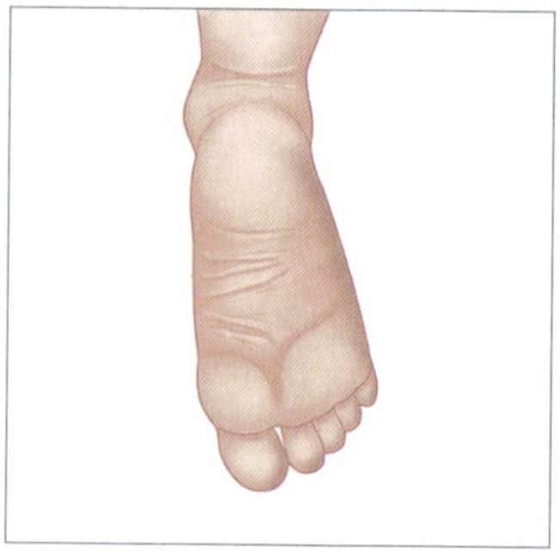

Figura 1.13 Plantar (do latim *planta* = "sola"). Na planta (sola) do pé.

Planos

O termo *plano* refere-se a um corte bidimensional através do corpo; fornece uma vista do corpo ou de parte dele como se tivesse sido cortado por uma linha imaginária (Fig. 1.14).

- Os planos sagitais cortam verticalmente o corpo de anterior para posterior, dividindo-o em metades direita e esquerda. Um *plano parassagital* divide o corpo em partes direita e esquerda desiguais.
- Os planos frontais (coronais) passam verticalmente pelo corpo, dividindo-o em seções anterior e posterior, e estão em ângulo reto em relação ao plano sagital.
- Os planos transversos são seções horizontais que dividem o corpo em porções superior (cranial) e inferior (caudal), e ficam em um ângulo reto em relação aos outros dois planos.

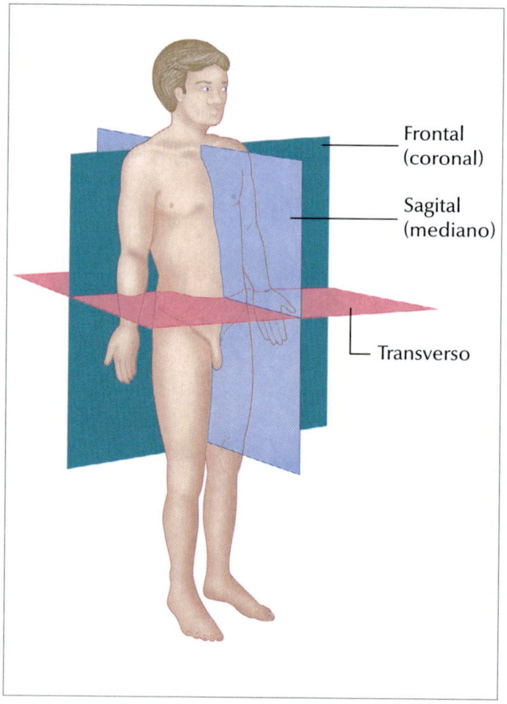

Figura 1.14 Os planos do corpo mais comuns.

Regiões

As duas divisões principais do corpo são suas partes axiais – constituídas pela cabeça, pescoço e tronco – e suas partes *apendiculares*, constituídas pelos membros, que estão ligados ao eixo do corpo. As Figuras 1.15 e 1.16 mostram os termos usados para indicar áreas específicas do corpo. Os termos entre parênteses são os termos leigos para a área.

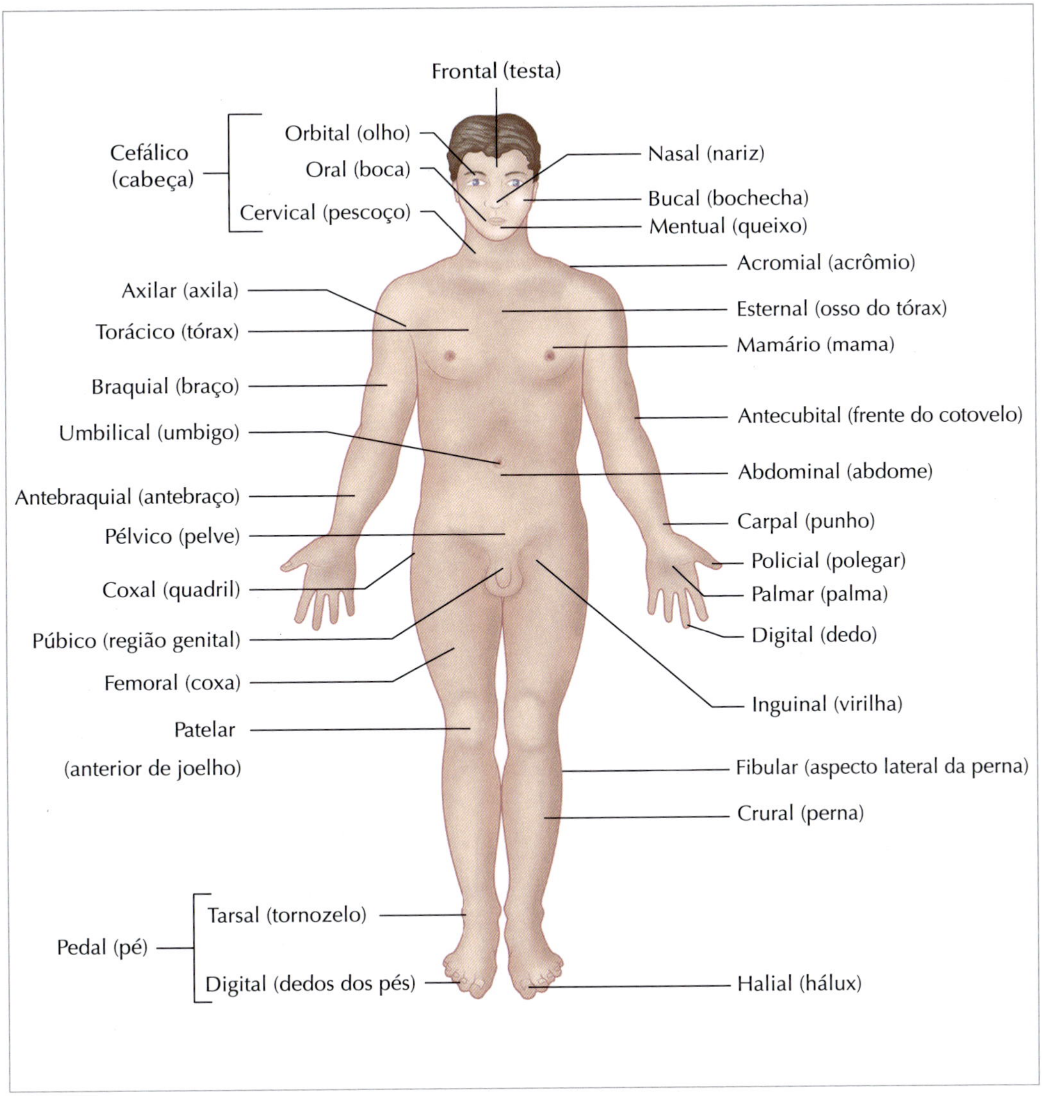

Figura 1.15 Termos usados para indicar áreas específicas do corpo, vista anterior.

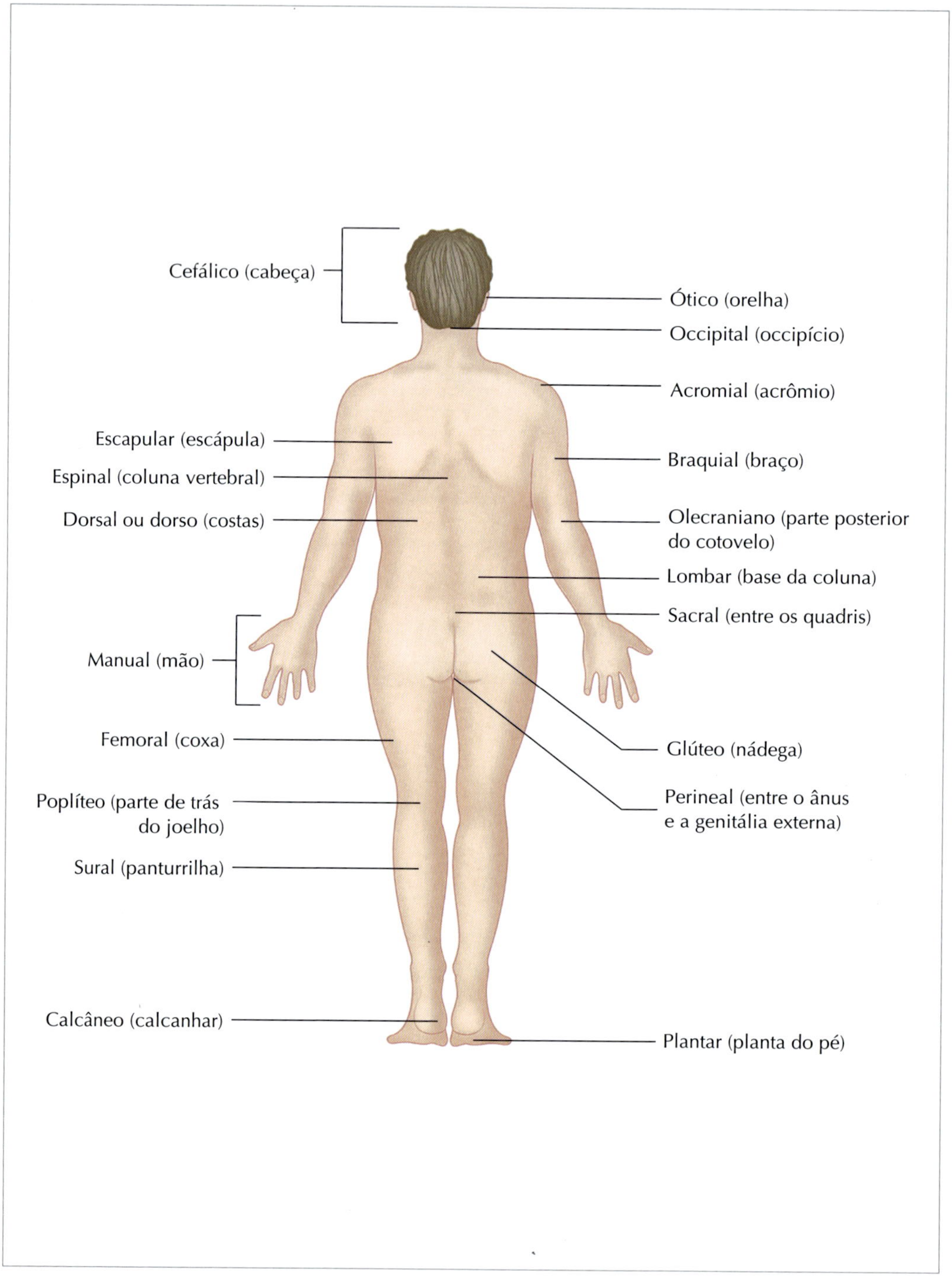

Figura 1.16 Termos usados para indicar áreas específicas do corpo, vista posterior.

Movimentos

A direção na qual as partes do corpo se movem é descrita em relação à posição fetal. Mover-se para a posição fetal resulta da flexão de todos os membros; estender-se a partir da posição fetal resulta da extensão de todos os membros.

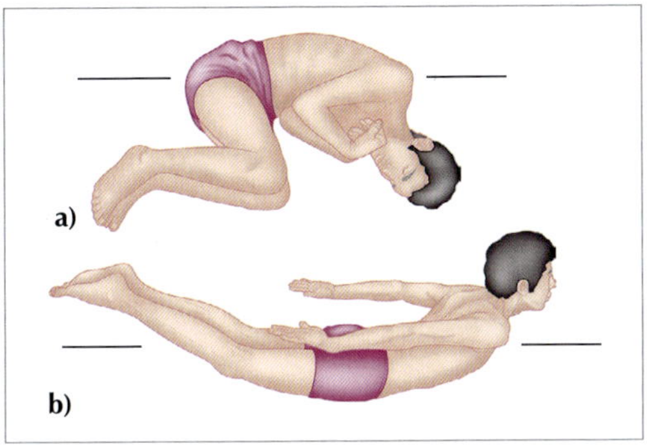

Figura 1.17 (a) Flexão até uma posição fetal. (b) Extensão, afastando-se da posição fetal.

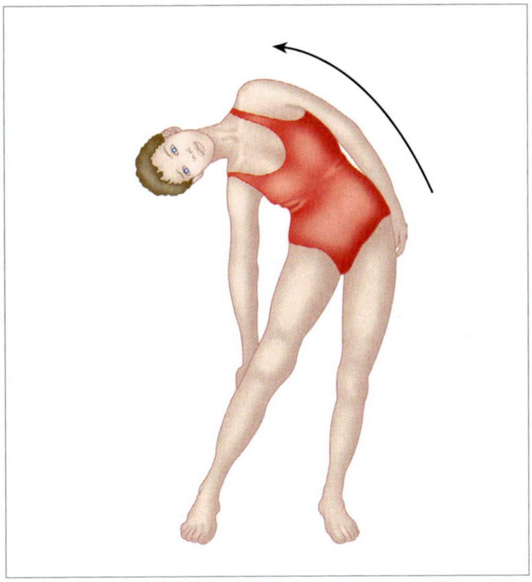

Figura 1.19 Flexão lateral: Inclinar o tronco ou a cabeça lateralmente (para os lados) no plano frontal (coronal).

Movimentos principais

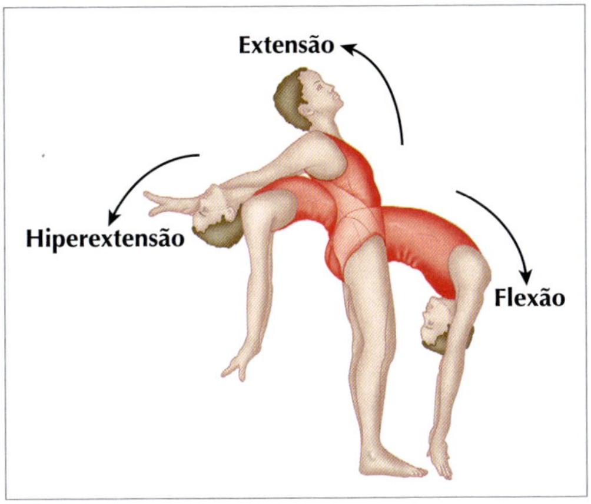

Figura 1.18 Flexão: Curvar-se de modo a diminuir o ângulo entre os ossos em uma articulação. A partir da posição anatômica, a flexão geralmente é para a frente, exceto na articulação do joelho, em que é para trás. A maneira de lembrar disso é que a flexão é sempre em direção à posição fetal. Extensão: Endireitar ou inclinar-se para trás, afastando-se da posição fetal. Hiperextensão: Estender o membro além de sua amplitude normal.

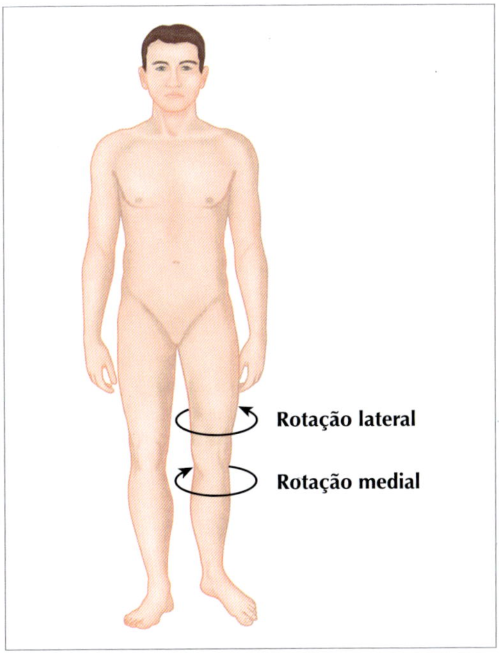

Figura 1.20 Rotação: Movimento de um osso ou do tronco em torno de seu próprio eixo longitudinal. Rotação medial: Girar para dentro, em direção à linha média. Rotação lateral: Girar para fora, afastando-se da linha média.

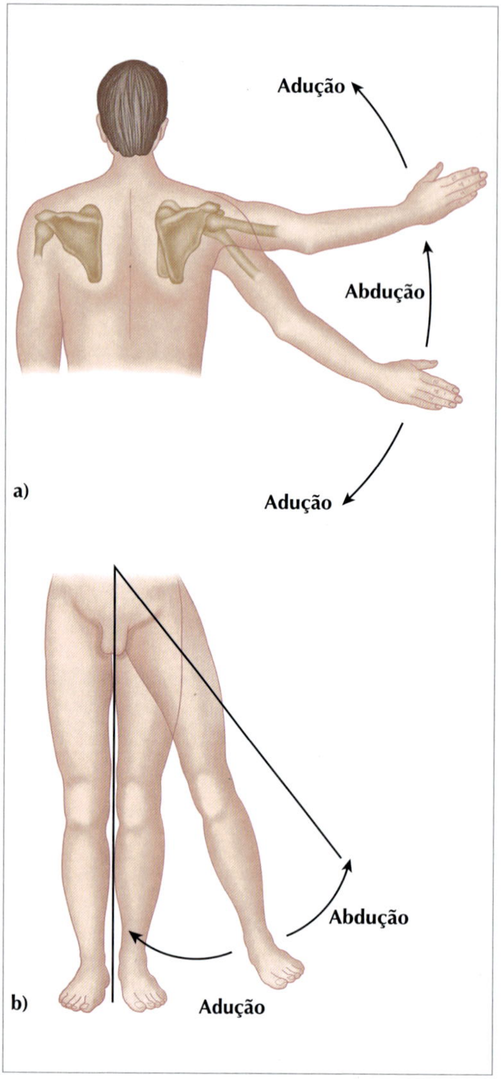

Figura 1.21 Abdução: Movimento de um osso afastando-se da linha média do corpo ou de um membro. Adução: Movimento de um osso em direção à linha média do corpo ou de um membro.

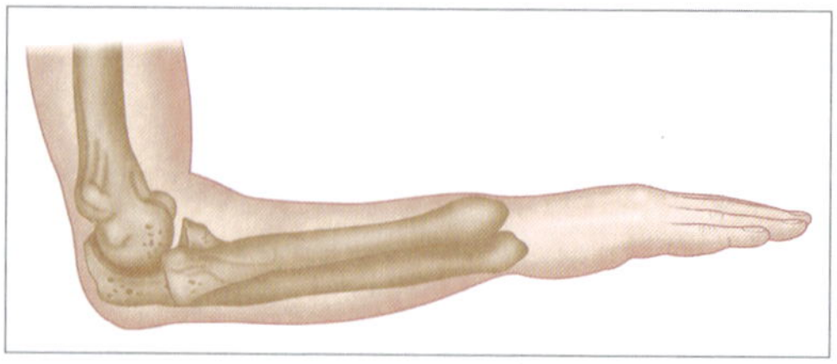

Figura 1.22 Pronação: Virar a palma da mão para baixo, de forma que fique voltada para o chão (se estiver em pé com o cotovelo flexionado a 90 graus, ou se estiver deitado no chão) ou afastando-se das posições anatômica e fetal.

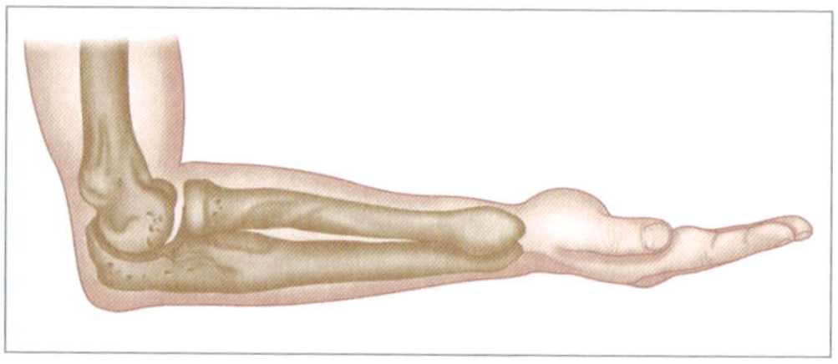

Figura 1.23 Supinação: Virar a palma da mão para cima, em direção ao teto (se estiver em pé com o cotovelo flexionado a 90 graus, ou se estiver deitado no chão) ou em direção às posições anatômica e fetal.

Outros movimentos

Os movimentos descritos nesta seção ocorrem apenas em articulações ou partes específicas do corpo, geralmente envolvendo mais de uma articulação.

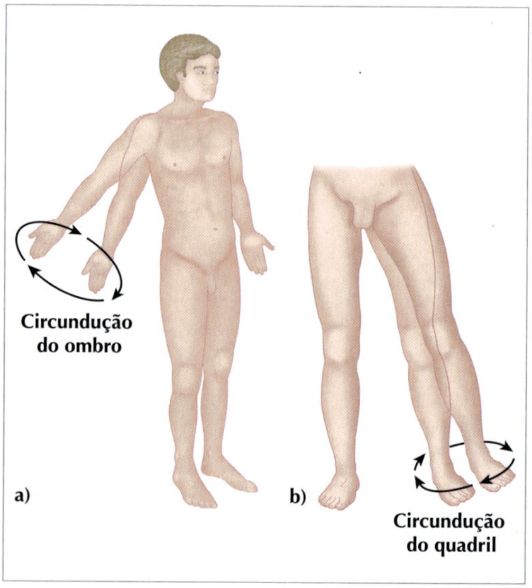

Figura 1.24 Circundução: Movimento em que a extremidade distal de um osso se move em círculo, enquanto a extremidade proximal permanece estável; o movimento combina flexão, abdução, extensão e adução.

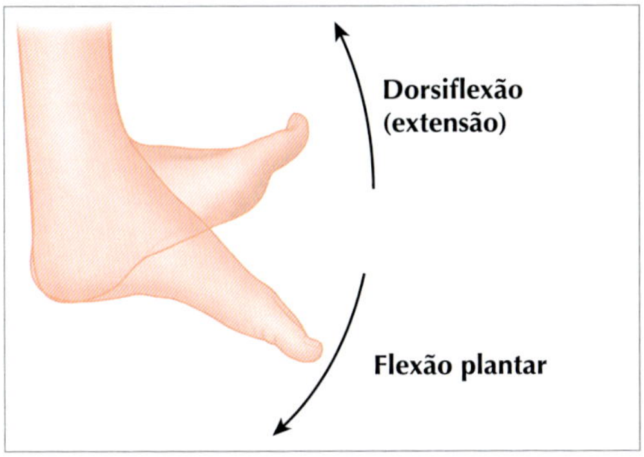

Figura 1.25 Flexão plantar: Apontar os dedos dos pés para baixo, em direção ao chão. Dorsiflexão (extensão): Apontar os dedos dos pés para cima, em direção ao teto.

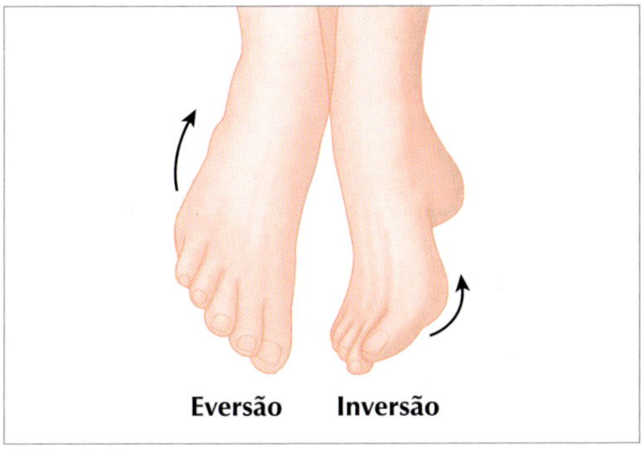

Figura 1.26 Inversão: Virar a planta do pé para dentro, de modo que as plantas fiquem voltadas uma para a outra. Eversão: Virar a planta do pé para fora, de modo que as plantas fiquem voltadas uma para a outra.

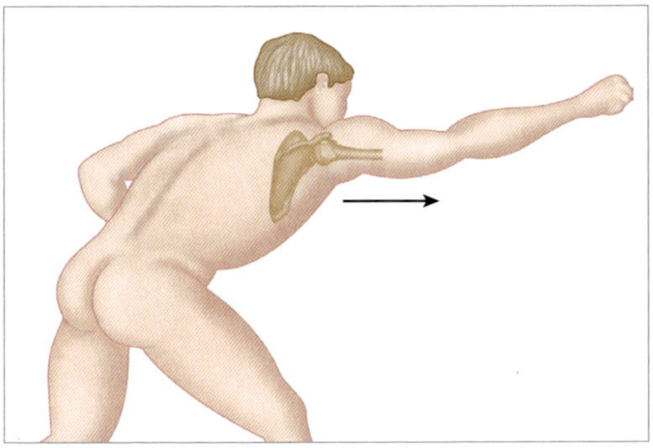

Figura 1.27 Protração: Movimento para a frente no plano transverso – por exemplo, protração da cintura escapular, como no arredondamento dos ombros.

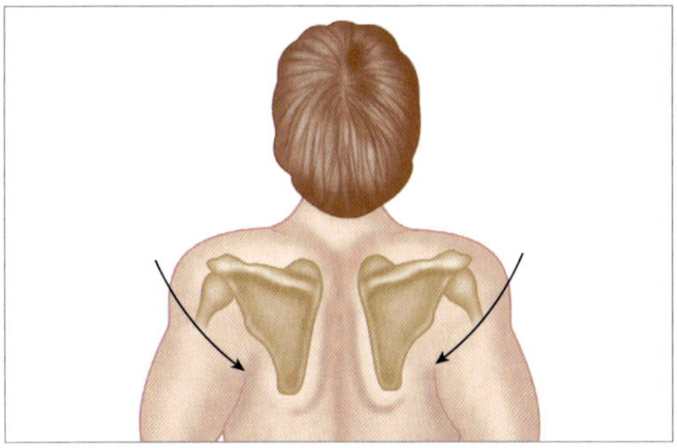

Figura 1.28 Retração: Movimento para trás no plano transverso, por exemplo, ao manter a cintura escapular para trás em uma postura militar.

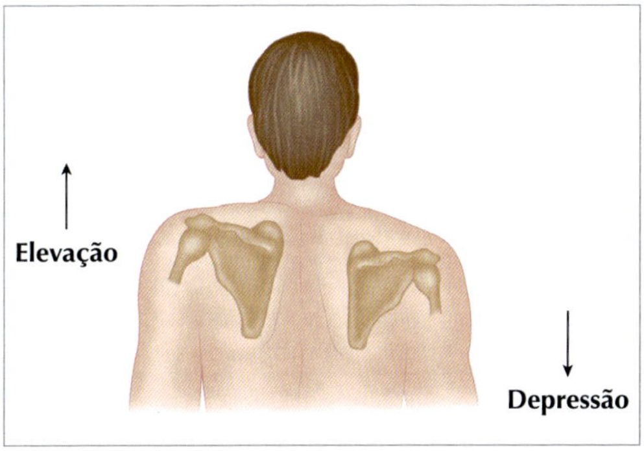

Figura 1.29 Elevação: Movimento de uma parte do corpo para cima ao longo do plano frontal – por exemplo, elevar a escápula ao encolher os ombros. Depressão: Movimento de uma parte elevada do corpo para baixo, até sua posição original.

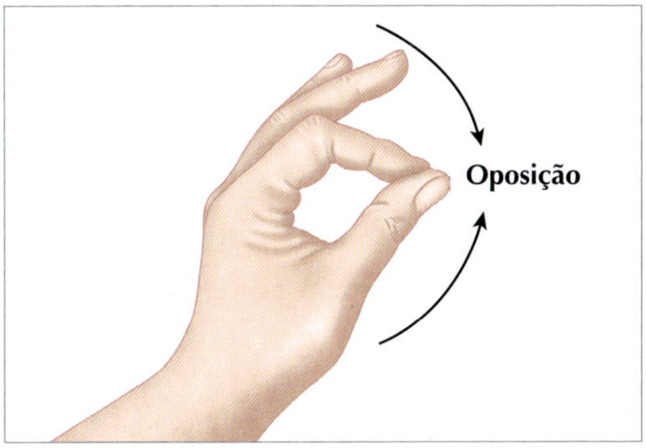

Figura 1.30 Oposição: Movimento específico da articulação em forma de sela (selar) do polegar; possibilita que se toque o polegar nas pontas dos dedos da mesma mão.

Termos direcionais	
Termo	**Direção**
Superior	em direção à cabeça, acima
Inferior	afastando-se da cabeça, abaixo
Medial	em direção à linha média, no aspecto interno
Lateral	afastando-se da linha média, no aspecto externo
Proximal	mais perto de sua origem ou ponto de fixação de um membro
Distal	mais distante de sua origem ou ponto de fixação de um membro
Superficial	em direção à superfície do corpo
Profundo	afastando-se da superfície do corpo
Periférico	na superfície ou parte externa do corpo
Anterior	na frente do corpo, na frente de
Posterior	na parte de trás do corpo, atrás
Cefálico	em direção à cabeça, acima
Cranial	do ou relacionado com o crânio (também pode significar em direção à cabeça ou ao crânio)
Caudal	afastando-se da cabeça, abaixo
Ventral	na frente do corpo, na frente de
Dorsal	na parte de trás do corpo, atrás

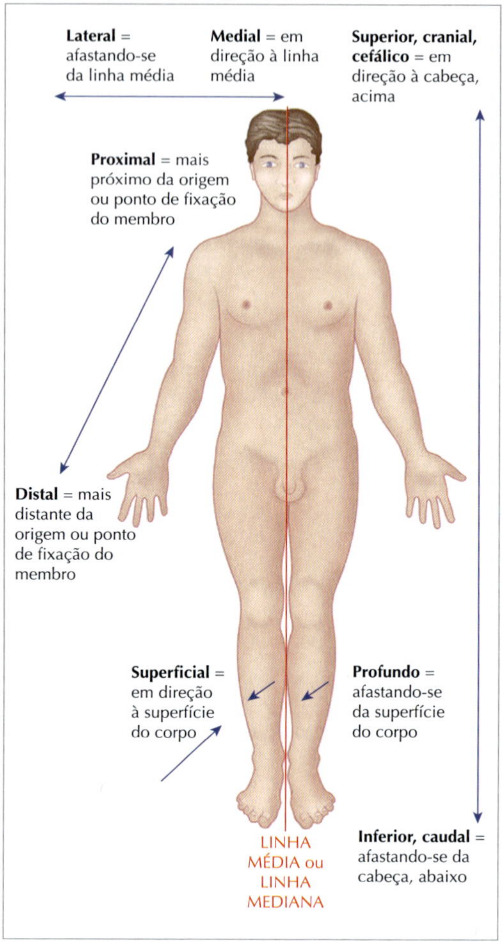

Figura 1.31 Termos direcionais.

CAPÍTULO 2

Tecidos

Grupos de células com estrutura e funções semelhantes são chamados de *tecidos*. Existem quatro tipos principais de tecido, cada um com uma função característica:

1. *Epitelial*: Por exemplo, a pele, cuja função é revestir e proteger o corpo.
2. *Conjuntivo*: Por exemplo, ligamentos, tendões, fáscia, cartilagem e osso, cujas funções são proteger, sustentar e unir diferentes partes do corpo. É o tipo de tecido mais abundante e amplamente distribuído.
3. *Muscular*: A função do músculo é possibilitar a movimentação do corpo.
4. *Nervoso*: Os nervos controlam as funções do corpo e o movimento.

Os tipos de tecido que nos interessam no que diz respeito à anatomia musculoesquelética são o tecido conjuntivo e o tecido muscular.

Tecido conjuntivo

As características comuns do *tecido conjuntivo* incluem:

1. *Variações no suprimento sanguíneo*. A maior parte do tecido conjuntivo é bem vascularizada (contém vasos sanguíneos). No entanto, tendões e ligamentos têm suprimento sanguíneo deficiente, e a cartilagem é avascular (sem vasos sanguíneos): portanto, essas estruturas cicatrizam muito lentamente.
2. *Matriz extracelular*. Os tecidos conjuntivos são compostos por diversos tipos de células e quantidades variáveis de uma substância não viva que as envolve. Essa substância é chamada de *matriz extracelular*, produzida pelas células do tecido conjuntivo e secretada para o exterior. Dependendo do tipo de tecido, a matriz pode ser líquida, gelatinosa, semissólida ou muito rígida.

Graças à matriz, o tecido conjuntivo é capaz de suportar peso e resistir a estiramentos e outros esforços, como a abrasão. A matriz contém vários tipos e quantidades de fibras – por exemplo, fibras colágenas, elásticas ou reticulares.

Tipos de tecido conjuntivo

O *tecido conjuntivo frouxo* tem mais células e menos fibras; portanto, é mais macio do que os outros tipos. Exemplos incluem:

1. *Areolar*: Tecido de "preenchimento" que amortece e protege os órgãos do corpo e mantém os órgãos internos unidos em suas posições corretas.

2. *Adiposo*: Tecido adiposo que forma a camada subcutânea abaixo da pele, também chamada de *hipoderme* ou *fáscia superficial*, onde isola o corpo e o protege contra o calor e o frio.

No *tecido conjuntivo denso regular*, as fibras colágenas são o elemento predominante, o que leva a um tecido branco e flexível com alta resistência a forças de tração. Exemplos incluem ligamentos e tendões.

O *tecido conjuntivo denso irregular* tem os mesmos elementos estruturais do tecido conjuntivo regular; no entanto, os feixes de fibras colágenas são mais espessos, entrelaçados e dispostos de maneira irregular. Um exemplo é a fáscia.

A *cartilagem* é resistente, mas flexível. Tem qualidades intermediárias às do tecido conjuntivo denso e do osso. É avascular e desprovida de fibras nervosas, cicatrizando lentamente. Exemplos são a cartilagem hialina, a fibrocartilagem e a cartilagem elástica.

As *células ósseas* ficam em cavidades chamadas *lacunas*, que são cercadas por camadas circulares de uma matriz muito rígida que contém sais de cálcio e grandes quantidades de fibras colágenas.

O *sangue*, ou *tecido vascular*, é considerado um tecido conjuntivo porque consiste em células sanguíneas, circundadas por uma matriz fluida não viva chamada *plasma sanguíneo*. As "fibras" do sangue são moléculas de proteína solúveis que se tornam visíveis apenas durante a coagulação sanguínea. O sangue não é um tecido conjuntivo típico; é o veículo de transporte do sistema cardiovascular, transportando nutrientes, resíduos, gases respiratórios etc., por todo o corpo.

Classificação do tecido conjuntivo		
Tecido conjuntivo frouxo: *O tecido conjuntivo frouxo tem fibras de trama frouxa e muitas células. É o tecido conjuntivo mais macio e inclui:*		
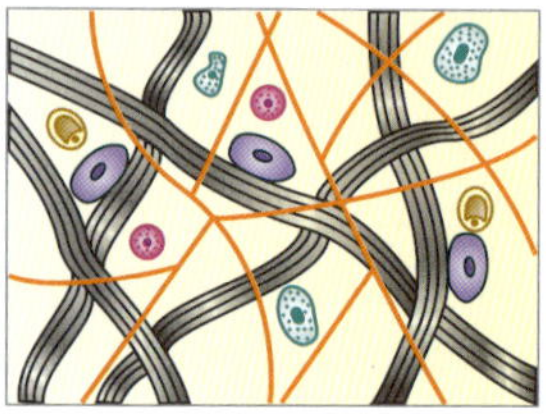	***Tecido areolar***	
	Descrição	Este é um tecido frouxo, macio, flexível e semifluido e é o tipo de tecido conjuntivo mais amplamente distribuído no corpo Contém fibras colágenas, elásticas e reticulares, que conferem ao tecido areolar sua elasticidade e extensibilidade (ver Cap. 3 para mais informações sobre essas fibras)
	Exemplo de localização	Envolve os órgãos do corpo e é encontrado na camada subcutânea da pele
	Função	Força, elasticidade e suporte (geralmente é a "cola" que mantém os órgãos internos em suas posições)
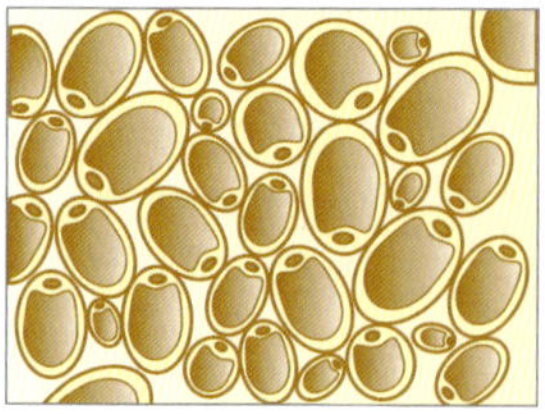	***Tecido adiposo***	
	Descrição	Trata-se do tecido areolar que contém principalmente células de gordura
	Exemplo de localização	Camada subcutânea da pele, que envolve órgãos como os rins e o coração e é encontrada nas glândulas mamárias
	Função	Isolamento, reserva de energia, suporte e proteção

(continua)

Classificação do tecido conjuntivo

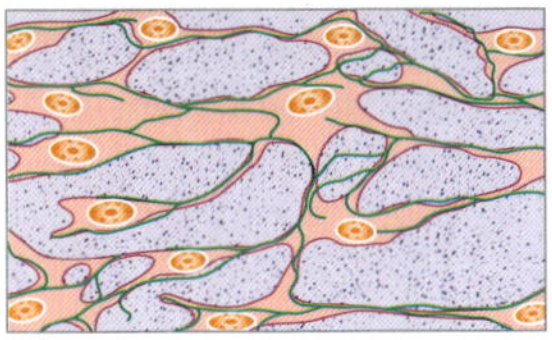

Tecido linfoide (reticular)	
Descrição	Contém fibras finas que constituem redes ramificadas para formar o **estroma** (uma estrutura de suporte para muitos órgãos moles)
Exemplo de localização	Linfonodos, baço, medula óssea vermelha
Função	Suporte

Tecido conjuntivo denso (fibroso): *O tecido conjuntivo denso contém fibras espessas e densamente compactadas e menos células do que o tecido conjuntivo frouxo. Forma estruturas fortes. Existem diferentes tipos de tecido conjuntivo denso, incluindo os seguintes:*

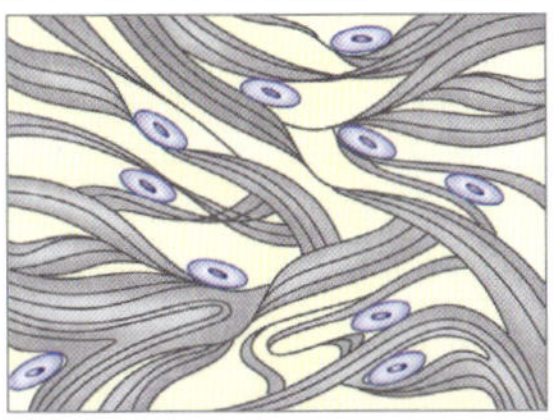

Tecido conjuntivo elástico (tecido elástico amarelo)	
Descrição	Consiste em muitas fibras elásticas de ramificação livre, poucas células e pouca matriz; as fibras elásticas dão ao tecido uma coloração amarelada
Exemplo de localização	Tecido pulmonar, paredes das artérias, traqueia, brônquios
Função	Elasticidade para alongamento e força

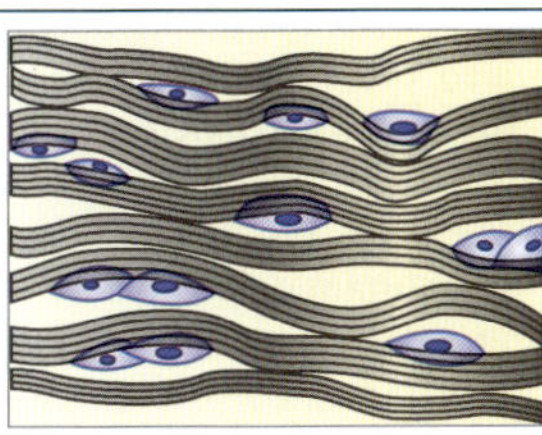

Tecido conjuntivo denso regular (tecido fibroso branco)	
Descrição	Consiste principalmente em fibras colágenas dispostas em feixes paralelos com células entre os feixes; a matriz é de cor branca clara
Exemplo de localização	Tendões, ligamentos, aponeuroses
Função	Conexão

Osso (tecido ósseo): *O osso é um tecido conjuntivo excepcionalmente rígido que protege e sustenta outros órgãos do corpo. É composto por células ósseas localizadas em* ***lacunas*** *(cavidades) circundadas por camadas de uma matriz muito rígida, reforçada por sais inorgânicos, como cálcio e fosfato. Inclui os ossos compacto e esponjoso:*

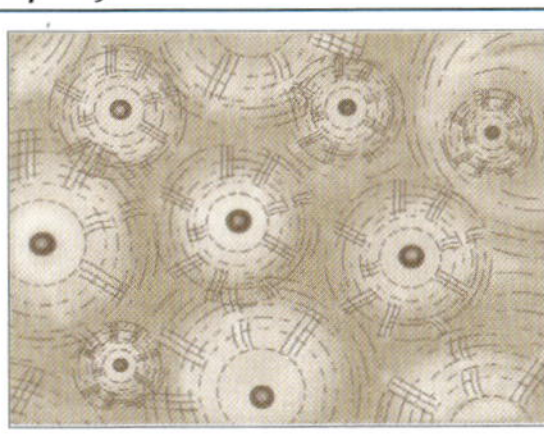

Descrição	O **osso compacto** é um tipo de osso externo, rígido e mais denso, enquanto o **osso esponjoso** fica internamente ao osso compacto e é esponjoso
Exemplo de localização	Ossos
Função	Suporte, proteção, movimento e armazenamento

Cartilagem: *A cartilagem é um tecido conjuntivo forte e resistente, menos rígido e mais flexível que o osso. Consiste em uma densa rede de fibras colágenas e elásticas imersas em uma substância fundamental semelhante à borracha. A cartilagem não tem vasos sanguíneos ou nervos e inclui:*

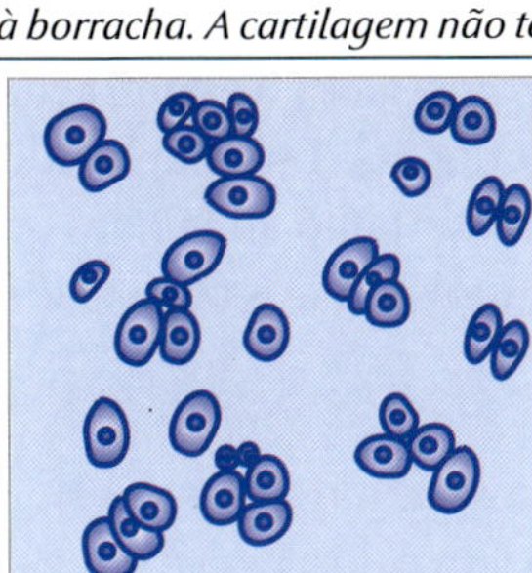

Cartilagem hialina	
Descrição	Esta é a cartilagem mais abundante do corpo, mas também a mais fraca É constituída por uma substância fundamental resiliente e gelatinosa, fibras colágenas finas e células
Exemplo de localização	Extremidades de ossos longos, extremidades de costelas, nariz
Função	Movimento, flexibilidade e suporte

(continua)

	Classificação do tecido conjuntivo	
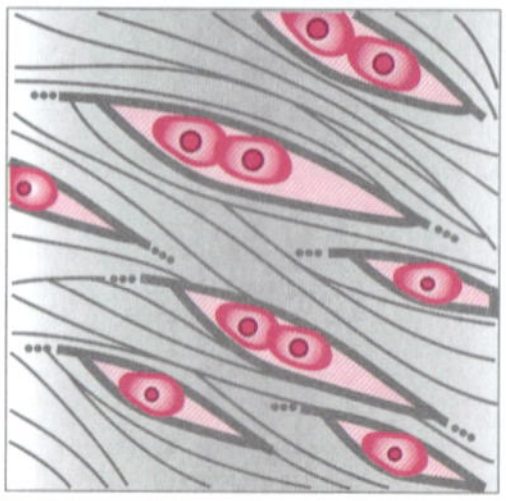	***Fibrocartilagem***	
	Descrição	Este é o mais forte dos três tipos de cartilagem e é constituído por células espalhadas entre feixes de fibras colágenas; é uma cartilagem forte e rígida
	Exemplo de localização	Discos intervertebrais
	Função	Suporte e força
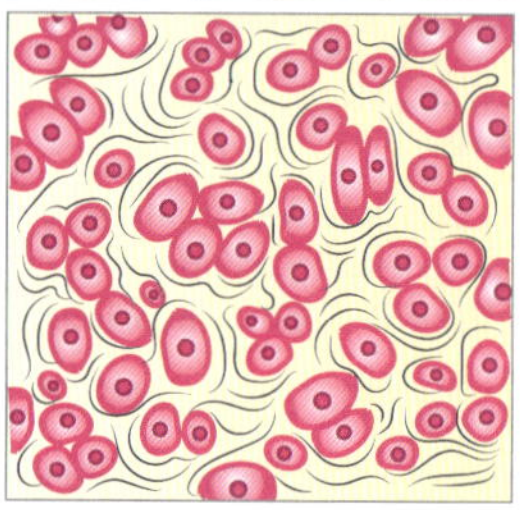	***Cartilagem elástica***	
	Descrição	Esta é uma cartilagem forte e elástica, constituída por células em uma rede filamentosa de fibras elásticas dentro da matriz
	Exemplo de localização	Tubas auditivas, sustentam a orelha externa e a epiglote
	Função	Suporte e manutenção da forma
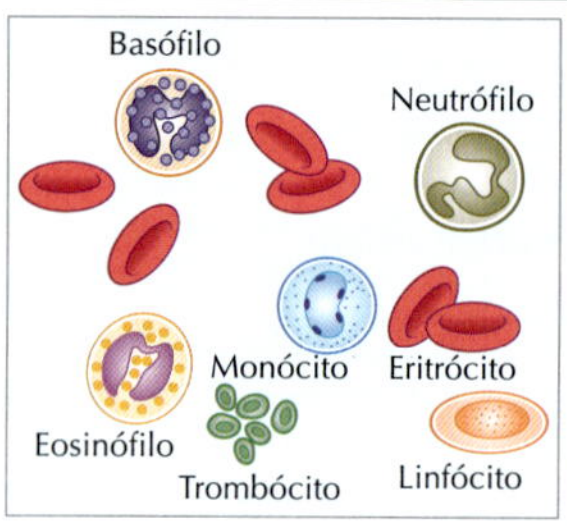	**Sangue (tecido vascular):** *O sangue é um tipo incomum de tecido conjuntivo cuja matriz é um líquido chamado* ***plasma*** *sanguíneo. Este é composto principalmente por água, com uma variedade de substâncias dissolvidas, como nutrientes, resíduos, enzimas, gases e hormônios. O sangue também contém:* **Glóbulos vermelhos (hemácias, eritrócitos):** Transportam oxigênio às células do corpo e removem dióxido de carbono delas **Glóbulos brancos (leucócitos):** Estão envolvidos na fagocitose (destruição de micróbios, resíduos celulares e corpos estranhos), na imunidade e em reações alérgicas **Plaquetas:** Atuam na coagulação sanguínea	

Tecido muscular

O *tecido muscular* é composto por 75% de água e 20% de proteína, com sais minerais, glicogênio e gordura compondo os 5% restantes. Como este livro foi elaborado para focar especificamente a anatomia musculoesquelética, apresentamos a seguir apenas uma breve descrição e comparação dos diferentes tipos de tecido muscular. O músculo esquelético será discutido mais detalhadamente depois (ver Cap. 7).

Tipos e funções dos músculos

Existem três tipos de tecido muscular: esquelético, cardíaco e liso. Todas as células musculares têm formato alongado e, portanto, são chamadas de *fibras musculares.*

Os músculos esqueléticos/estriados/voluntários (também chamados de *músculos somáticos*) se inserem no esqueleto ósseo e o recobrem; eles estão sob controle voluntário. Eles se fatigam facilmente, mas podem ser fortalecidos. São capazes de realizar contrações rápidas e potentes, além de contrações mais longas e sustentadas. Esses músculos nos possibilitam realizar tanto atividades que exigem força como movimentos controlados e precisos.

Observação: Ao se contraírem, todos os tipos de músculos produzem calor. Esse calor é de vital importância para manter a temperatura

	Classificação do tecido muscular	
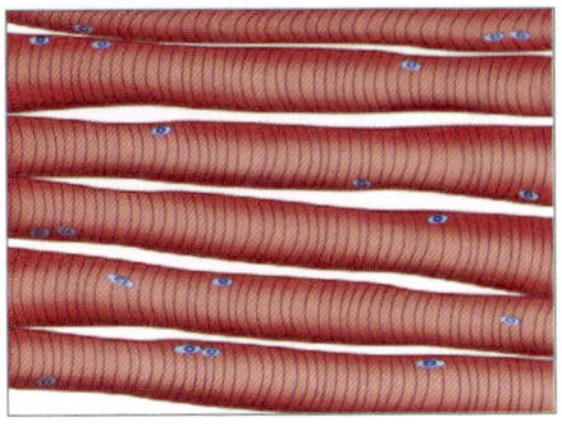	*Tecido muscular esquelético*	
	Descrição	O tecido muscular esquelético está ligado aos ossos e é composto por fibras longas e cilíndricas com múltiplos núcleos As fibras são estriadas, o que significa que, quando observadas ao microscópio, são vistas faixas claras e escuras alternadas Os músculos esqueléticos estão sob controle consciente e, portanto, são chamados de músculos voluntários
	Exemplo de localização	Preso aos ossos por tendões
	Função	Movimento, postura e produção de calor
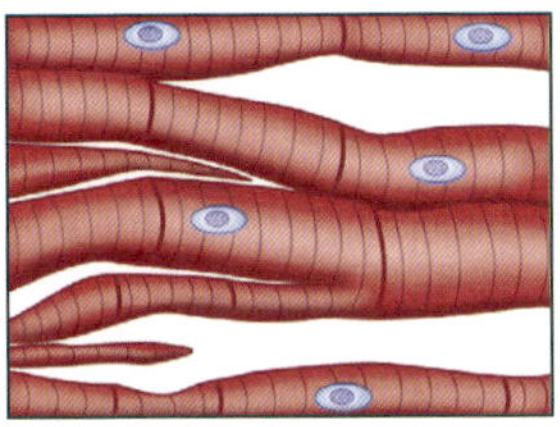 Disco intercalado	*Tecido muscular cardíaco*	
	Descrição	O tecido muscular cardíaco forma a maior parte da parede do coração e consiste em fibras ramificadas e estriadas O tecido cardíaco não está sob controle consciente; ele é regulado pelo seu próprio marca-passo e pelo **sistema nervoso autônomo**; é, portanto, um músculo involuntário
	Exemplo de localização	Parede do coração
	Função	Bombear o sangue
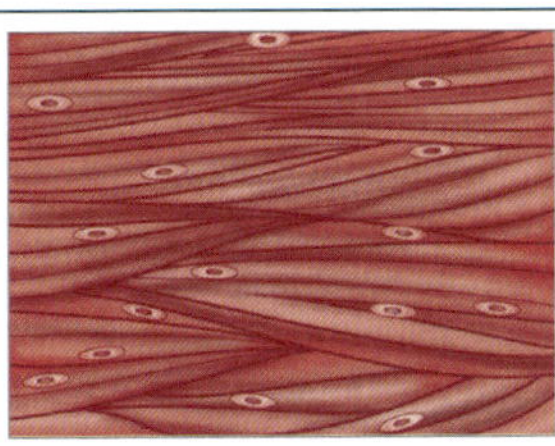	*Tecido muscular liso (visceral)*	
	Descrição	O tecido muscular liso é assim chamado porque contém fibras não estriadas (lisas) Não está sob controle consciente; é regulado pelo sistema nervoso autônomo e, portanto, é um músculo involuntário
	Exemplo de localização	Paredes de estruturas ocas, como vasos sanguíneos e intestinos
	Função	Contrai e dilata estruturas a fim de mover substâncias pelo interior do corpo (p. ex., sangue nos vasos sanguíneos, alimentos ao longo do trato gastrointestinal)

corporal normal. Estima-se que 85% de todo o calor corporal seja produzido pelas contrações musculares.

Os *músculos cardíacos/estriados/involuntários* são encontrados apenas no coração; eles existem para bombear o coração e estão sob controle involuntário. Estruturalmente, são compostos por fibras ramificadas de aparência estriada, separadas ou intercaladas por discos conhecidos como *discos intercalares*.

As *células musculares lisas* em geral têm um formato fusiforme e são organizadas em lâminas ou camadas. Músculos lisos/não estriados/involuntários são encontrados nas vísceras, como estômago, intestinos delgado e grosso, vasos sanguíneos e útero (ou seja, nos órgãos ocos).

Os músculos lisos dos vasos sanguíneos se contraem a fim de mover o sangue pelas artérias, além de comprimir substâncias ao longo dos órgãos e tratos. Esses músculos estão sob controle involuntário (embora algumas pessoas consigam treinar a mente para obter algum controle sobre as contrações dos músculos lisos). As contrações com frequência são suaves e rítmicas, com as óbvias exceções de vômitos e contrações do trabalho de parto.

CAPÍTULO 3

Ossos

Nascemos com aproximadamente 350 ossos, mas gradualmente alguns deles se fundem até a puberdade, quando então nos restam apenas 206. Esses ossos formam a estrutura de sustentação do corpo e são coletivamente chamados de *endoesqueleto*. (O *exoesqueleto* é bem desenvolvido em muitos invertebrados, mas em humanos existem apenas na forma de dentes, unhas e cabelos.) O osso totalmente desenvolvido é o tecido mais rígido do corpo humano. É composto por 20% de água, 30 a 40% de matéria orgânica e 40 a 50% de matéria inorgânica.

Desenvolvimento e crescimento ósseo

A maior parte do osso é formada a partir de uma base de cartilagem, que se calcifica e depois se ossifica de modo a formar o osso verdadeiro. Esse processo ocorre ao longo das quatro etapas a seguir:

1. As células construtoras de ossos, chamadas *osteoblastos*, tornam-se ativas durante o segundo ou terceiro mês de vida embrionária.
2. Inicialmente, os osteoblastos produzem uma matriz de material entre as células, rica em uma proteína fibrosa chamada *colágeno*. Esse colágeno fortalece o tecido. Enzimas então possibilitam que compostos de cálcio sejam depositados na matriz.
3. O material intercelular endurece ao redor das células, que se tornam *osteócitos* – células vivas que mantêm o osso, mas não produzem osso novo.
4. Outras células, chamadas *osteoclastos*, degradam, remodelam e reparam os ossos – um processo que continua ao longo da vida, mas que desacelera com o avanço da idade. Consequentemente, os ossos dos idosos são mais fracos e frágeis.

Em resumo, osteoblastos e osteoclastos são as células que, respectivamente, depositam e retiram osso, possibilitando que os ossos se adaptem lentamente em forma e resistência de acordo com a necessidade.

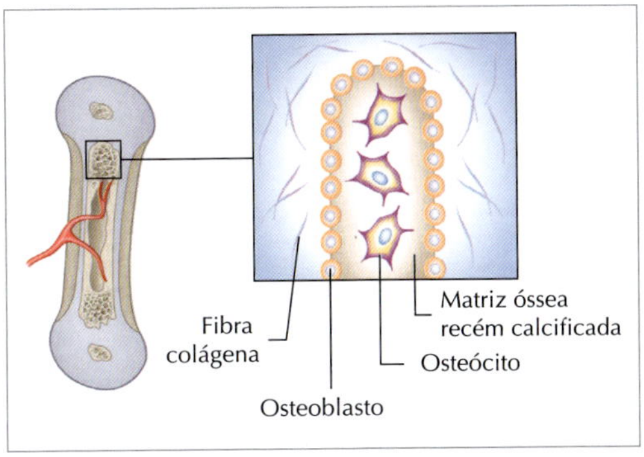

Figura 3.1 Desenvolvimento e crescimento ósseo.

Cartilagem

A cartilagem ocorre como uma formação temporária que posteriormente é substituída por osso, ou como um suplemento permanente ao osso. No entanto, não é tão rígida ou forte quanto o osso.

Consiste em células vivas chamadas *condrócitos*, contidas em lacunas (espaços) e circundadas por uma substância intercelular rica em colágeno. A cartilagem é relativamente avascular (não penetrada por vasos sanguíneos) e é nutrida principalmente pelos líquidos dos tecidos circundantes. Existem três tipos principais de cartilagem: cartilagem hialina, fibrocartilagem branca e fibrocartilagem amarela.

Cartilagem hialina

A *cartilagem hialina* forma a base temporária da cartilagem a partir da qual muitos ossos se desenvolvem, existindo posteriormente em relação ao osso como:

- Cartilagem articular das articulações sinoviais.
- Placas de cartilagem entre áreas ossificadas separadamente do osso durante o crescimento.

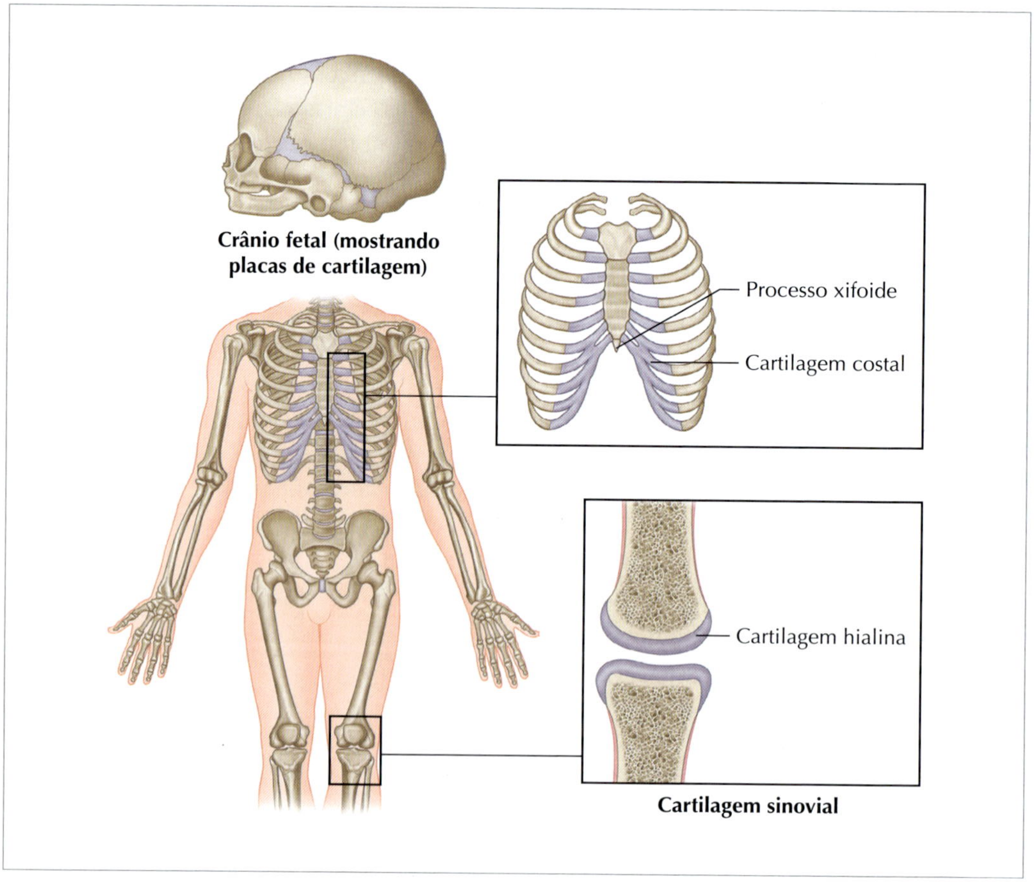

Figura 3.2 Locais com presença de cartilagem hialina no corpo.

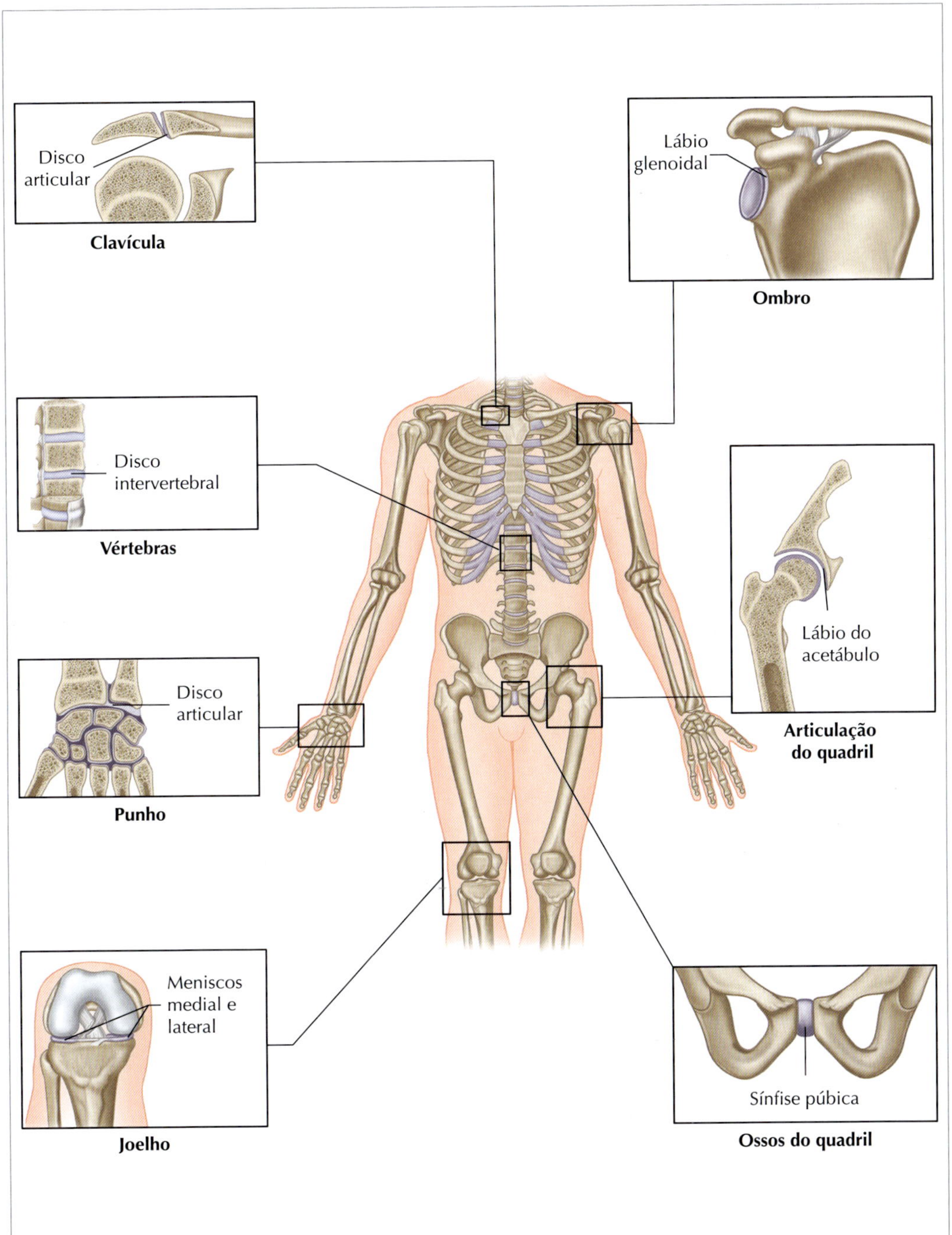

Figura 3.3 Locais com presença de fibrocartilagem branca no corpo.

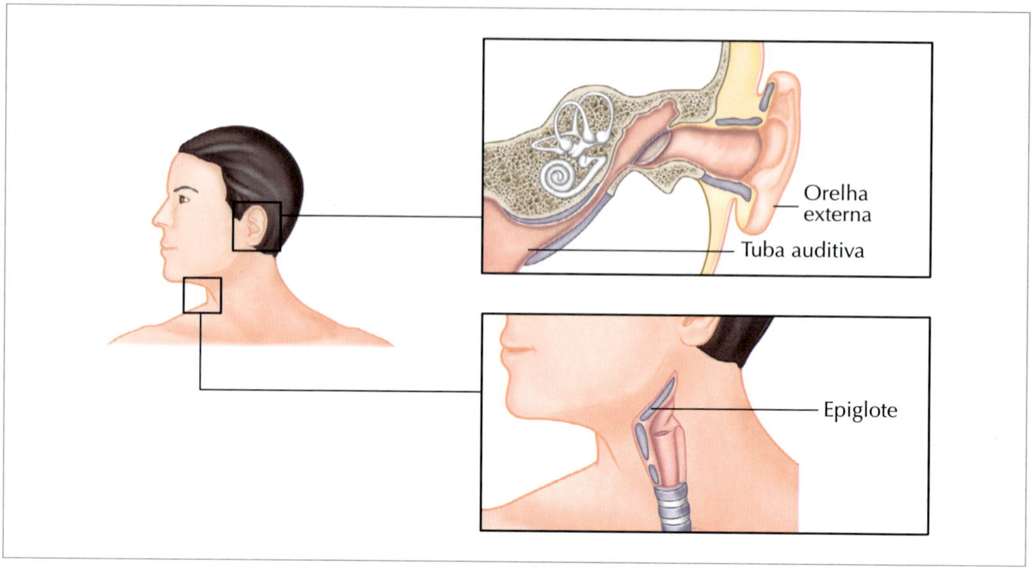

Figura 3.4 Locais com presença de fibrocartilagem amarela no corpo.

- Processo xifoide do esterno (que se ossifica tardiamente ou nem se ossifica) e as cartilagens costais.

A cartilagem hialina também ocorre no septo nasal, na maioria das cartilagens da laringe e nos anéis de suporte da traqueia e dos brônquios.

Fibrocartilagem branca

A *fibrocartilagem branca* contém tecido fibroso branco e tem mais elasticidade e resistência à tração do que a cartilagem hialina. É encontrada em:

- Cartilagens sesamoides em alguns tendões.
- Discos articulares na articulação do punho e articulações claviculares.
- Borda (lábio) que atua aprofundando as cavidades das articulações do ombro e do quadril.
- Duas cartilagens semilunares no interior de cada articulação do joelho.
- Discos intervertebrais entre superfícies adjacentes dos corpos vertebrais.
- Placa de cartilagem que une os ossos do quadril na sínfise púbica.

Fibrocartilagem amarela

A *fibrocartilagem amarela* contém fibras elásticas amarelas e é encontrada na:

- Orelha externa.
- Tuba auditiva da orelha média.
- Epiglote.

Funções dos ossos

Os ossos têm várias funções, incluindo: suporte, proteção, movimento, armazenamento e formação de células sanguíneas.

Suporte

Nossos ossos fornecem a estrutura rígida que sustenta e ancora todos os órgãos moles do corpo. Nossos membros inferiores sustentam o tronco, a cabeça e os braços, enquanto a caixa torácica sustenta a parede torácica.

Proteção

Os ossos do crânio protegem o encéfalo, enquanto as vértebras circundam a medula espinal. A caixa torácica protege todos os órgãos vitais.

Movimento

Inseridos nos ossos por meio de tendões, os músculos os utilizam como alavancas para mover o corpo e todas as suas partes. A disposição dos ossos e articulações determina quais movimentos são possíveis.

Armazenamento

A gordura é armazenada como "medula amarela" nas cavidades centrais dos ossos longos. Os minerais são armazenados no interior da própria estrutura óssea. Os minerais mais importantes são o cálcio e o fósforo, mas também são armazenados potássio, sódio, enxofre, magnésio e cobre. Os minerais armazenados podem ser liberados na corrente sanguínea para distribuição a todas as partes do corpo, conforme necessário.

Formação de células sanguíneas

A formação de células sanguíneas ocorre em sua maioria nas cavidades da "medula vermelha" de certos ossos.

Tipos de ossos – de acordo com a densidade

Osso compacto

O *osso compacto* é denso e parece liso a olho nu. Contudo, ao microscópio, tem a aparência de um agregado de sistemas de Havers, também chamados de ósteons. Cada um desses sistemas consiste em um cilindro alongado orientado ao longo do eixo longo do osso, e é composto por um canal de Havers central

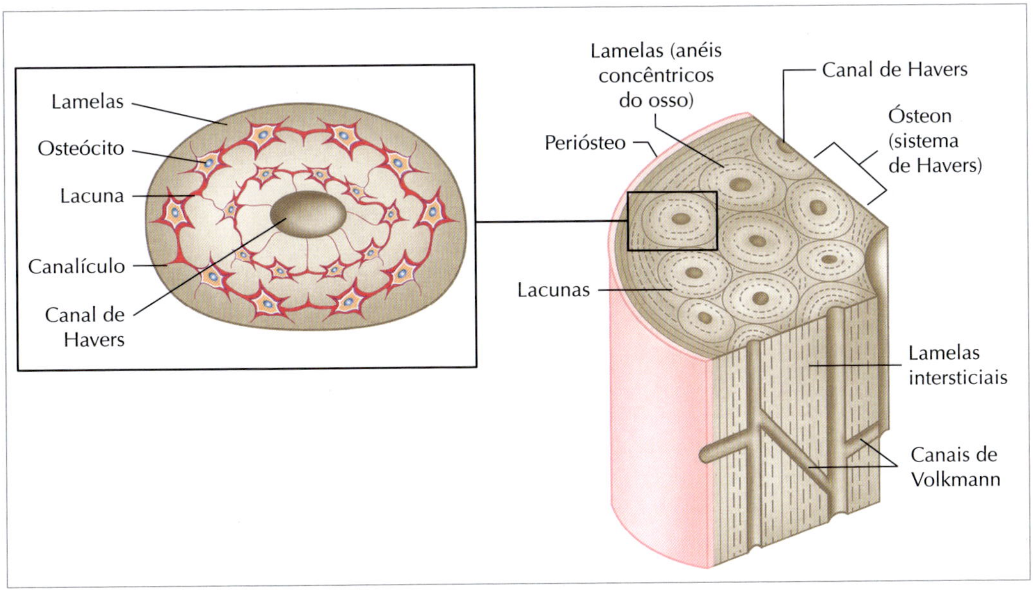

Figura 3.5 Estrutura do osso compacto.

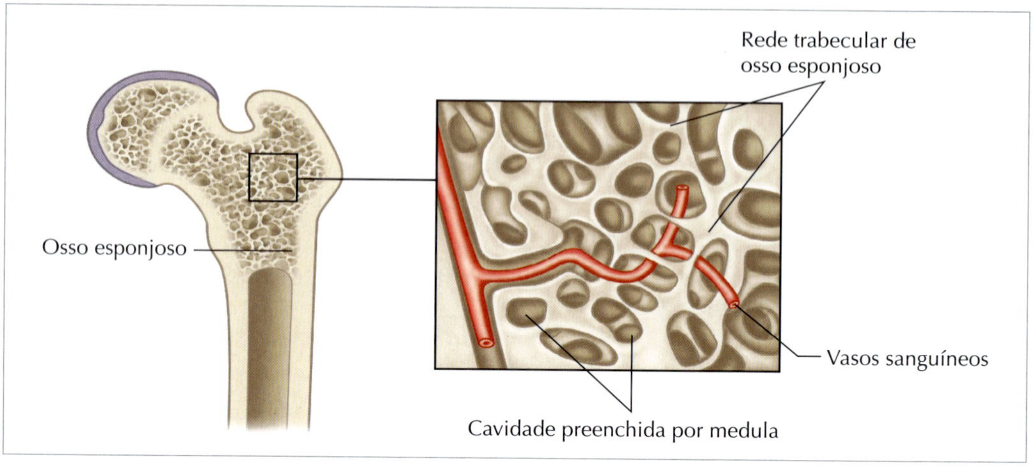

Figura 3.6 Estrutura do osso esponjoso.

contendo vasos sanguíneos, vasos linfáticos e nervos, cercado por placas concêntricas de osso chamadas *lamelas*. Em outras palavras, cada sistema de Havers é um grupo de tubos ocos de matriz óssea (lamelas), colocados um dentro do outro. Entre essas lamelas existem espaços (*lacunas*), que contêm linfa e osteócitos. As lacunas são conectadas por canais semelhantes a fios de cabelo (chamados *canalículos*) aos vasos linfáticos do canal de Havers, possibilitando que os osteócitos obtenham nutrição da linfa. Esse conjunto tubular de lamelas confere grande resistência ao osso.

Outros canais, chamados *canais perfurantes* ou *canais de Volkmann*, correm em ângulos retos em relação ao eixo longo do osso, conectando os vasos sanguíneos e o suprimento nervoso do interior do osso ao periósteo.

Osso esponjoso

O *osso esponjoso* é composto por pequenas trabéculas em forma de agulha (literalmente, "pequenos feixes") contendo lamelas e osteócitos dispostos irregularmente, interconectados por canalículos. Não há sistemas de Havers, mas sim muitos espaços abertos que podem ser considerados grandes canais de Havers, o que lhes confere uma aparência de favo de mel. Esses espaços são preenchidos por medula óssea vermelha ou amarela e vasos sanguíneos.

Essa estrutura forma um entrelaçado dinâmico capaz de sofrer alterações graduais por meio do realinhamento, em resposta a estresses de peso, mudanças posturais e tensão muscular. O osso esponjoso é encontrado nas epífises dos ossos longos, nos corpos das vértebras e em outros ossos sem cavidades.

Tipos de ossos – de acordo com a forma

Ossos irregulares

Os *ossos irregulares* têm formas complexas; consistem principalmente em osso esponjoso envolto por finas camadas de osso compacto. Exemplos incluem alguns ossos do crânio, as vértebras e os ossos do quadril.

Ossos planos

Os *ossos planos* são ossos finos e achatados, frequentemente curvos; têm uma camada de osso esponjoso intercalada entre duas cama-

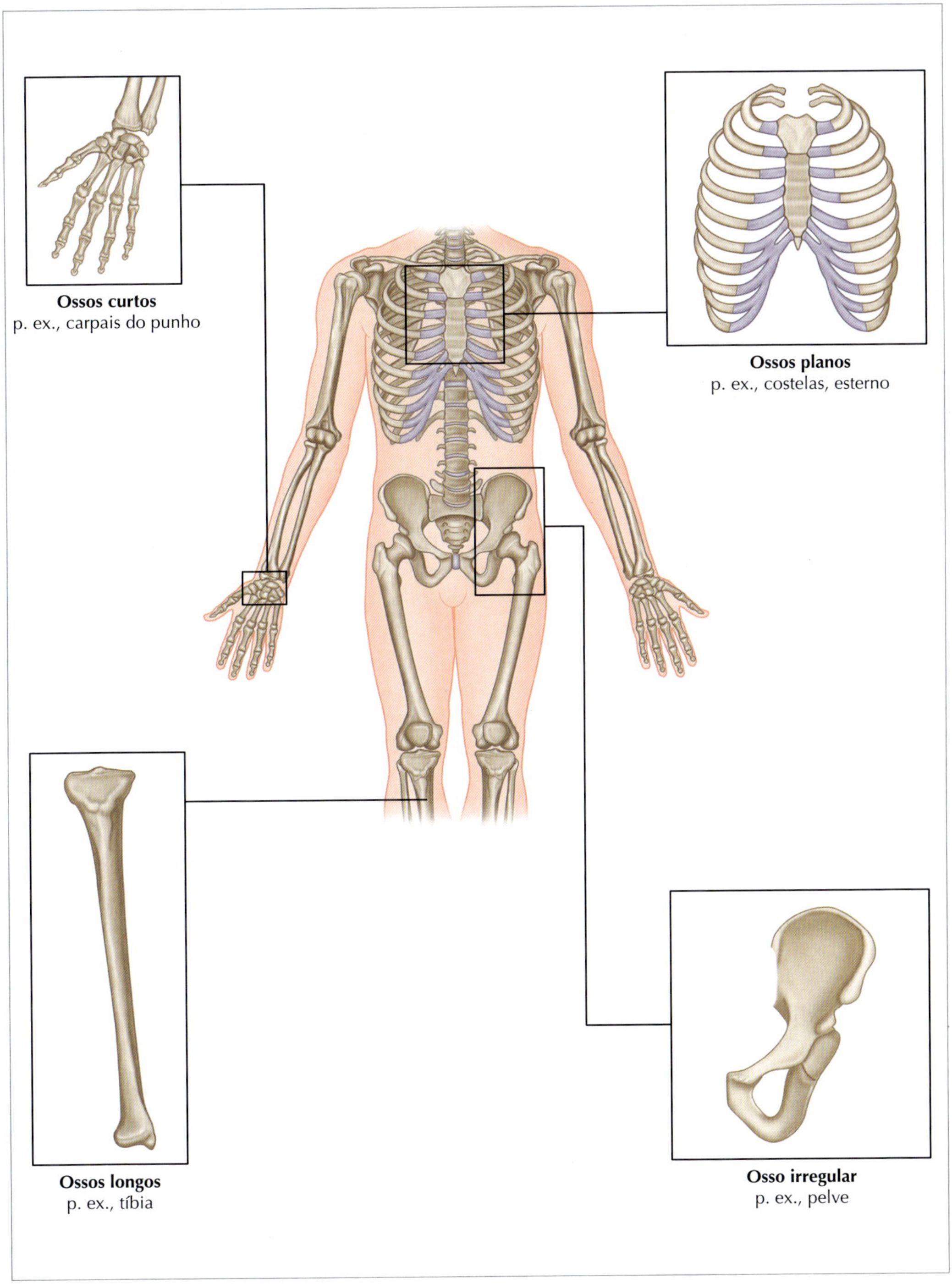

Figura 3.7 Formas dos ossos.

das finas de osso compacto. Exemplos incluem a maioria dos ossos do crânio, as costelas e o esterno.

Ossos curtos

Os *ossos curtos* com frequência têm formato de cubo e consistem principalmente em osso esponjoso. Exemplos incluem os ossos do carpo, na mão, e os ossos do tarso, no tornozelo.

Um *osso sesamoide* (do latim *sesamoides* = "em forma de semente de gergelim") é um tipo especial de osso curto formado e inserido em um tendão. Exemplos incluem a patela e o osso pisiforme, na extremidade medial da prega do punho.

Ossos longos

Os *ossos longos* são mais longos do que largos; têm uma haste com cabeças em ambas as extremidades e consistem principalmente em osso compacto. Exemplos incluem os ossos dos membros, exceto os do punho, da mão, do tornozelo e do pé (embora os ossos dos dedos das mãos e dos pés sejam, na verdade, ossos longos em miniatura).

Componentes de um osso longo

A transformação da cartilagem no interior de um osso longo começa no centro da diáfise. Centros secundários de ossificação se desenvolvem posteriormente, ao longo das extremidades dos ossos. A partir desses centros de crescimento, o osso continua crescendo durante a infância e a adolescência, por fim cessando no início dos 20 anos, quando os centros de crescimento se enrijecem.

Diáfise

A *diáfise* (do grego, que significa "crescimento entre") é a haste ou parte central de um osso longo. Tem uma cavidade preenchida por medula óssea (cavidade medular), circundada por osso compacto. É formada por um ou mais sítios primários de ossificação e suprida por uma ou mais artérias nutrícias.

Epífise

A *epífise* (do grego, que significa "excrescência") é a extremidade de um osso longo, ou qualquer parte de um osso separada do corpo principal de um osso imaturo por cartilagem. Ela é formada a partir de um local secundário de ossificação e consiste sobretudo em osso esponjoso.

Linha epifisária

A *linha epifisária* é o remanescente da placa epifisária (uma placa plana de cartilagem hialina) observada em ossos jovens em crescimento. É o local de crescimento de um osso longo. Ao final da puberdade, o crescimento dos ossos longos cessa e essa placa é completamente substituída por osso, restando apenas a linha para marcar sua localização prévia.

Cartilagem articular

A *cartilagem articular* é a única evidência remanescente do passado cartilaginoso de um osso adulto. Está localizada no ponto em que dois ossos se encontram (articulam) dentro de uma articulação sinovial. É lisa, escorregadia, porosa, maleável, insensível e exsudativa. Esse tipo de cartilagem é massageado pelo movimento, o que possibilita a absorção de líquido sinovial, oxigênio e nutrientes.

Observação: o processo degenerativo da osteoartrite e os estágios finais de algumas formas de artrite reumatoide envolvem a degradação da cartilagem articular.

Periósteo

O *periósteo* é uma membrana de tecido conjuntivo fibroso, vascularizada, que forma uma bainha dupla que dá suporte à vida. É altamente sensível e envolve a superfície externa do osso. A camada externa é composta por tecido conjuntivo denso e irregular. A camada interna, que se encontra diretamente contra a superfície óssea, é composta principalmente por osteoblastos – células formadoras de osso – e osteoclastos, células que reabsorvem o osso.

O periósteo é suprido por fibras nervosas, vasos linfáticos e vasos sanguíneos que entram no osso através de canais nutrícios. Ele é fixado ao osso por fibras colágenas, conhecidas como *fibras de Sharpey*, e também fornece um ponto de ancoragem para tendões e ligamentos.

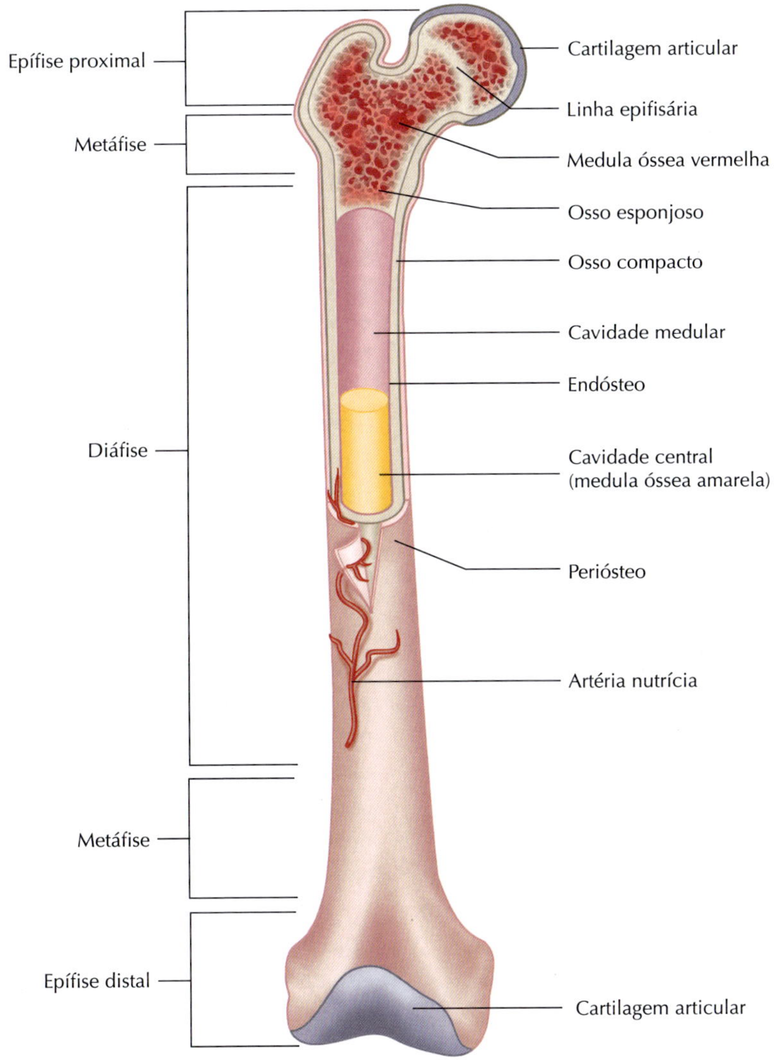

Figura 3.8 Componentes de um osso longo (fêmur).

Cavidade medular

A *cavidade medular* é a cavidade da diáfise (ou seja, a parte central de um osso longo). Ela contém a medula óssea: vermelha nos ossos jovens, que se torna amarela em muitos ossos na maturidade.

Medula vermelha

A *medula vermelha* é uma substância vermelha e gelatinosa composta por eritrócitos e leucócitos em diversas fases de desenvolvimento. As cavidades contendo medula óssea vermelha normalmente são encontradas no osso esponjoso de ossos longos e planos.

Em adultos, a medula vermelha, que produz novos eritrócitos, ocorre apenas na cabeça do fêmur e na cabeça do úmero e, mais importante, nos ossos planos, como o esterno, e nos ossos irregulares, como os ossos do quadril.

Esses são os locais usados rotineiramente para coletar amostras de medula vermelha quando há suspeita de problemas com os tecidos formadores de sangue.

Medula amarela

A *medula amarela* é um tecido conjuntivo adiposo que não produz mais células sanguíneas.

Acidentes ósseos

Os acidentes ósseos se dividem em três grandes categorias, conforme mostrado a seguir.

1. Projeções em ossos que são locais de inserção de músculos e ligamentos

Trocanter
Um *trocanter* é uma projeção muito grande, romba e de formato irregular. O único exemplo está no fêmur.

Tuberosidade
Uma *tuberosidade* é uma grande projeção arredondada, que pode ser rugosa. Os principais exemplos estão na tíbia (tuberosidades tibiais) e no ísquio (tuberosidades isquiáticas).

Tubérculo
Um *tubérculo* é uma projeção arredondada menor, que pode ser rugosa.

Crista
Uma *crista* é uma projeção, ou cume estreito e saliente, de osso. Geralmente é proeminente, sendo um exemplo notável a crista ilíaca.

Borda
Uma *borda* é uma linha ou borda delimitadora, também chamada de margem, ou uma crista estreita de osso que separa duas superfícies.

Espinha ou processo espinhoso
Uma *espinha* ou *processo espinhoso* é uma projeção pontiaguda, fina e frequentemente pontual. Exemplos notáveis são os processos espinhosos das vértebras e as espinhas da escápula ou do ílio (espinha ilíaca anterossuperior, abreviada como EIAS, e espinha ilíaca posterossuperior, abreviada como EIPS).

Epicôndilo
Um *epicôndilo* é uma área elevada, sobre ou acima de um côndilo, encontrada principalmente no úmero, na articulação do cotovelo.

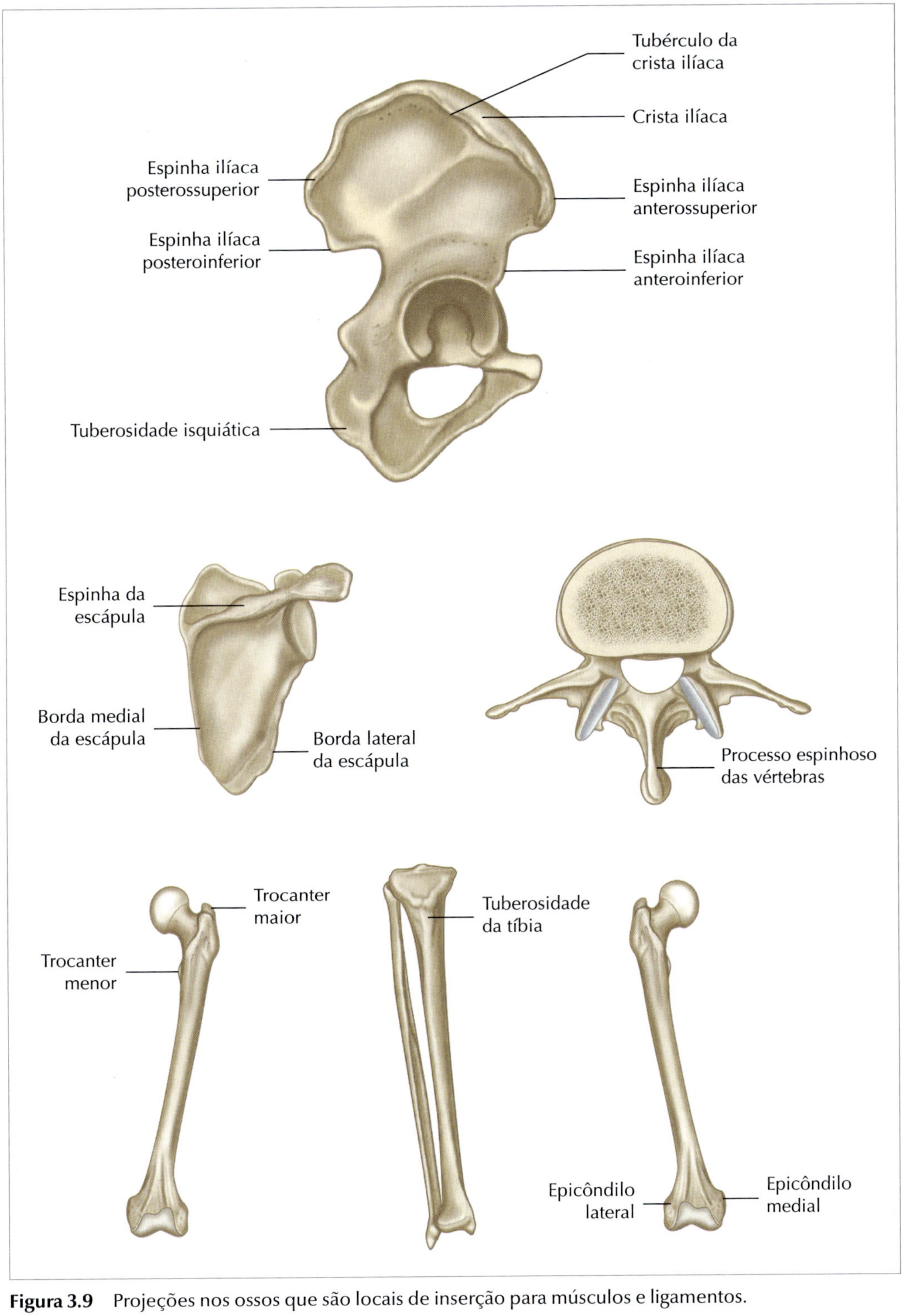

Figura 3.9 Projeções nos ossos que são locais de inserção para músculos e ligamentos.

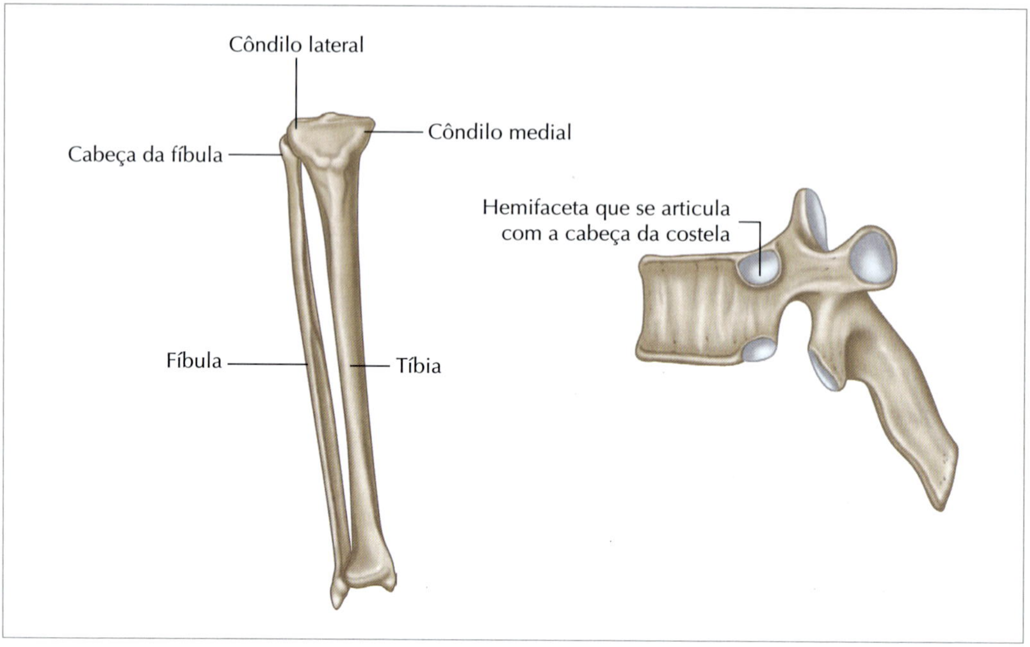

Figura 3.10 Projeções nos ossos que ajudam a formar articulações.

2. Projeções nos ossos que ajudam a formar articulações

Cabeça

Uma *cabeça* é uma expansão, geralmente arredondada, localizada em uma extremidade de um osso. Um exemplo é a cabeça da fíbula, que se articula com a tíbia, logo abaixo da articulação do joelho.

Faceta

Uma *faceta* é uma superfície lisa, quase plana, em uma extremidade do osso, que se articula com outro osso.

Côndilo

Um *côndilo* é uma grande projeção arredondada que se articula com outro osso (como o encontrado na articulação do joelho).

3. Depressões e aberturas que possibilitam a passagem de vasos sanguíneos e nervos

Seio

Um *seio* é uma cavidade dentro de um osso, que é preenchida por ar e revestida por uma membrana (mais notavelmente no crânio).

Fossa

Uma *fossa* é uma depressão rasa, semelhante a uma bacia, em um osso, que comumente atua como uma superfície articular.

Forame

Um *forame* é uma abertura redonda ou oval através de um osso (mais notavelmente no sacro).

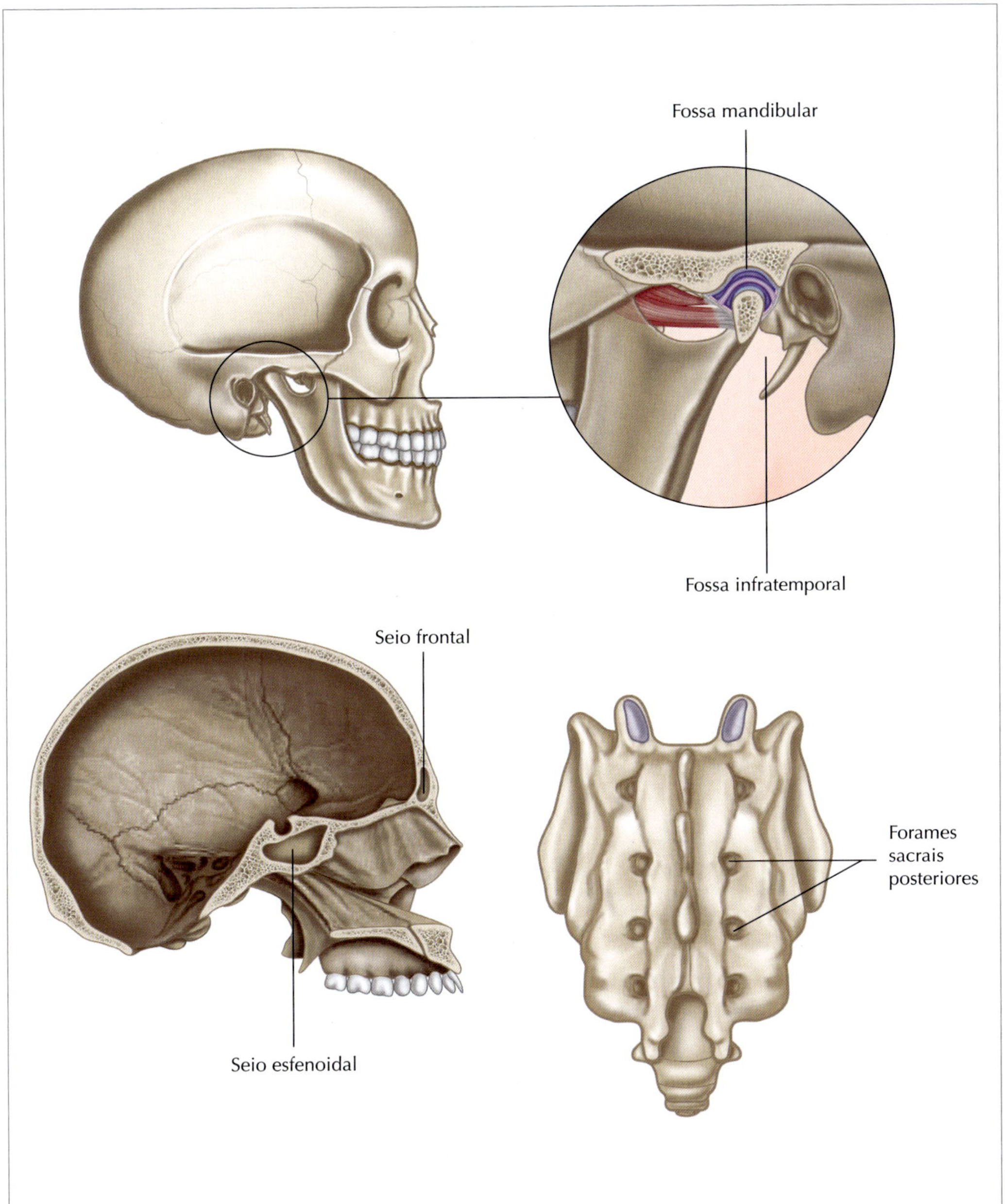

Figura 3.11 Depressões e aberturas que possibilitam a passagem de vasos sanguíneos e nervos.

CAPÍTULO 4

Esqueleto axial

O crânio, que compreende os ossos cranianos e da face

O crânio é composto por 22 ossos, excluindo os ossículos da orelha. Com exceção da mandíbula, que forma o maxilar inferior, os ossos do crânio estão unidos por suturas, são imóveis e formam os ossos cranianos (do grego *kranion* = "a parte superior da cabeça"). Os ossos cranianos podem ser subdivididos em uma parte superior abobadada (calvária); uma base, constituída pelo assoalho da cavidade craniana (basicrânio); e a parte inferior anterior (viscerocrânio ou ossos da face).

Calvária

A *calvária* é composta por oito ossos planos grandes, que compreendem dois ossos pares (temporal e parietal) e quatro ossos ímpares (frontal, occipital, esfenoide e etmoide). Esses ossos formam um recipiente em forma de caixa que abriga o encéfalo.

Parietal

Os *ossos parietais* formam a maior parte das paredes superior e lateral do crânio. Eles se unem na linha média na sutura sagital e se encontram com o osso frontal na sutura coronal.

Temporal

Os *ossos temporais* situam-se inferiormente aos ossos parietais. O osso temporal tem três acidentes importantes: (1) *processo estiloide*, que fica logo à frente do processo mastoide, uma projeção pontiaguda em forma de agulha na qual muitos músculos do pescoço se inserem; (2) *processo zigomático*, uma fina ponte óssea que se une ao osso zigomático, logo acima da mandíbula; e (3) *processo mastoide*, uma projeção rugosa posterior e inferior ao processo estiloide (logo atrás do lóbulo da orelha).

Frontal

O *osso frontal* forma a testa, as projeções ósseas sob as sobrancelhas e a parte superior de cada órbita ocular.

Occipital

O *osso occipital* é o mais posterior do crânio. Ele forma o assoalho e a parede posterior do crânio e se une aos ossos parietais anteriormente na sutura lambdóidea. Na base do osso occipital há uma grande abertura, o *forame magno*, por onde passa a medula espinal a fim de se conectar ao encéfalo. De cada lado do forame magno estão os *côndilos occipitais*, que repousam sobre a primeira vértebra da coluna vertebral (o *atlas*).

Esfenoide

O *osso esfenoide* tem uma forma de borboleta e se estende por toda a largura do crânio, formando parte do assoalho da cavidade craniana. Partes do esfenoide podem ser vistas formando parte das órbitas oculares, e a parte lateral do crânio.

Etmoide

O *osso etmoide* é um osso ímpar localizado na frente do esfenoide e abaixo do frontal. Forma parte do septo nasal e das conchas superior e medial.

Viscerocrânio (ossos da face)

A face é composta por 13 ossos, dos quais 12 são pares. Os ossos pares da face incluem o nasal, o palatino, o zigomático, o lacrimal, o maxilar e a concha nasal inferior. O osso ímpar é o vômer.

Nasal

Os *ossos nasais* são pequenos ossos retangulares que formam a ponte do nariz (a parte inferior do nariz é composta por cartilagem).

Palatino

Os *ossos palatinos* têm a forma de L e estão situados na parte posterior da cavidade nasal, entre a maxila e o processo pterigoide do esfenoide.

Zigomático

Os *ossos zigomáticos* são popularmente conhecidos como *bochechas*. Também formam

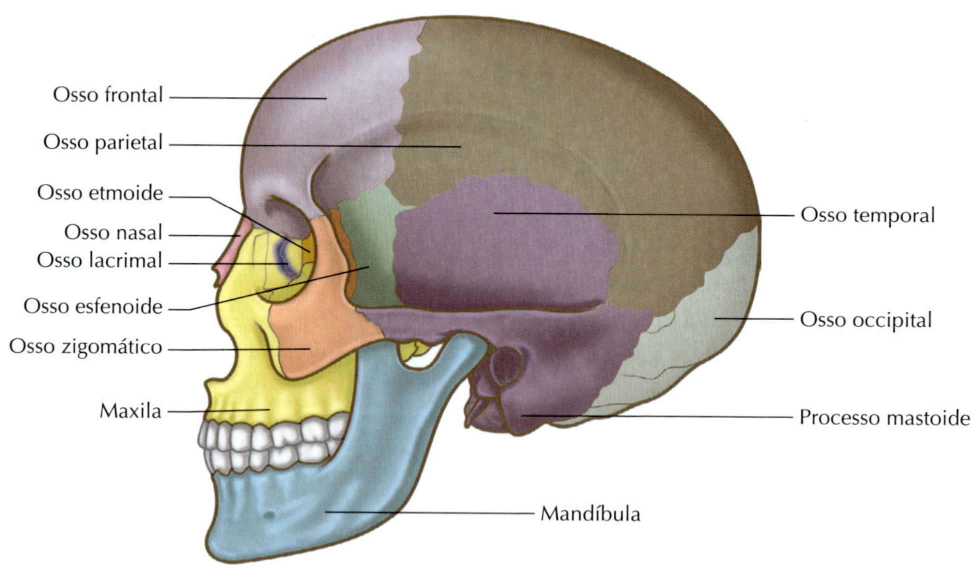

Figura 4.1 Ossos do crânio (vista lateral).

grande parte das paredes laterais das órbitas oculares.

Lacrimal

Menores ossos da face, os *ossos lacrimais* encontram-se no interior da parte óssea da órbita e têm duas superfícies e quatro bordas.

Maxila

As duas *maxilas* se fundem de modo a formar o maxilar superior. Os dentes superiores ficam embutidos nesses ossos.

Concha nasal inferior

Esses ossos encontram-se no septo nasal, que separa a cavidade nasal em duas cavernas anatômicas bilaterais e simétricas.

Vômer

Único osso facial ímpar, o vômer corre verticalmente dentro da cavidade nasal, separando os lados esquerdo e direito. Ele compõe o septo nasal.

Mandíbula

Embora não seja categorizada como osso craniano ou facial, a *mandíbula*, ou *maxilar inferior*, é o osso mais forte do crânio; ela se une aos ossos temporais em cada lado da face, formando as únicas articulações livremente móveis do crânio. A parte horizontal da mandíbula, ou o corpo, forma o queixo. Duas barras verticais de osso, ou *ramos*, estendem-se do corpo a fim de conectar a mandíbula ao osso temporal. Os dentes inferiores estão embutidos na mandíbula.

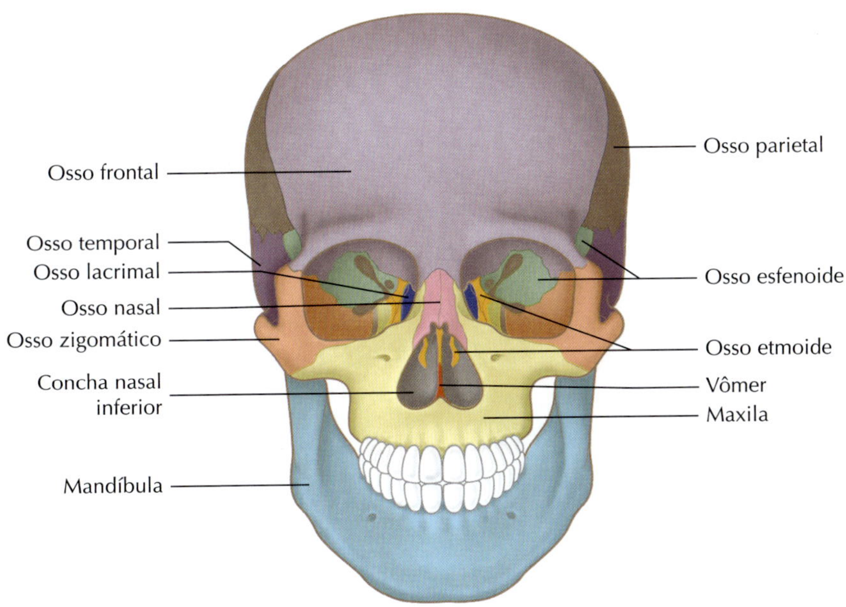

Figura 4.2 Ossos do crânio (vista anterior).

Coluna vertebral

A coluna vertebral é composta por 33 vértebras no total:

7 vértebras **cervicais**; 12 vértebras **torácicas** – que também se articulam com as 12 costelas; 5 vértebras **lombares** – as maiores vértebras, que suportam peso; o *sacro*, que é um osso único representado por 5 vértebras **sacrais** fundidas (observe que os orifícios, ou forames, no sacro correspondem às lacunas originais entre as vértebras); e o triangular *cóccix*, que representa 3 a 4 vértebras **coccígeas** fundidas.

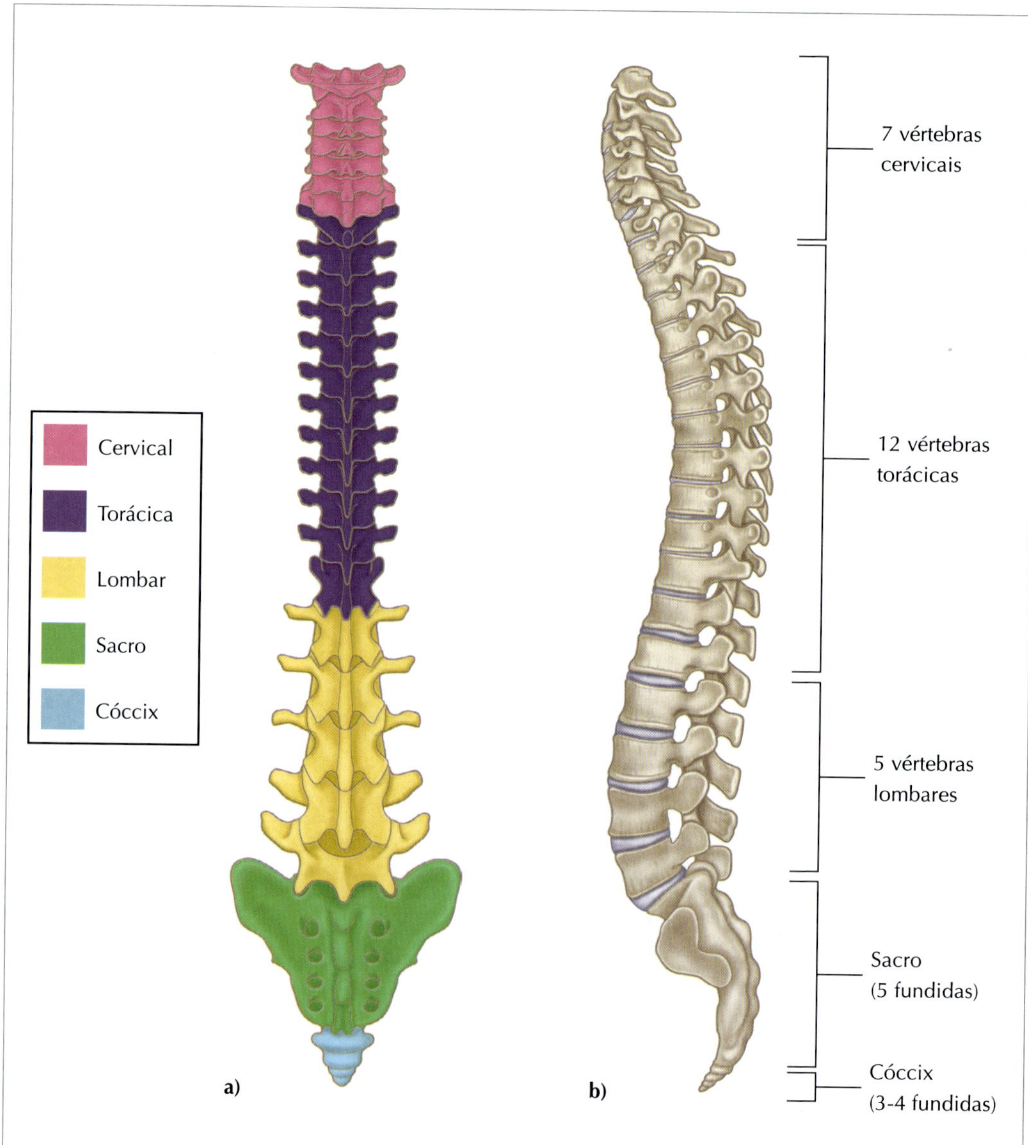

Figura 4.3 Coluna vertebral: (a) vista posterior; (b) vista lateral.

Vértebra típica

As partes de uma vértebra típica são: corpo vertebral, arco vertebral, forame vertebral, processo transverso, processo espinhoso e processos articulares superior e inferior.

O *corpo vertebral* é a parte da vértebra, em forma de disco, que suporta peso. Ele está voltado anteriormente na coluna vertebral. O tamanho dos corpos vertebrais se amplia inferiormente à medida que a quantidade de peso suportada aumenta. Assim, por exemplo, uma vértebra lombar é muito maior do que uma vértebra cervical.

O *arco vertebral* forma as partes lateral e posterior do forame vertebral e é composto por pedículos e lâminas. Os dois pedículos fixam o arco vertebral ao corpo vertebral, e as duas lâminas se estendem de cada pedículo de modo a formar o teto do arco vertebral.

Os *forames vertebrais* de todas as vértebras juntas formam o canal vertebral, por onde passa a medula espinal.

O *processo transverso* se estende posterolateralmente a partir da junção entre o pedículo e a lâmina de cada lado, e atua como um ponto de articulação com as costelas.

O *processo espinhoso* é uma projeção única que emerge da parte posterior do arco vertebral. Nas vértebras cervicais, os processos espinhosos são curtos e se dividem em dois pontos (essa divisão lembra um pouco a cauda de uma baleia). Nas vértebras torácicas, os processos espinhosos são pontos únicos e delgados, formando um ângulo acentuado para baixo. Nas vértebras lombares, os processos espinhosos são espessos e em forma de cunha.

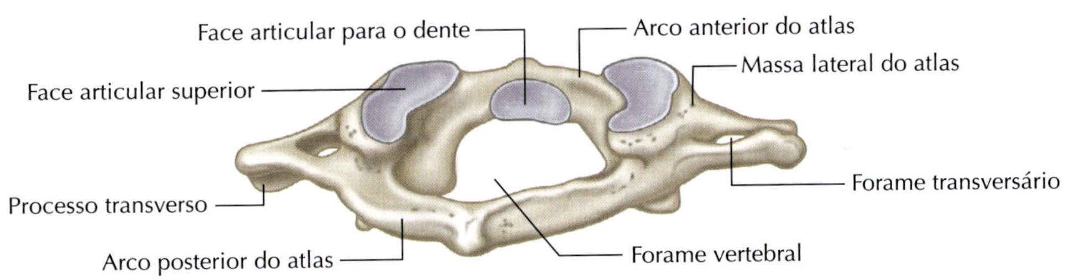

Figura 4.4 Atlas (C1), vista posterossuperior.

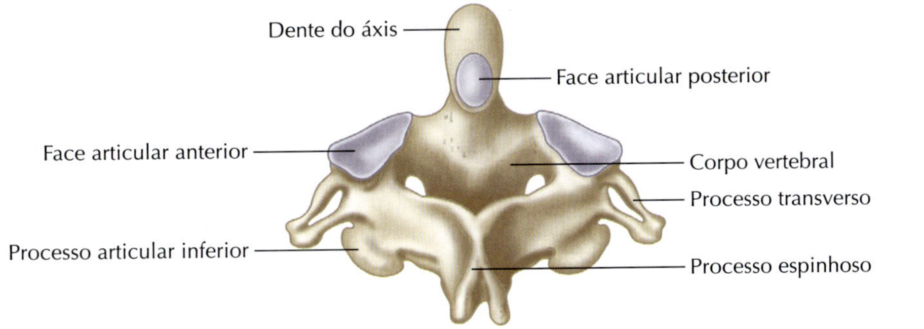

Figura 4.5 Áxis (C2), vista posterossuperior.

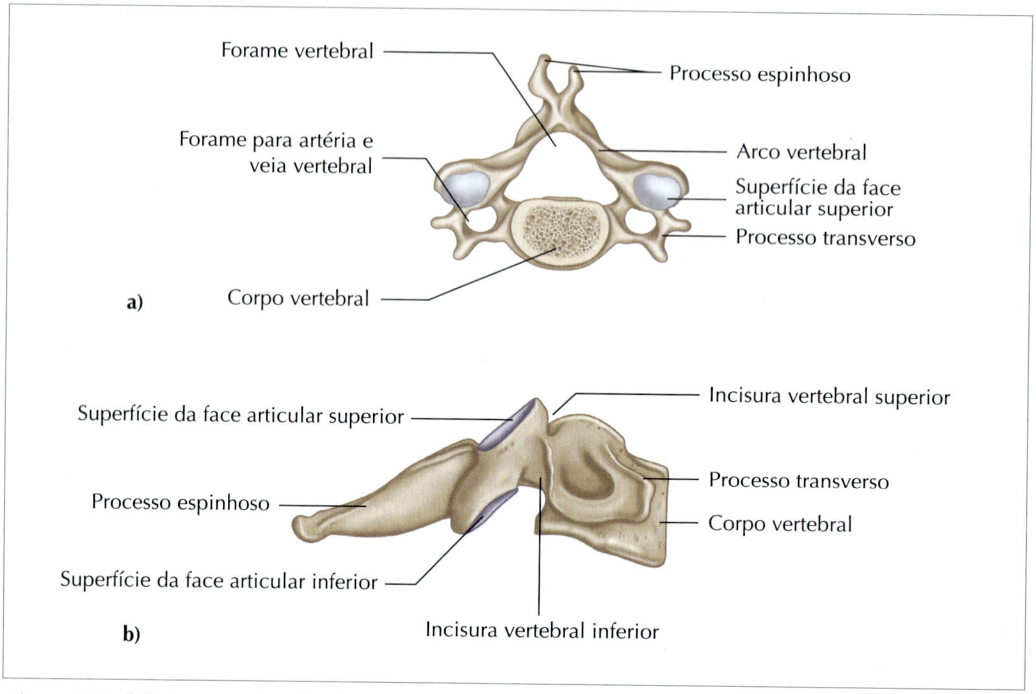

Figura 4.6 (a) Vista superior da vértebra cervical (C5). (b) Vista lateral da vértebra cervical (C5).

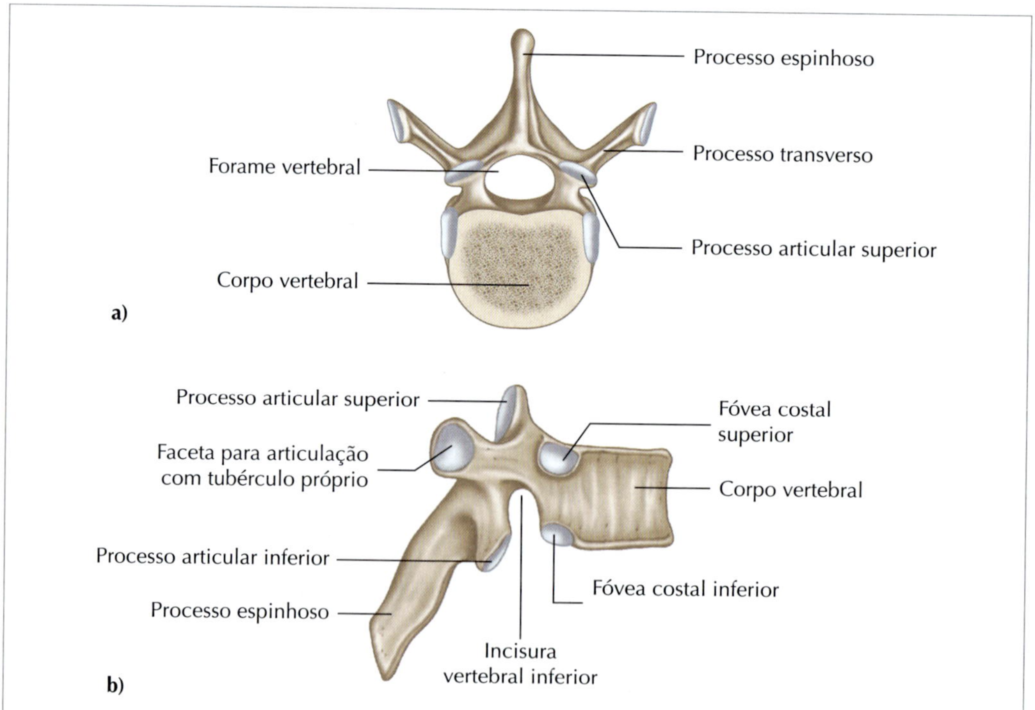

Figura 4.7 (a) Vista superior da vértebra torácica (T6). (b) Vista lateral da vértebra torácica (T6).

Os *processos articulares superiores/inferiores* são projeções pareadas laterais ao forame. Eles possibilitam que uma vértebra forme uma articulação com a próxima.

As ilustrações nas páginas seguintes fornecem uma seleção de vértebras básicas mostradas de vários ângulos, a fim de destacar as variações de formato e características.

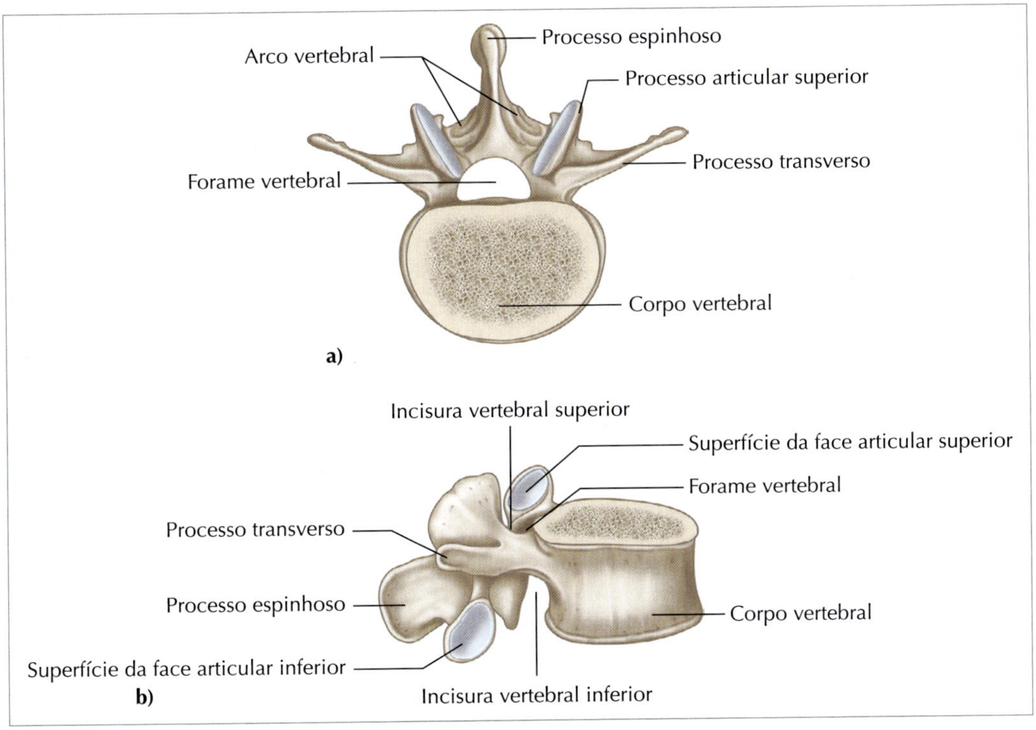

Figura 4.8 (a) Vista superior da vértebra lombar (L3). (b) Vista lateral da vértebra lombar (L3).

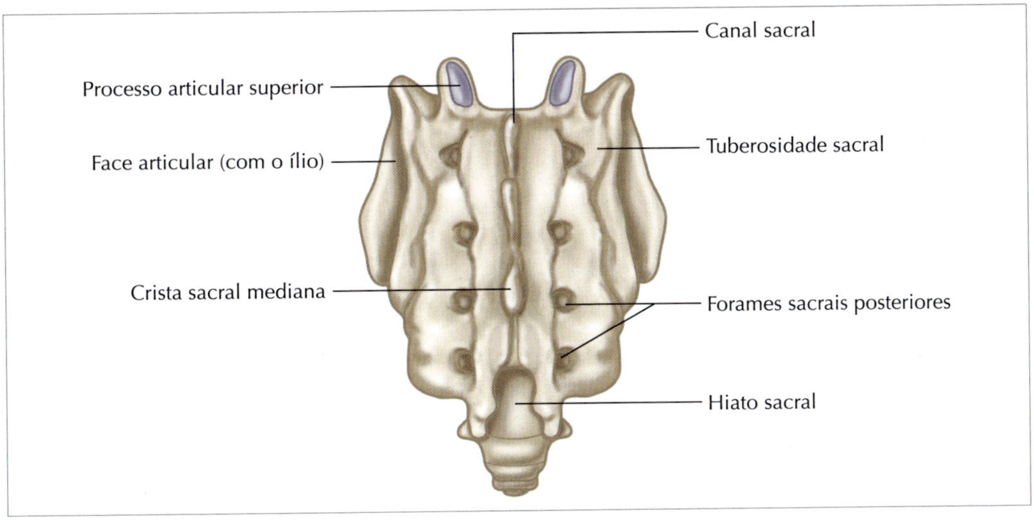

Figura 4.9 Sacro, vista posterior.

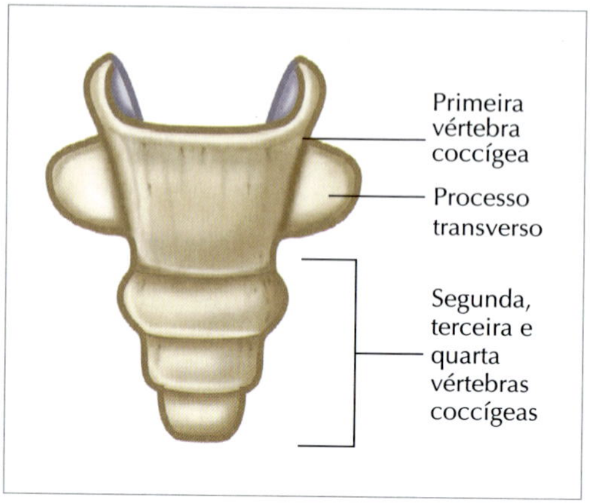

Figura 4.10 Cóccix, vista posterior.

Tórax ósseo

Esterno

O *esterno* é, na verdade, a fusão de três ossos: o manúbrio, o corpo e o processo xifoide.

Observação: O esterno está ligado aos sete primeiros pares de costelas pela cartilagem costal. *Manúbrio* significa "cabo", como o cabo de uma espada; *xifoide* significa "em forma de espada".

Costelas

As *costelas* consistem em 12 pares no total e incluem costelas verdadeiras, falsas e flutuantes:

- *Costelas verdadeiras*: os primeiros sete pares se inserem por meio da cartilagem costal diretamente ao esterno.
- *Costelas falsas*: os próximos três pares se inserem na cartilagem costal, mas não diretamente no esterno.
- *Costelas flutuantes*: os dois últimos pares de costelas não têm inserção na cartilagem costal nem no esterno.

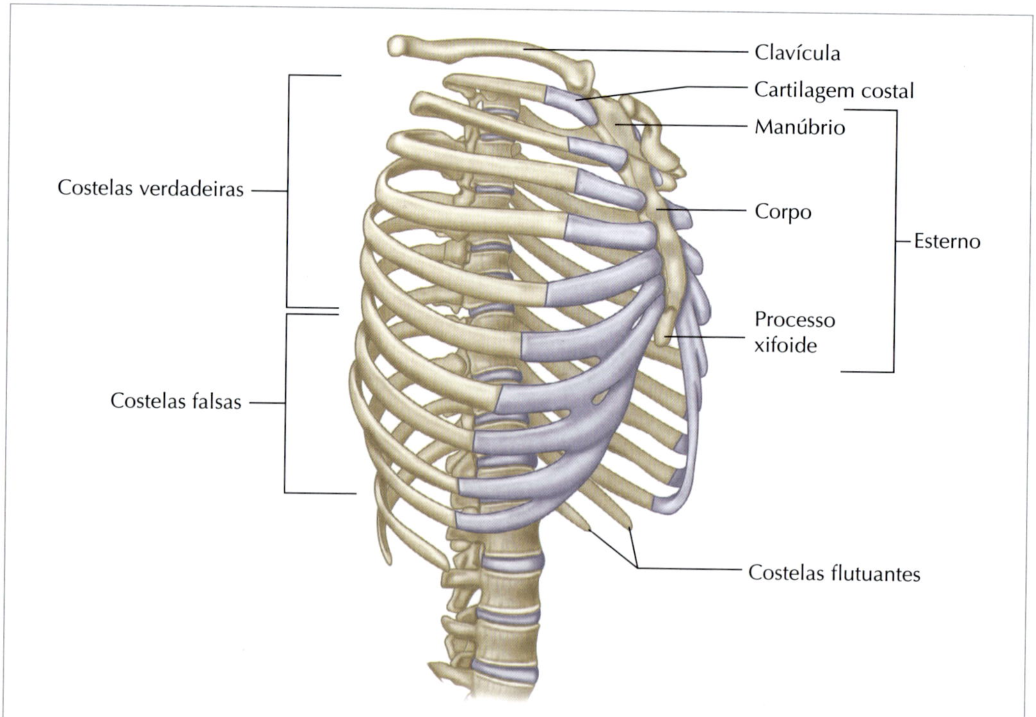

Figura 4.11 Tórax ósseo.

CAPÍTULO 5

Esqueleto apendicular

Cíngulo do membro superior

Observação: Alguns tecidos moles (p. ex., cartilagens, aponeuroses, ligamentos e tendões) são incluídos quando apropriado, para facilitar a menção.

Clavícula

A *clavícula* é um osso delgado e duplamente curvado que se insere medialmente no manúbrio do esterno (*articulação esternoclavicular*) e lateralmente no acrômio da escápula (*articulação acromioclavicular*).

Escápula

A *escápula* é um osso grande, triangular e achatado, localizado posteriormente no tórax, entre a segunda e a sétima costelas. Cada escápula se articula com a clavícula e o úmero e tem quatro importantes acidentes ósseos:

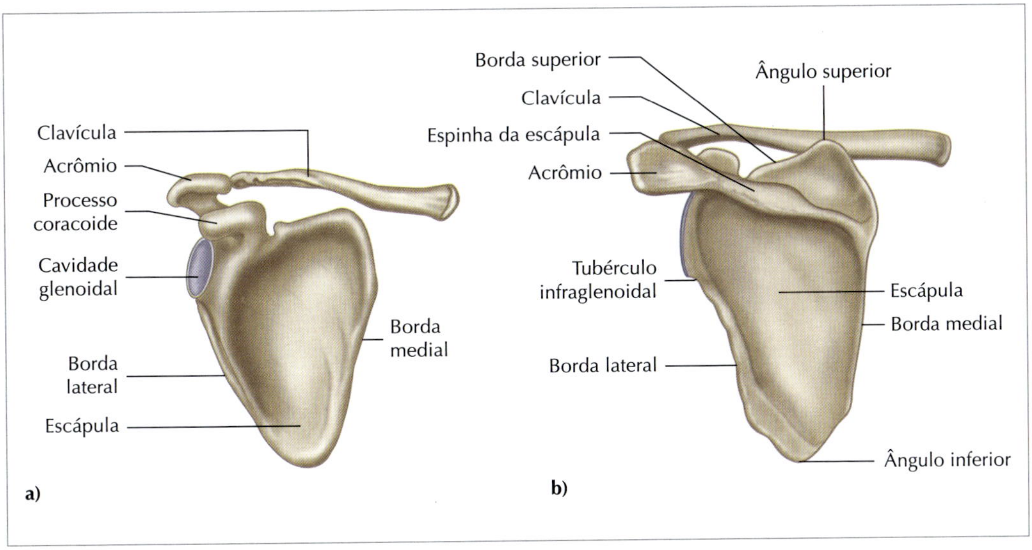

Figura 5.1 (a) Clavícula e escápula (vista anterior). (b) Escápula (vista posterior).

1. *Espinha*: Crista proeminente e afilada na superfície posterior da escápula, que pode ser facilmente palpada através da pele.
2. *Acrômio*: Projeção anterior aumentada na extremidade lateral da espinha da escápula, que pode ser palpada como a "ponta do ombro".
3. *Processo coracoide*: Projeção anterior da borda superior da escápula.
4. *Cavidade glenoidal*: Depressão rasa no ângulo lateral da escápula, que se articula com a cabeça do úmero.

Membro superior

Úmero

O *úmero* (osso do braço) é o mais longo e maior osso do membro superior. Articula-se proximalmente com a escápula (na cavidade glenoidal). Na extremidade distal estão a *tróclea* (que se parece com um carretel) e o *capítulo* (ou cabeça), que juntos formam parte da articulação do cotovelo com a ulna e o rádio. Em ambos os lados da tróclea estão os epicôndilos medial e lateral do úmero, facilmente palpáveis superficialmente.

Rádio

O *rádio* é um dos dois ossos do antebraço, situado no aspecto lateral (lado do polegar) do antebraço. Proximalmente, a cabeça do rádio se articula com o capítulo do úmero. O rádio cruza a ulna durante a pronação.

Ulna

A *ulna* é o osso medial (localizado no lado do dedo mínimo) do antebraço. Na extremidade proximal da ulna encontram-se dois acidentes ósseos, o processo coronoide e o olécrano, que se encaixam sobre os dois carretéis arredondados mediais da tróclea do úmero. O *processo coronoide* é uma projeção da porção anterior da extremidade proximal da ulna, que forma parte da articulação do cotovelo. O *olécrano* é a protuberância pon-

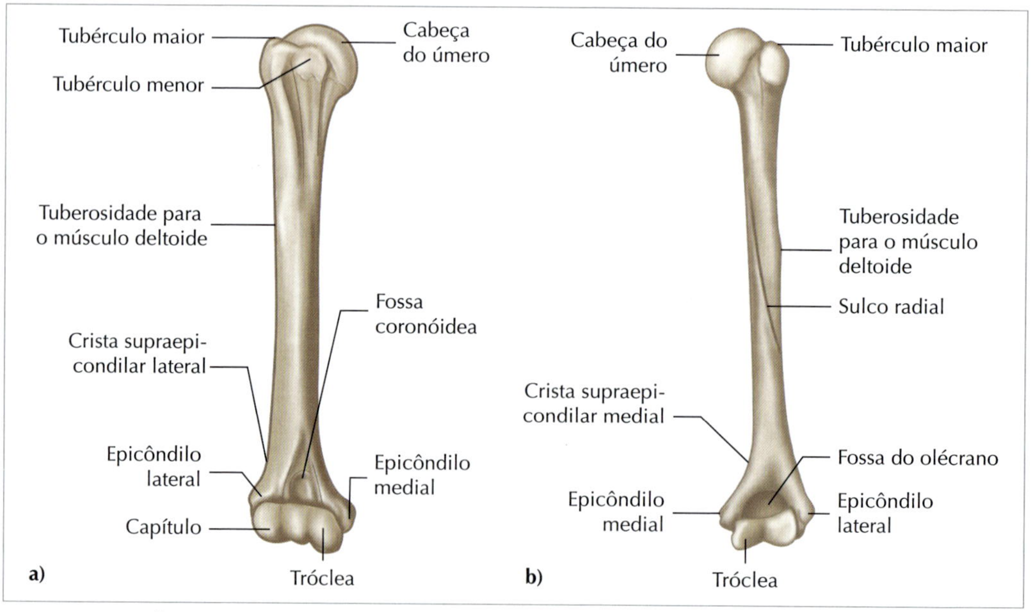

Figura 5.2 (a) Úmero direito (vista anterior). (b) Úmero direito (vista posterior).

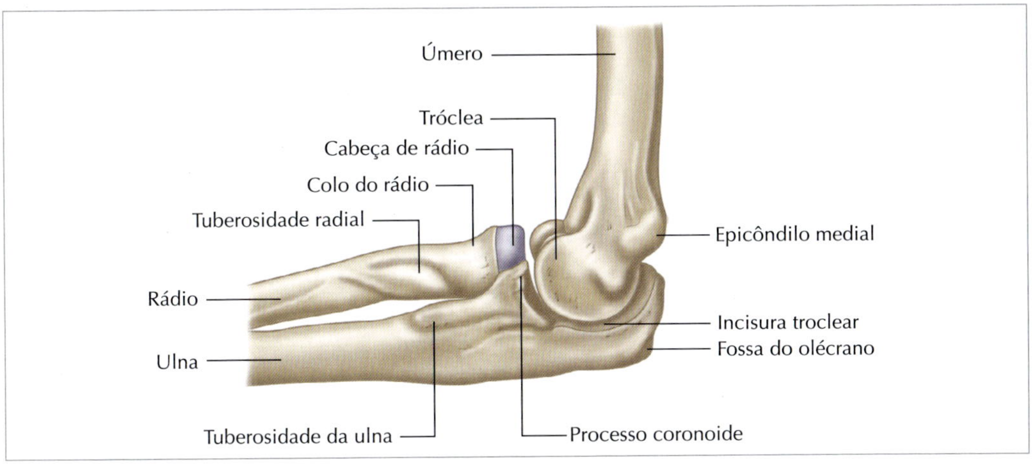

Figura 5.3 Cotovelo direito a flexão de 90 graus, vista medial.

tiaguda palpada quando o cotovelo é flexionado; também é conhecido como o *osso engraçado*, pois, quando o nervo que passa sobre o olécrano é atingido, pode haver dor.

Os processos estiloides do rádio e da ulna podem ser palpados como projeções afiladas em ambas as laterais do punho.

Embora o rádio e a ulna sejam ossos distintos, eles se comportam como um só, de modo que quando ocorre uma lesão grave no antebraço, esta em geral envolve ambos os ossos.

8 Carpais

Os *carpais* incluem oito pequenos ossos que compõem o punho. Eles são unidos por ligamentos e dispostos em duas fileiras transversais, com quatro ossos por fileira. A primeira fileira compreende o escafoide, o semilunar, o piramidal e o pisiforme. A segunda inclui o trapézio, o trapezoide, o capitato e o hamato.

Um mnemônico para memorizar os músculos carpais de lateral para medial, começando pela fileira proximal, é: "Eu Sei Por que Precisamos Ter Tolerância, Compreensão e Humildade".

5 Metacarpais

Os *metacarpais* incluem cinco ossos que ficam entre o punho e os nós dos dedos (que são justamente as cabeças dos metacarpais).

14 Falanges

As *falanges* são os ossos que formam o segmento distal do esqueleto de cada membro. Cada dedo tem três falanges, enquanto o polegar tem apenas duas.

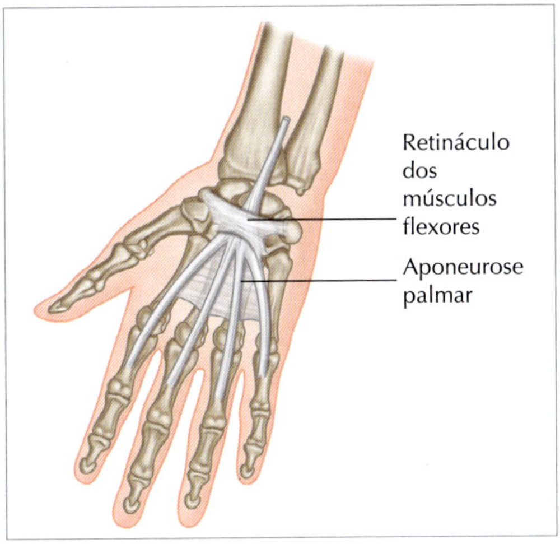

Figura 5.4 Mão (vista anterior).

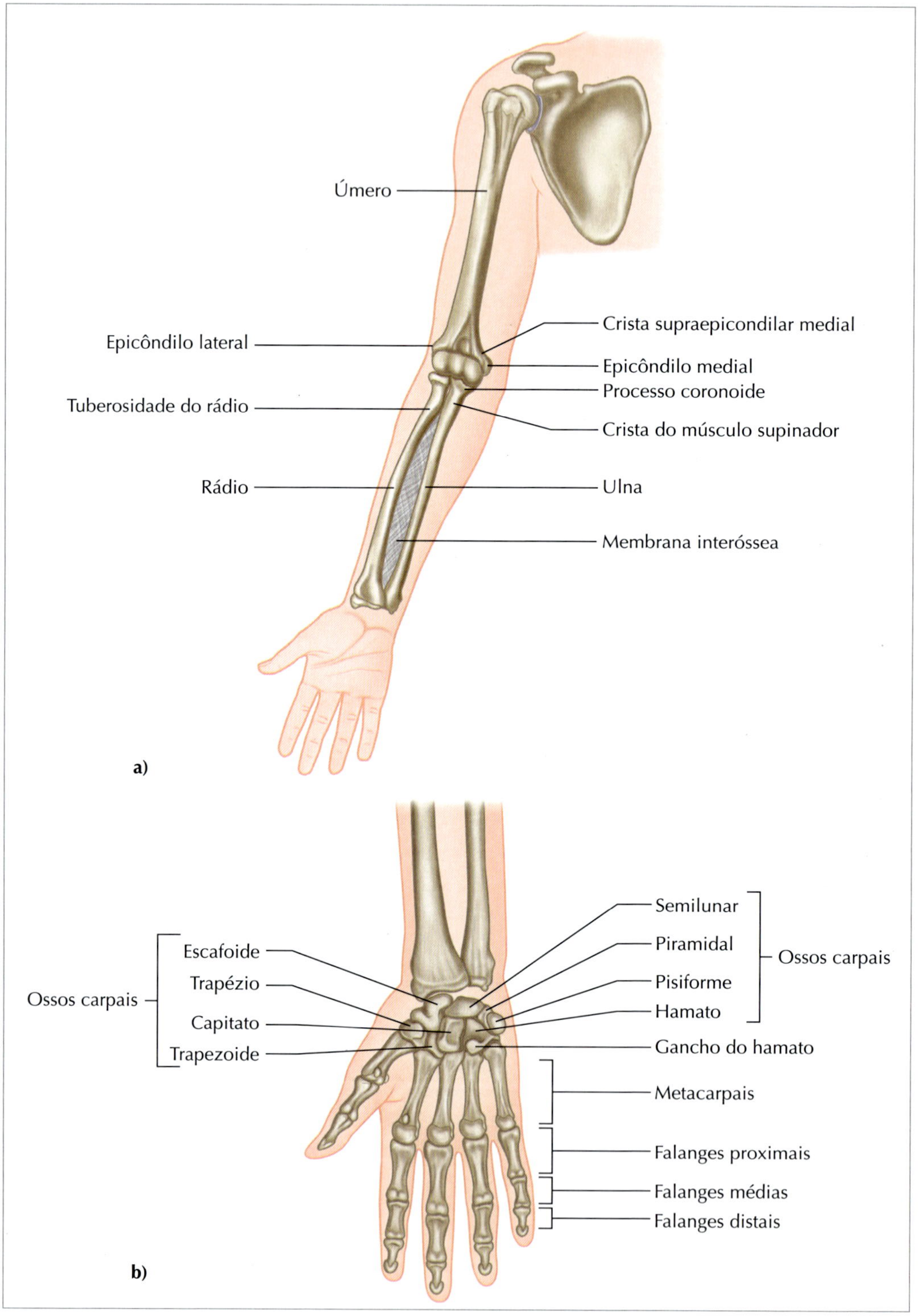

Figura 5.5 Ossos do antebraço (a) e da mão (b) direitos (vista anterior).

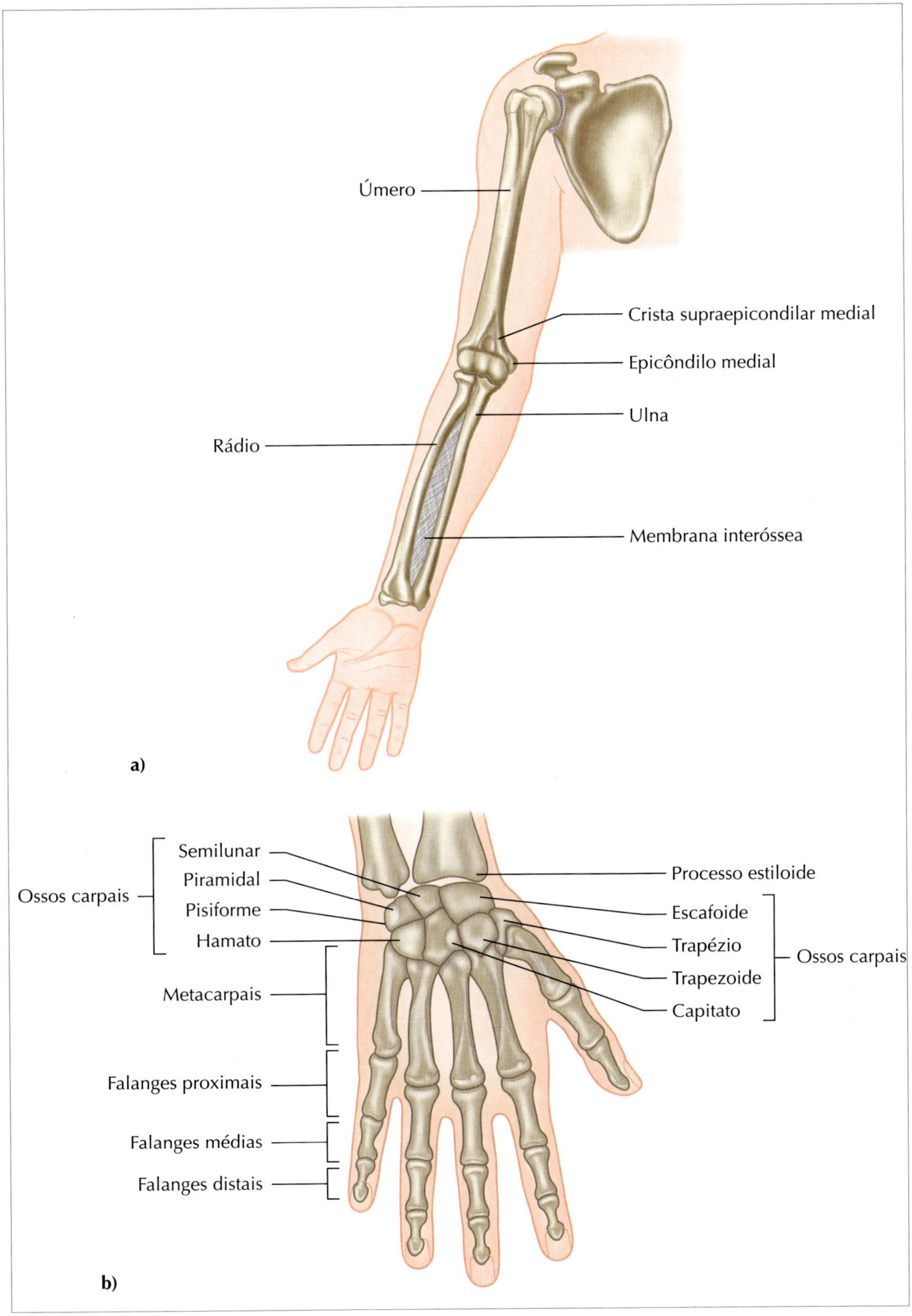

Figura 5.6 Ossos do antebraço (a) e da mão (b) direitos (vista posterior).

Cíngulo do membro inferior (osso do quadril)

O *cíngulo do membro inferior* é composto por dois ossos do quadril. Ele fornece um suporte forte e estável para os membros inferiores, sobre os quais o peso do corpo é suportado. Os ossos do quadril se unem na parte frontal (anteriormente) na *sínfise púbica* (um disco fibrocartilaginoso). Com o sacro e o cóccix, os dois ossos do quadril formam uma estrutura semelhante a uma bacia chamada *pelve*.

Ao nascimento, cada osso do quadril é composto por três ossos distintos: ílio, ísquio e púbis. Esses três ossos por fim se fundem em um osso do quadril único. O local em que se unem é uma cavidade hemisférica profun-

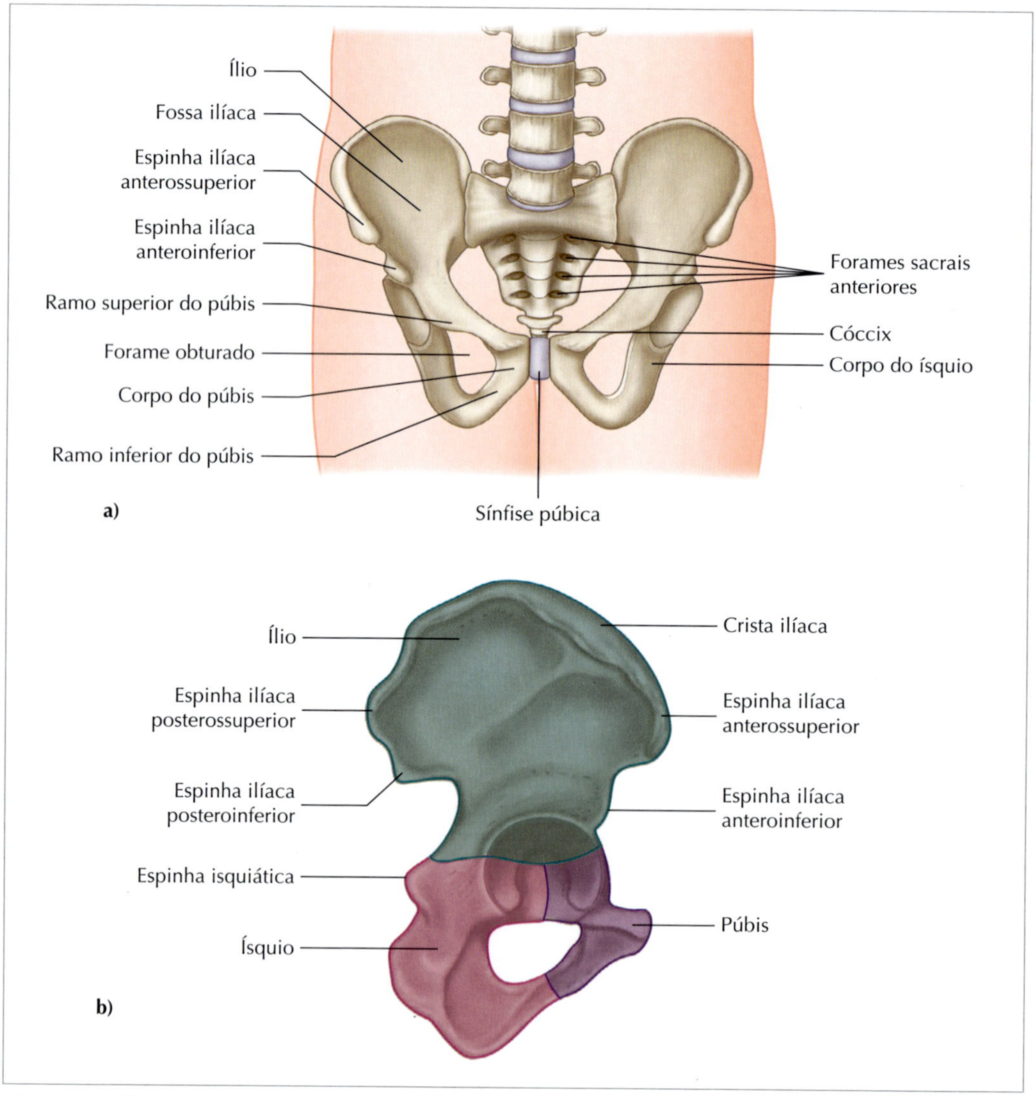

Figura 5.7 (a) Ossos do cíngulo do membro inferior (vista anterior). (b) Osso do quadril direito (vista lateral).

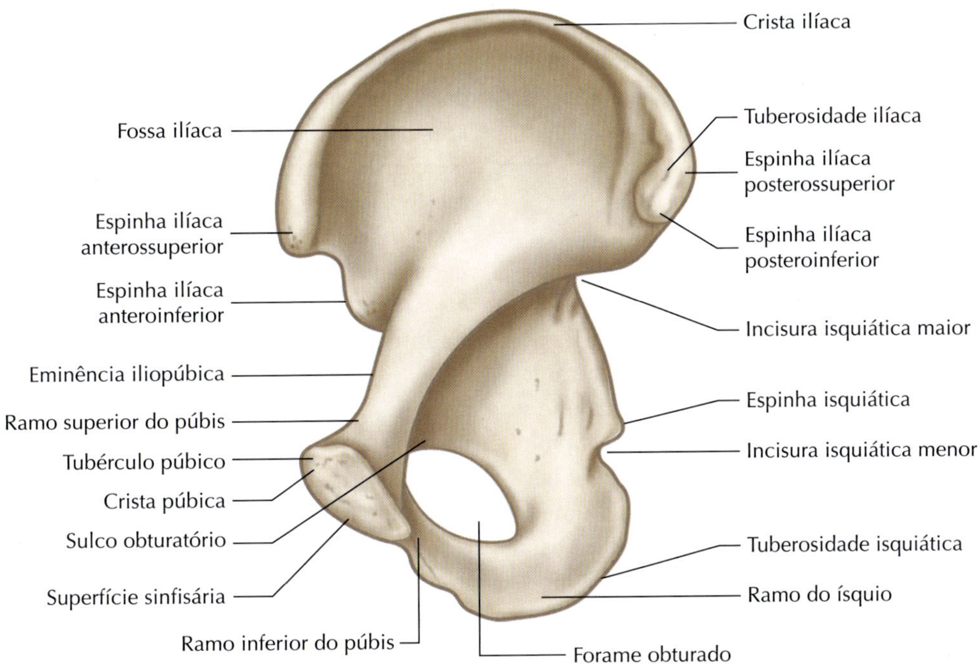

Figura 5.8 Osso do quadril direito (vista posterior).

da chamada *acetábulo* (esta cavidade se articula com a cabeça do fêmur). Embora o osso do quadril seja um osso único, ainda é comumente discutido como se fosse composto por três partes.

Ílio

O *ílio* é um osso grande e alargado que forma a maior e mais superior porção do osso do quadril. As cristas ilíacas podem ser palpadas ao apoiar as mãos nos quadris. Cada crista termina anteriormente com a EIAS e, na parte posterior, com a EIPS (a EIPS é difícil de palpar, mas sua posição é revelada por uma covinha na pele na região sacral, aproximadamente no nível do segundo forame sacral).

Ísquio

O *ísquio* é a parte inferior e posterior do osso do quadril e tem um formato aproximadamente arqueado. Na parte inferior do ísquio estão as tuberosidades isquiáticas, que são rugosas e espessadas (às vezes chamadas de "*ossos de sentar*", porque quando nos sentamos nosso peso é inteiramente descarregado sobre as tuberosidades isquiáticas).

Púbis

O *púbis* é a parte anterior e inferior do osso do quadril; tem um corpo e dois ramos.

O corpo forma a parte larga, forte e plana do púbis, e se articula com o púbis do outro lado na sínfise púbica.

O ramo superior do púbis forma a borda superior do forame obturado e se une ao ílio e ao ísquio em sua base. O ramo inferior do púbis se une ao ramo do ísquio abaixo do forame obturado.

Membro inferior

Fêmur

O *fêmur* é o único osso da coxa e o mais pesado, longo e forte do corpo. Sua extremidade proximal tem uma cabeça esférica que se articula com o osso do quadril no acetábulo. Distalmente no fêmur estão os côndilos lateral e medial, que se articulam com a tíbia.

O *trocanter maior* é uma projeção distal à cabeça e ao colo do fêmur que às vezes pode ser palpada na nádega.

Tíbia

A *tíbia* (osso da canela) é o maior e mais medial dos ossos da perna. Na extremidade proximal, os côndilos medial e lateral articulam-se com a extremidade distal do fêmur de modo a formar a articulação do joelho.

A *tuberosidade da tíbia* é uma área rugosa na superfície anterior da tíbia. O *maléolo medial* pode ser palpado como a protuberância interna do tornozelo.

Fíbula

A *fíbula* situa-se lateral e paralelamente à tíbia, sendo fina e semelhante a um palito. Esse osso não suporta peso, tampouco desempenha função na articulação do joelho.

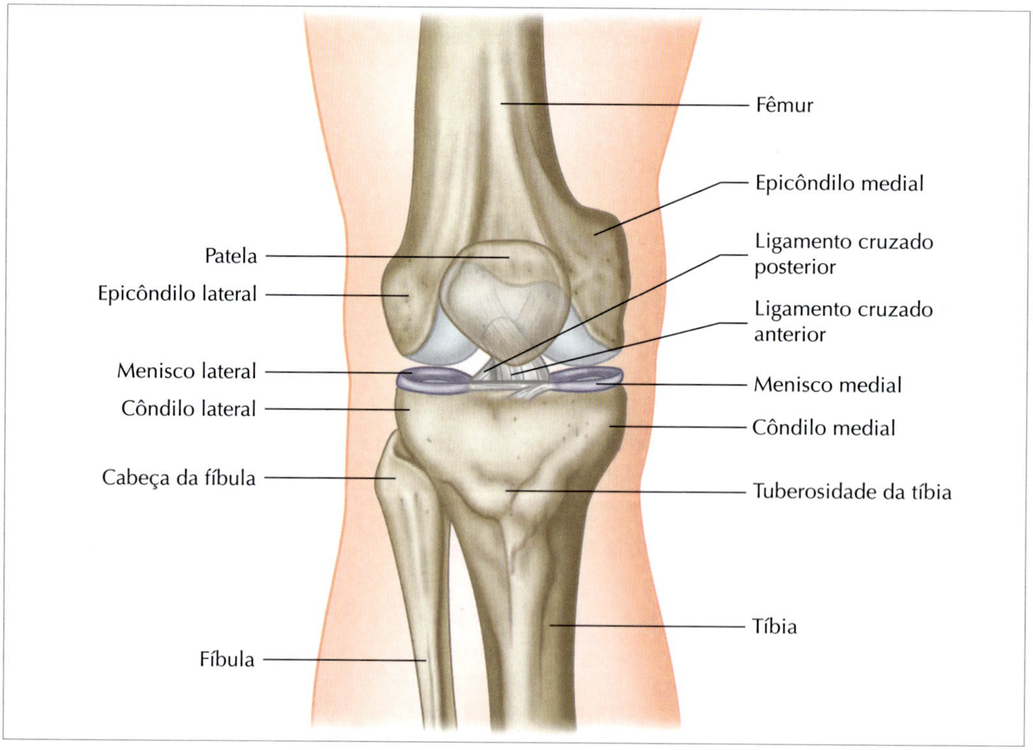

Figura 5.9 Fêmur inferior, tíbia superior e fíbula superior do membro inferior direito (vista anterior).

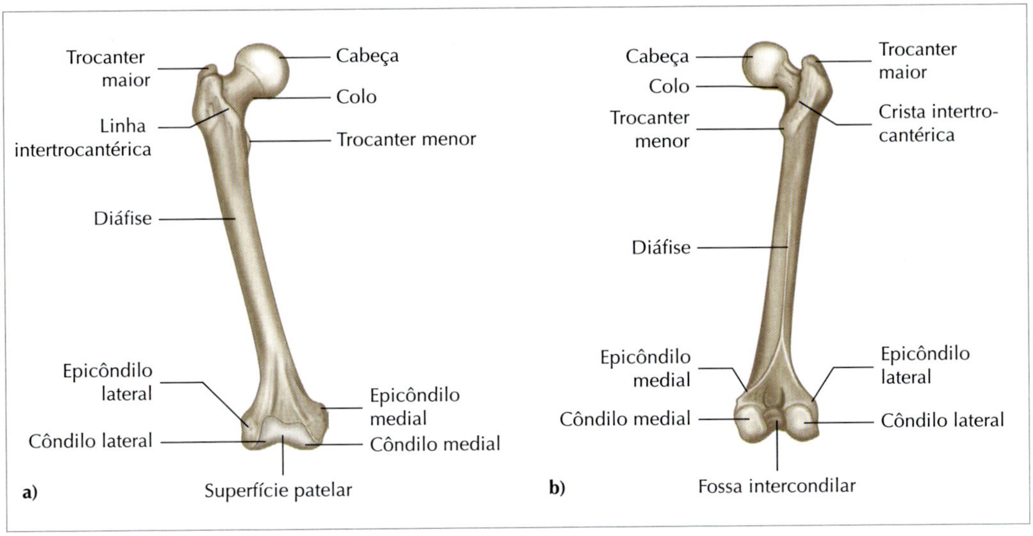

Figura 5.10 Fêmur direito: (a) vista anterior; (b) vista posterior.

O *maléolo lateral* da fíbula pode ser palpado como a protuberância externa do tornozelo.

Patela

A *patela* é um pequeno osso sesamoide triangular localizado no interior do tendão do músculo quadríceps femoral. Ela forma a parte frontal da articulação do joelho.

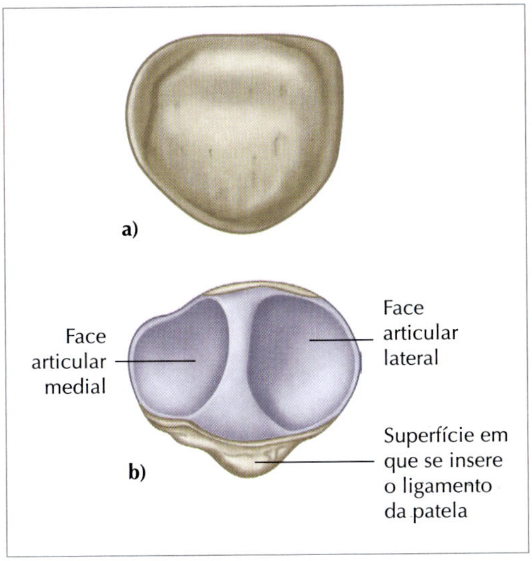

Figura 5.11 Patela direita: (a) vista anterior; (b) vista posterior.

7 Tarsais

Os *tarsais* são os sete ossos do tornozelo. Os dois maiores, principais responsáveis pela sustentação do peso corporal, são o calcâneo (osso do calcanhar) e o tálus, que fica entre a tíbia e o calcâneo. Os outros cinco tarsais são o navicular, o cuneiforme medial, o cuneiforme intermédio, o cuneiforme lateral e o cuboide.

5 Metatarsais

Os *metatarsais* formam o peito e a planta do pé.

14 Falanges

As *falanges* são os ossos que formam o segmento distal do esqueleto de cada membro inferior. Cada dedo do pé tem três falanges, exceto o hálux, que tem apenas duas.

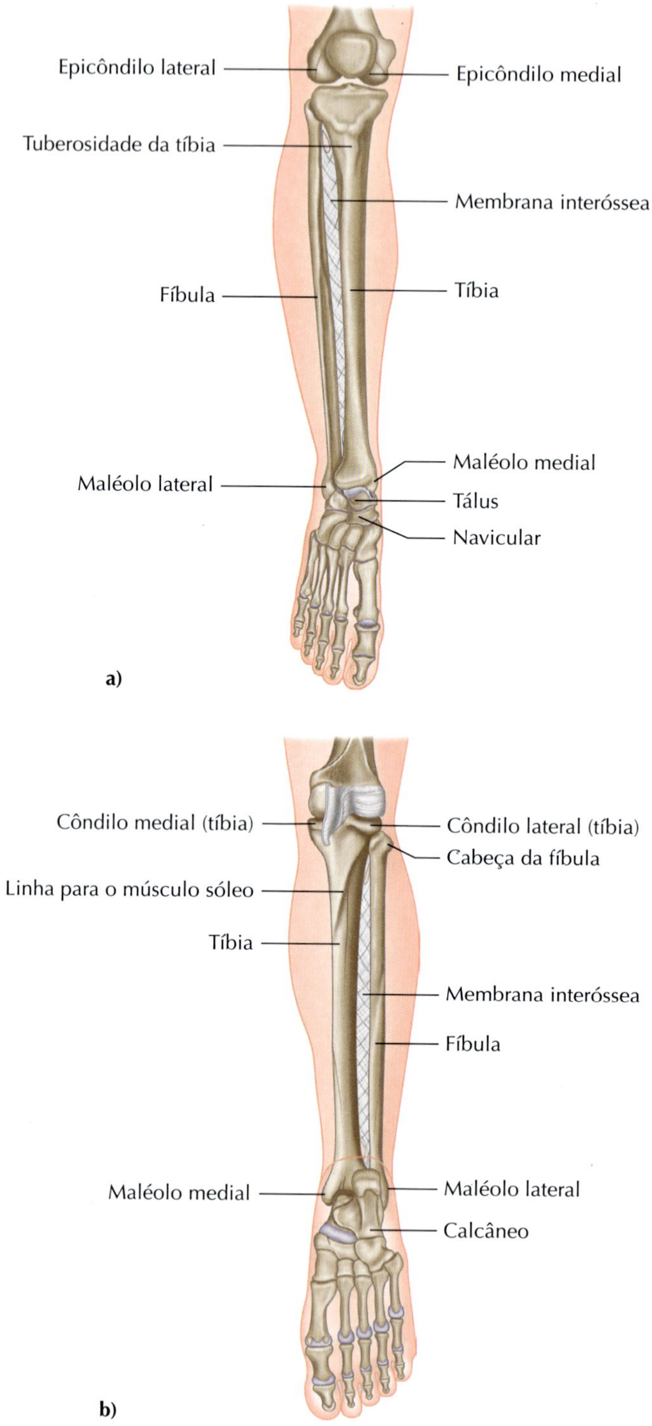

Figura 5.12 Tíbia e fíbula do membro inferior direito: (a) vista anterior; (b) vista posterior.

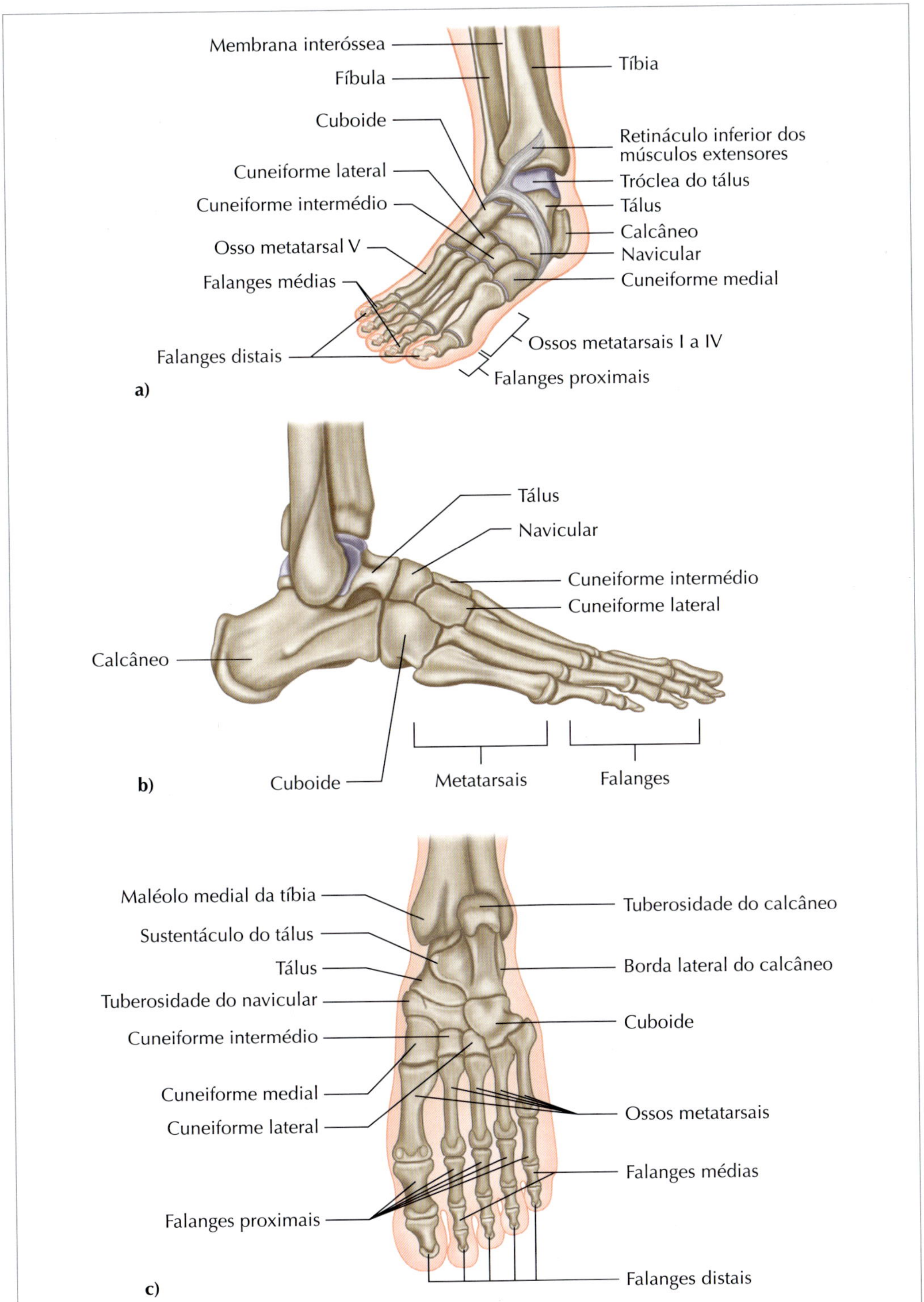

Figura 5.13 Ossos do pé direito: (a) vista anteromedial; (b) vista lateral; (c) vista plantar.

Inter-relações esqueléticas gerais

Observação: Alguns tecidos moles (p. ex., cartilagens, aponeuroses, ligamentos e tendões) são incluídos quando apropriado, para facilitar a menção.

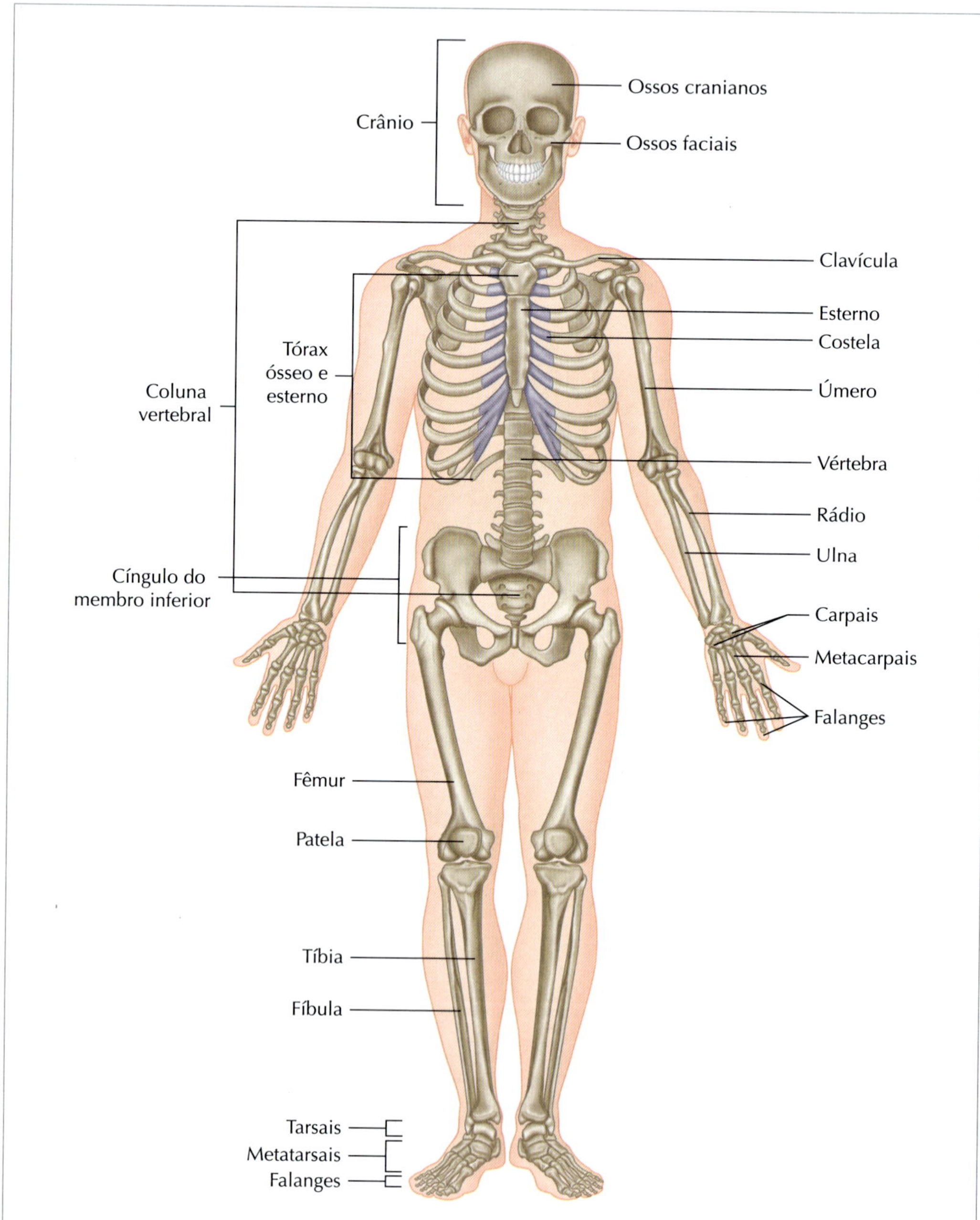

Figura 5.14 Esqueleto (vista anterior).

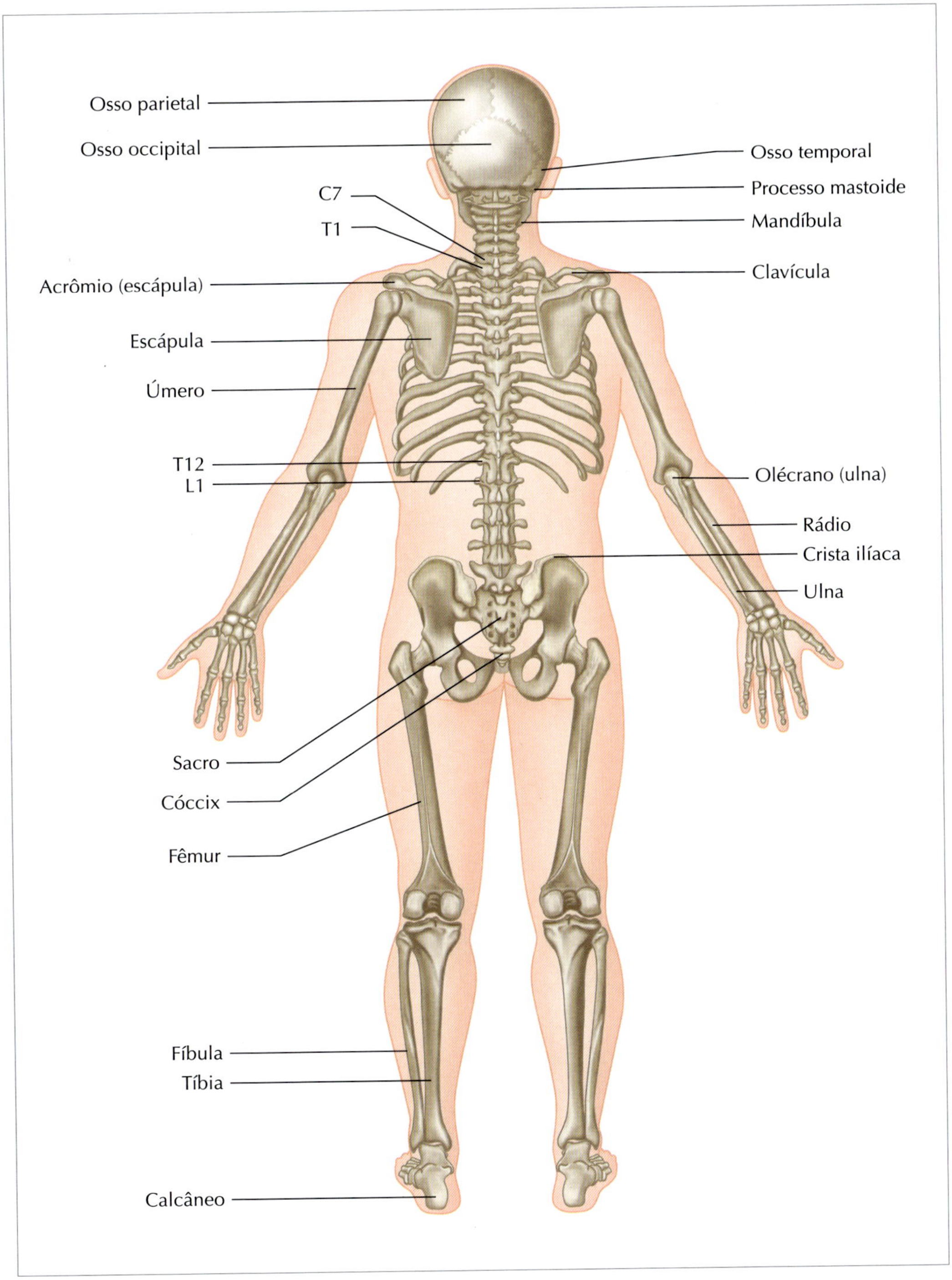

Figura 5.15 Esqueleto (vista posterior).

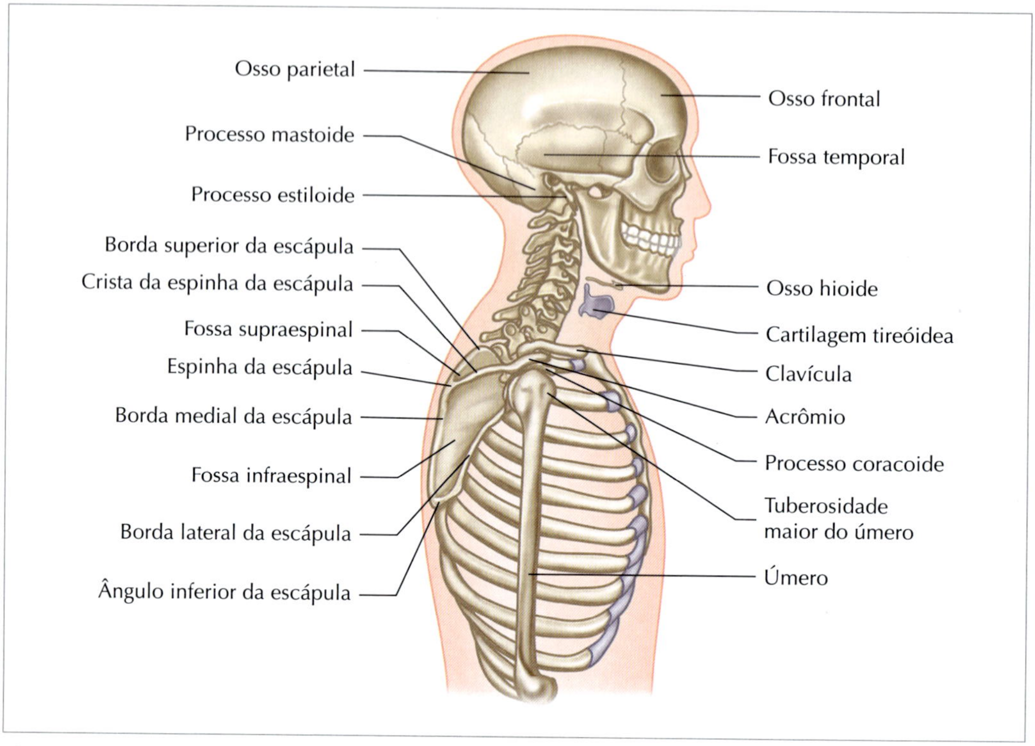

Figura 5.16 Crânio ao úmero (vista lateral).

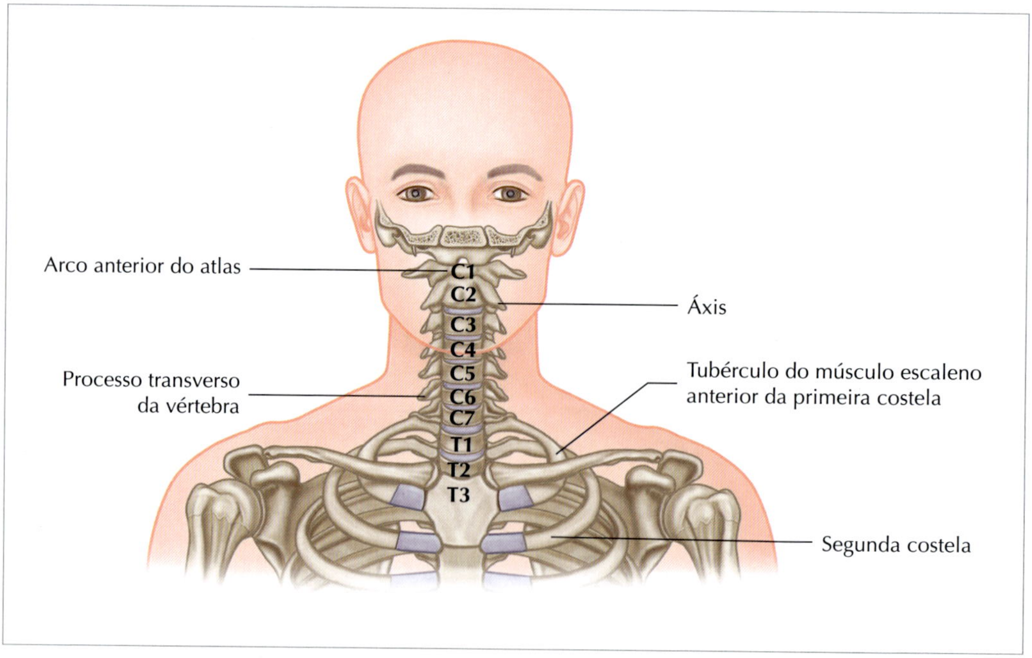

Figura 5.17 Do crânio ao esterno (vista anterior, mandíbula e maxila removidas).

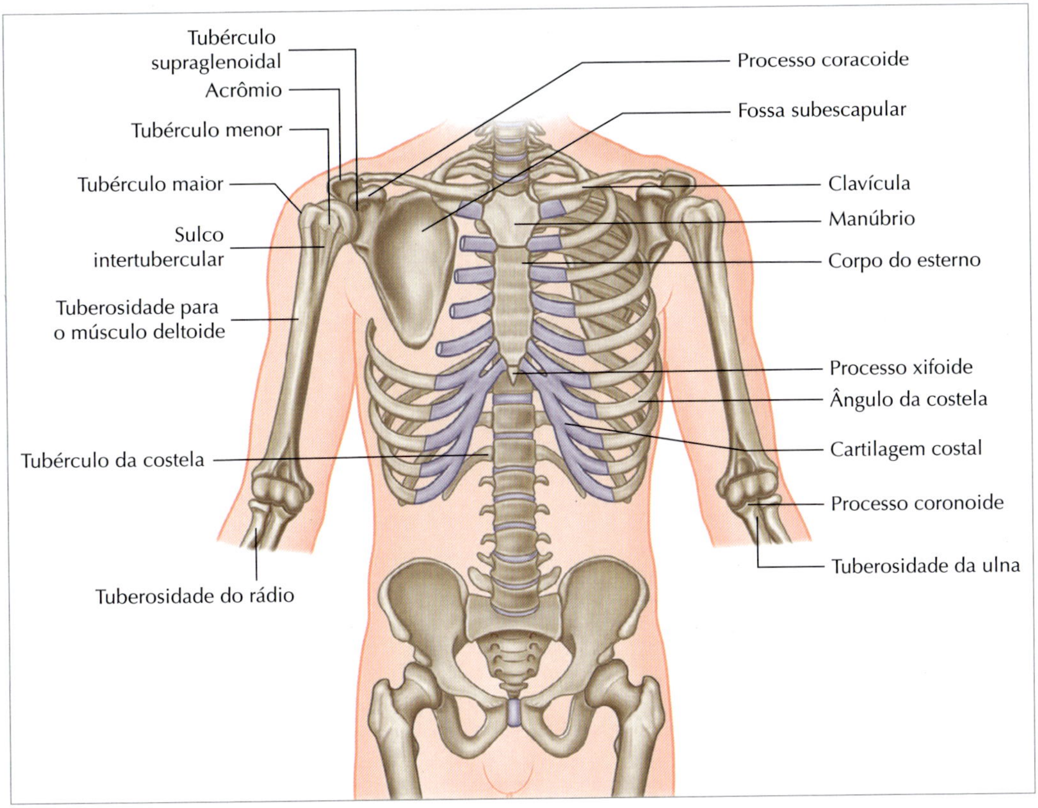

Figura 5.18 Caixa torácica, cíngulo do membro superior, parte superior do membro superior (vista anterior, caixa torácica anterior superior direita removida).

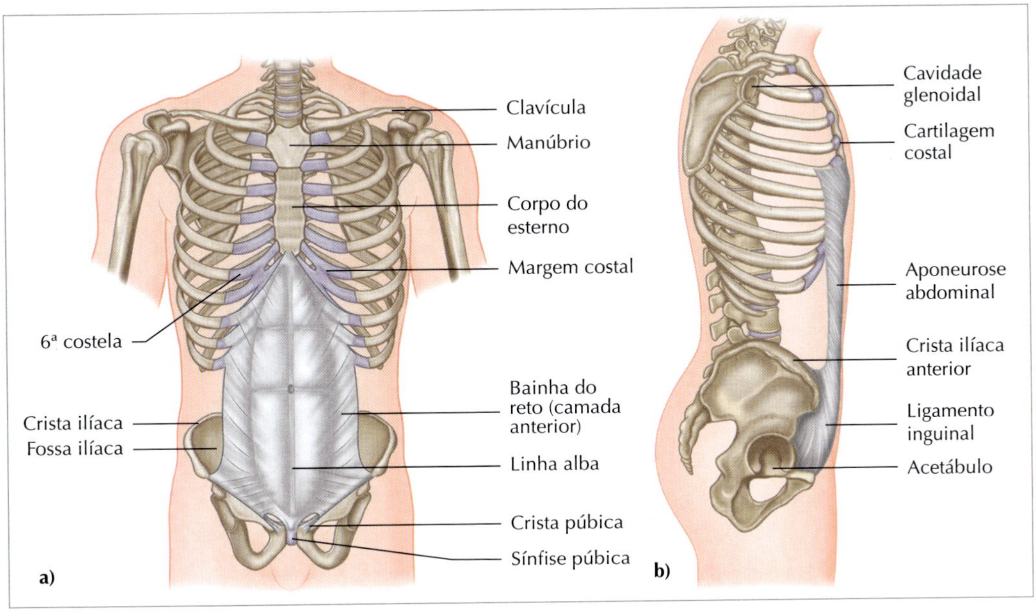

Figura 5.19 (a) Região torácica a pélvica (vista anterior). (b) Região torácica a pélvica (vista lateral).

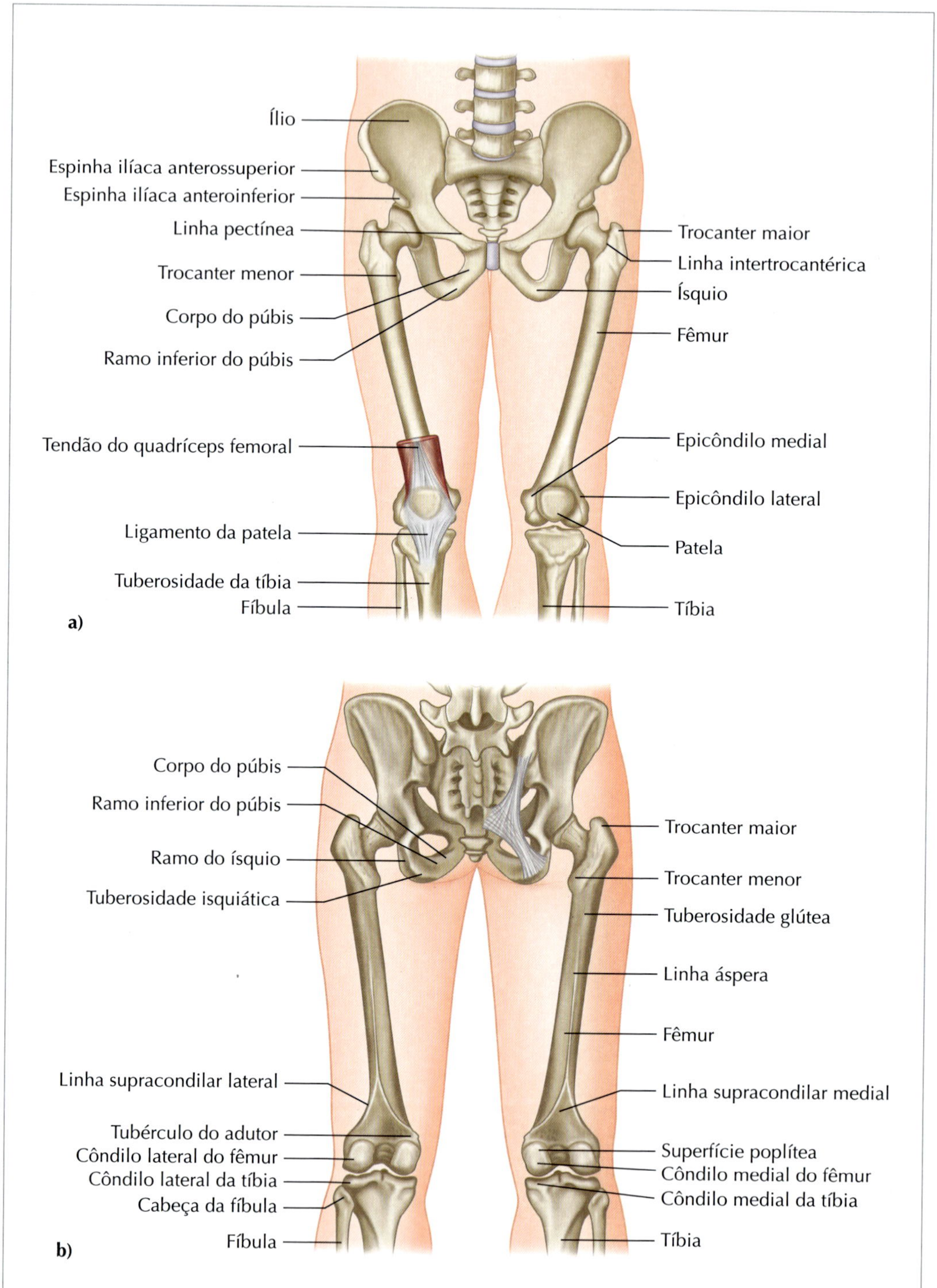

Figura 5.20 (a) Cíngulo do membro inferior a membro inferior (vista anterior). (b) Cíngulo do membro inferior a membro inferior (vista posterior).

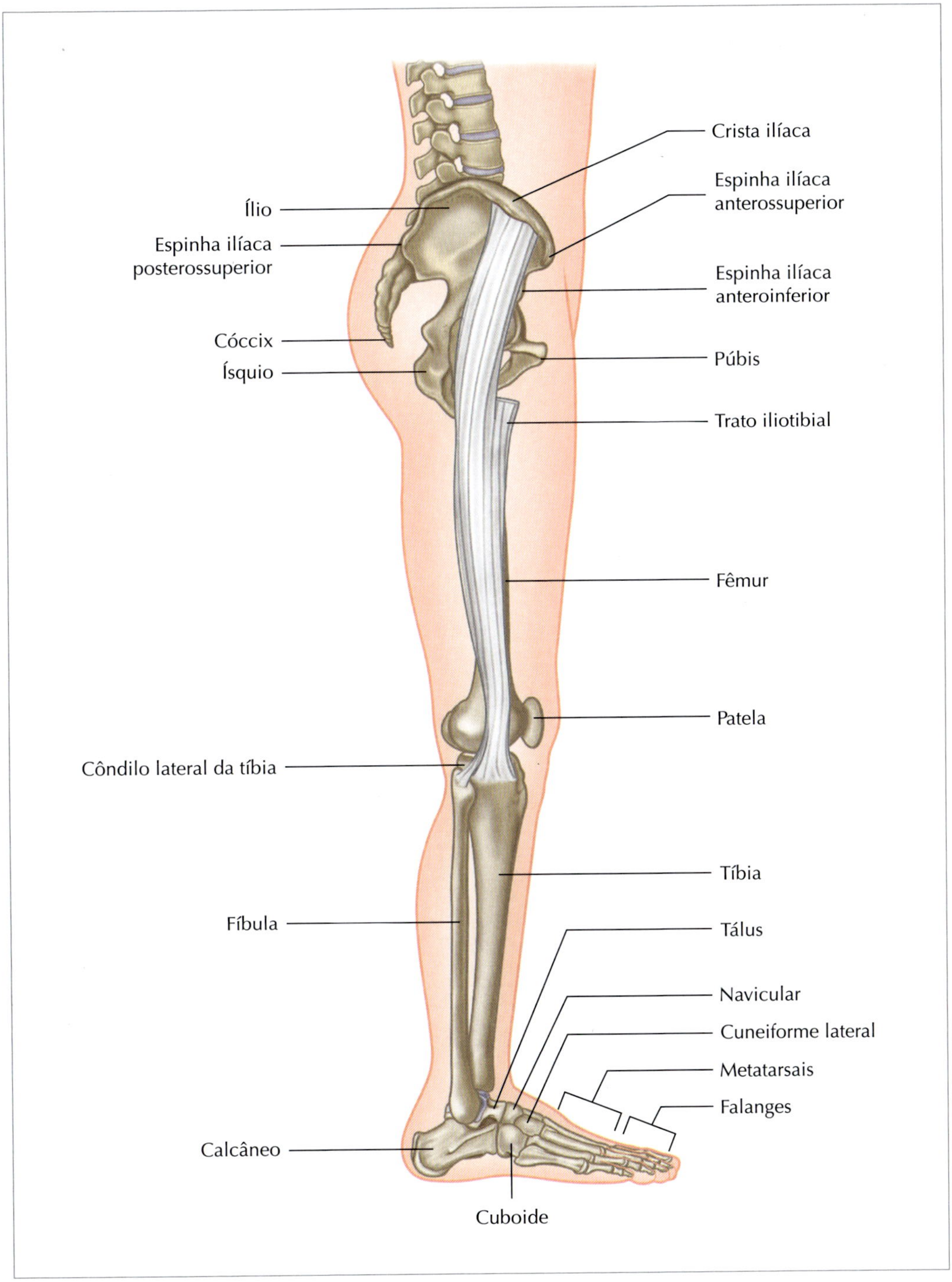

Figura 5.21 Cíngulo do membro inferior ao pé (vista lateral).

Proeminências ósseas vistas ou palpadas próximo da superfície do corpo

Os pontos de referência ósseos a seguir podem ser vistos ou palpados próximo à superfície do corpo. Identifique-os em si mesmo ou em um parceiro, usando a Figura 5.22(a-c) como referência.

Osso frontal

Osso temporal

Osso occipital

Manúbrio do esterno e articulação manubrioesternal (nível da 2ª costela)

2ª costela

Articulação esternoclavicular

Articulação acromioclavicular

Espinha da escápula

Borda medial da escápula

Ângulo inferior da escápula

Epicôndilos medial e lateral do úmero

Olécrano

Cabeça do rádio

Processo estiloide da ulna

Osso pisiforme

Tabaqueira anatômica

Crista ilíaca

Espinha ilíaca anterossuperior (EIAS)

Espinha ilíaca posterossuperior (EIPS)

Tuberosidades isquiáticas

Trocanter maior

Cabeça da fíbula

Tuberosidade da tíbia

Maléolos medial e lateral

Calcâneo

Processo espinhoso das vértebras

Referências

C2 A primeira vértebra cervical palpada abaixo do occipício.

C7 Na base do pescoço, a vértebra mais proeminente.

T3-4 Nível da espinha da escápula.

T7 Nível do ângulo inferior da escápula.

L4 Nível da crista ilíaca.

S2 Nível da EIPS (visível como a covinha na parte superior das nádegas).

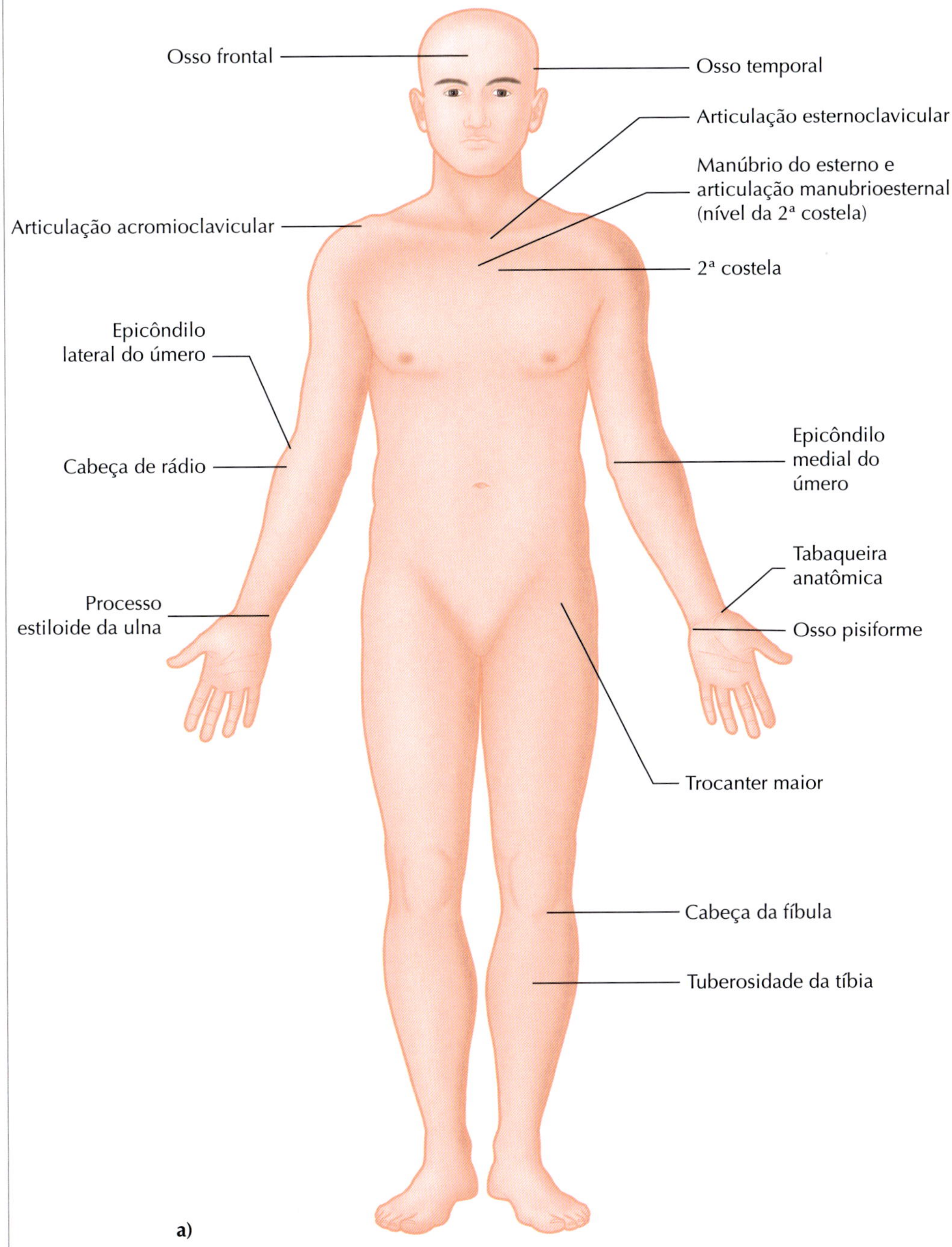

Figura 5.22 (a-c) Pontos de referência ósseos.

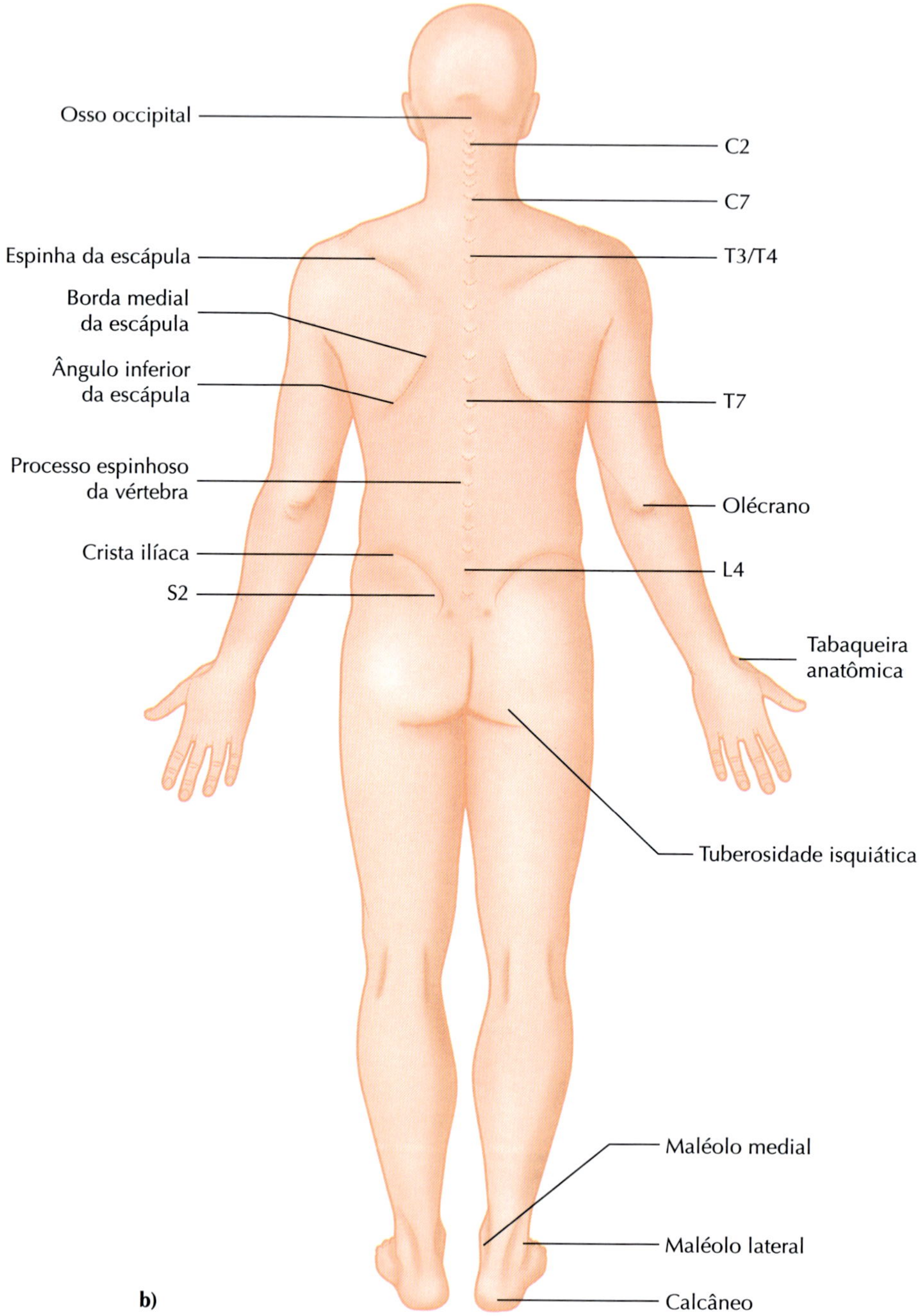

Figura 5.22 (a-c) Pontos de referência ósseos.

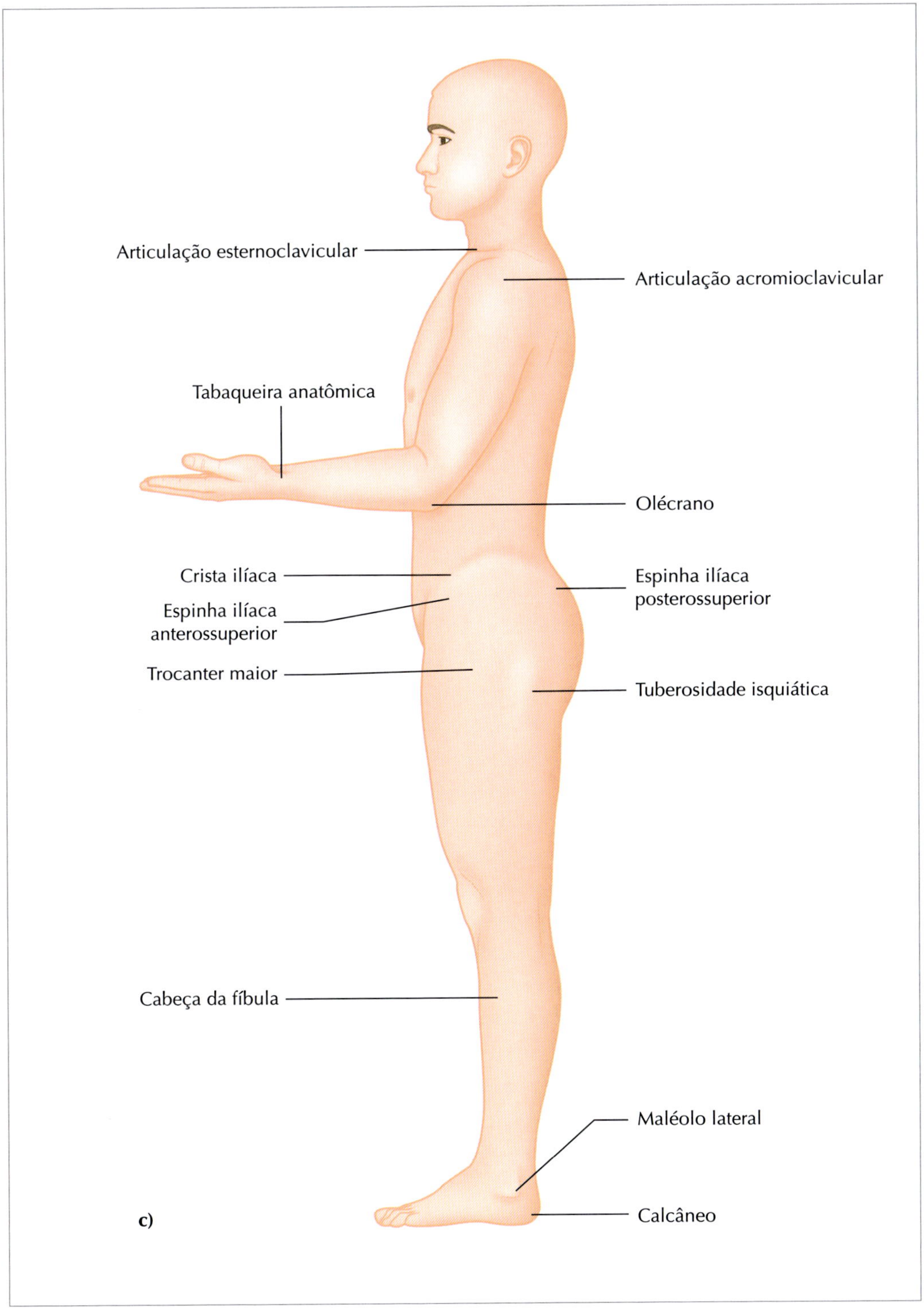

Figura 5.22 (a-c) Pontos de referência ósseos.

CAPÍTULO 6

Articulações

Com exceção do osso hioide no pescoço, todos os ossos se articulam com pelo menos algum outro osso.

As articulações têm duas funções: (1) manter ossos unidos; e (2) conferir mobilidade ao esqueleto rígido. Quando dois ossos se encontram ou se articulam, pode ou não haver movimento, dependendo: (1) da quantidade de material de ligação entre os ossos; (2) da natureza do material entre os ossos; (3) do formato das superfícies ósseas; (4) da quantidade de tensão nos ligamentos ou músculos envolvidos na articulação; e (5) da posição dos ligamentos e músculos.

Parte 1 – Classificação das articulações

As articulações são classificadas de duas maneiras: por função e por estrutura.

Função

A classificação funcional das articulações se concentra na quantidade de movimento permitida pela articulação.

Articulações imóveis (sinartroses)

As *articulações imóveis* são encontradas principalmente no esqueleto axial, em que a estabilidade e a firmeza das articulações são importantes para a proteção dos órgãos internos.

Articulações ligeiramente móveis (anfiartroses)

Assim como as *articulações ligeiramente móveis*, e pela mesma razão, as articulações ligeiramente móveis também são encontradas principalmente no esqueleto axial.

Articulações livremente móveis (diartroses)

Articulações livremente móveis predominam nos membros, onde é necessária uma maior amplitude de movimento.

Estrutura

Articulações fibrosas

Nas *articulações fibrosas*, os ossos são unidos por tecido fibroso; como resultado, não há presença de cavidade articular. Em geral, essas articulações têm pouco ou nenhum movimento, ou seja, são sinartroses. Existem três tipos de articulação fibrosa: sutura, sindesmose e gonfose.

Os únicos exemplos de *suturas fibrosas* são as suturas do crânio, em que as bordas irregulares dos ossos se interligam e são unidas firmemente por fibras de tecido conjuntivo, não possibilitando movimentação ativa.

Camadas de perióstео nos estratos interno e externo de ossos adjacentes preenchem a lacuna entre os ossos e formam o principal fator de ligação. Entre as superfícies articulares adjacentes, há uma camada de tecido fibroso vascularizado que também ajuda a unir os ossos. Esse tecido fibroso vascularizado, somado às duas camadas de periósteo, são chamados coletivamente de *ligamento sutural*. O tecido fibroso se ossifica durante a idade adulta por um processo que ocorre primeiro na parte profunda da sutura, estendendo-se progressivamente à parte superficial. Esse processo de ossificação é chamado de *sinostose*.

Uma *sindesmose* é uma articulação fibrosa em que o tecido fibroso que a une forma uma membrana ou ligamento interósseo, ou seja, uma faixa de tecido fibroso que possibilita pouca movimentação. Exemplos são as membranas interósseas situadas entre o rádio e a ulna e entre a tíbia e a fíbula. A membrana interóssea que se estende entre a tíbia e a fíbula forma uma articulação tibiofibular distal fibrosa.

Uma *gonfose* refere-se a uma articulação fibrosa na qual um pino é encaixado em um alvéolo. Os únicos exemplos dessas articulações em humanos são os dentes inseridos em seus alvéolos.

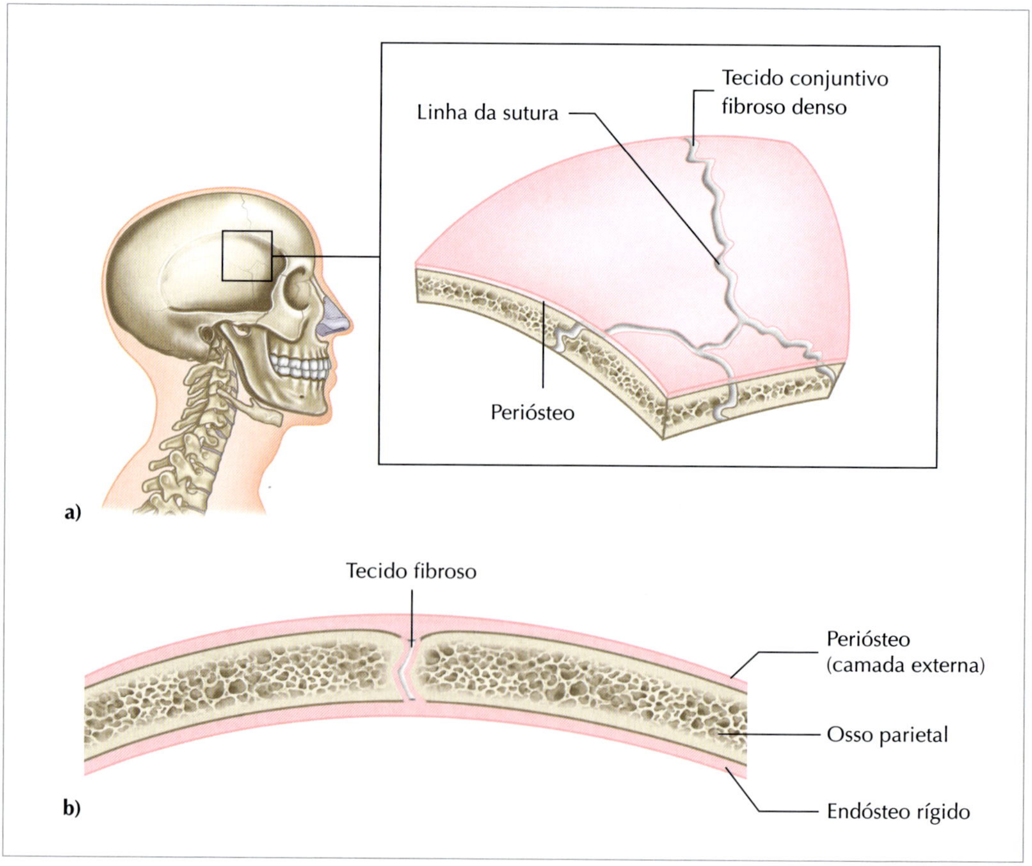

Figura 6.1 (a) Posição de uma sutura. (b) Corte vertical através de uma sutura.

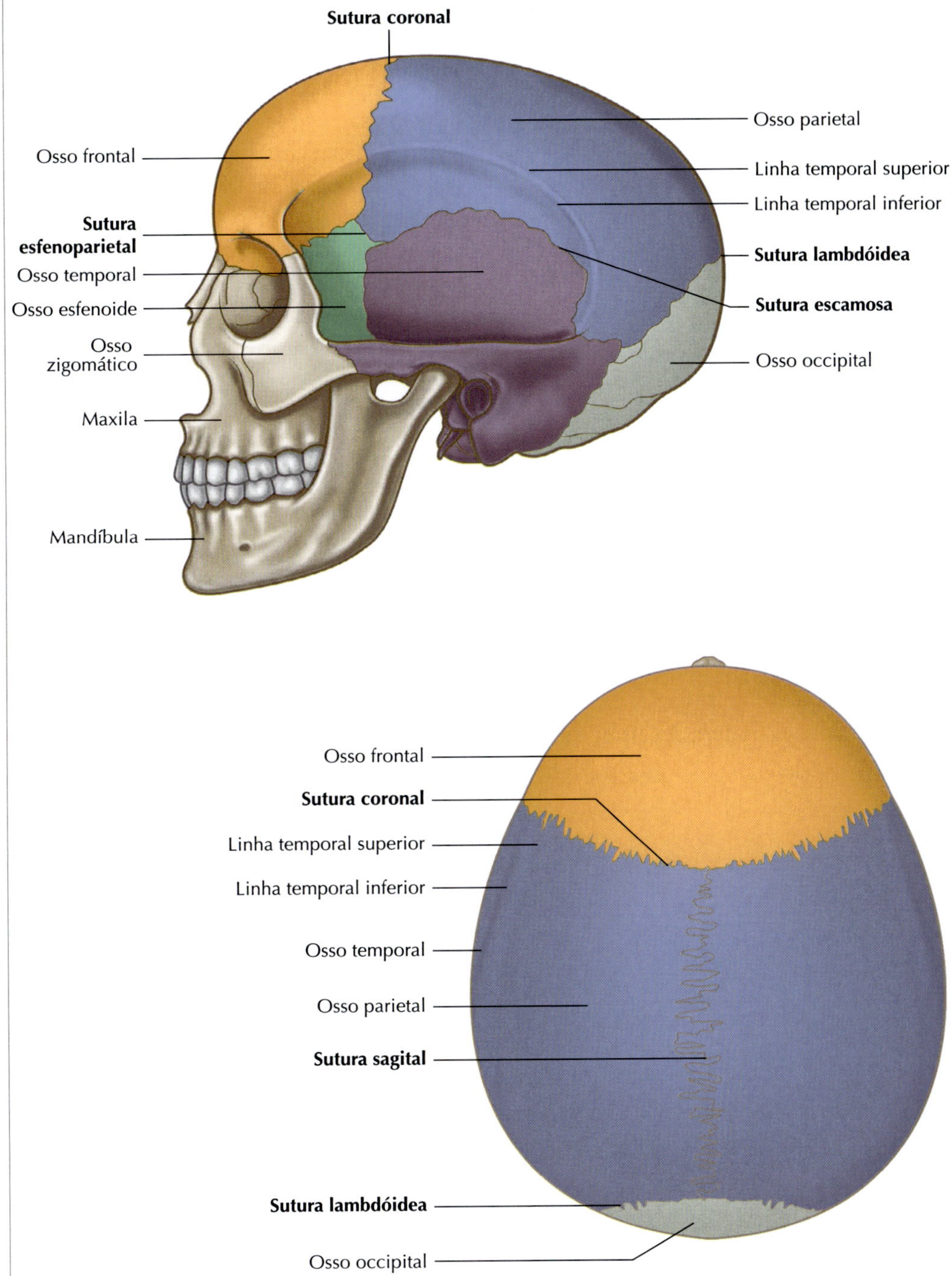

Figura 6.1 (c) Principais suturas do crânio.

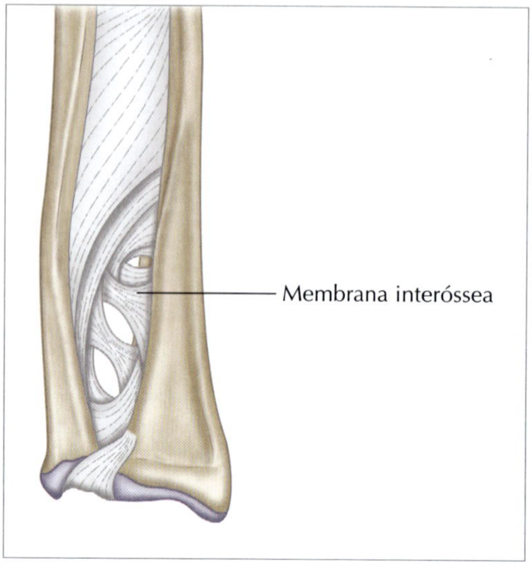

Figura 6.2 Membrana interóssea entre o rádio e a ulna.

Articulações cartilaginosas

Nas *articulações cartilaginosas*, uma placa contínua de cartilagem hialina ou um disco fibrocartilaginoso conecta os ossos; novamente, não há presença de cavidade articular. Essas articulações podem ser imóveis (sincondroses/primárias) ou ligeiramente móveis (sínfises/secundárias), sendo as articulações ligeiramente móveis as mais comuns.

Exemplos de articulações cartilaginosas imóveis são as placas epifisárias dos ossos longos em crescimento. Essas placas são feitas de cartilagem hialina, que se ossifica em adultos jovens (ver p. 26). O local em que uma articulação é unida por essa placa é conhecido como *sincondrose*. Outro exemplo de articulação que por fim se ossifica é a articulação entre a primeira costela e o manúbrio do esterno.

Exemplos de articulações cartilaginosas ligeiramente móveis são a sínfise púbica do cíngulo do membro inferior e as articulações intervertebrais da coluna vertebral. Em ambos os casos, as superfícies articulares dos ossos são revestidas por cartilagem hialina, que por sua vez está fundida a uma "almofada" de fibrocartilagem (a fibrocartilagem é compressível e resiliente, atuando como um amortecedor). Todas as articulações cartilaginosas secundárias estão na linha média do corpo.

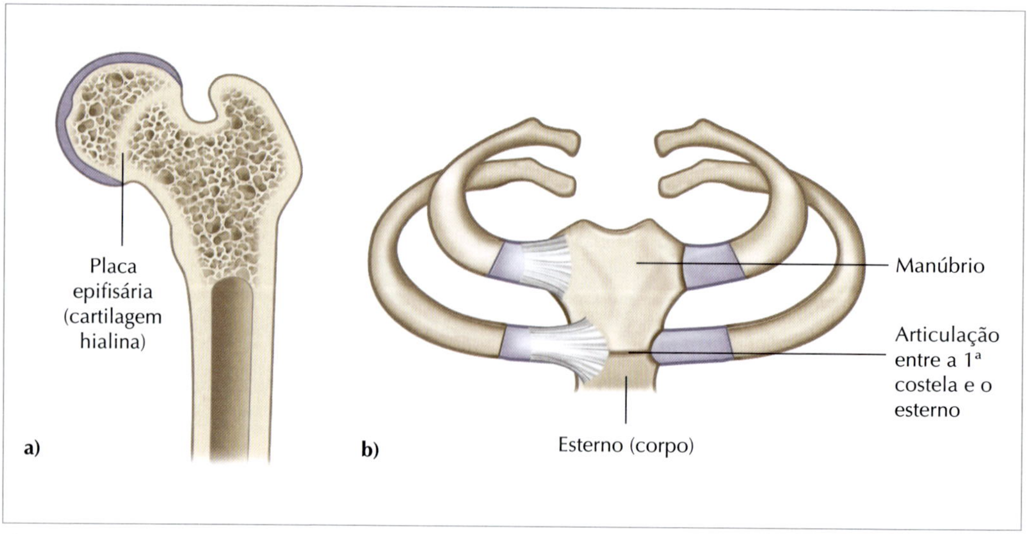

Figura 6.3 Articulações cartilaginosas imóveis (sincondrose) (vista anterior): (a) placa epifisária em um osso longo em crescimento; (b) articulação esternocostal entre o manúbrio e a primeira costela.

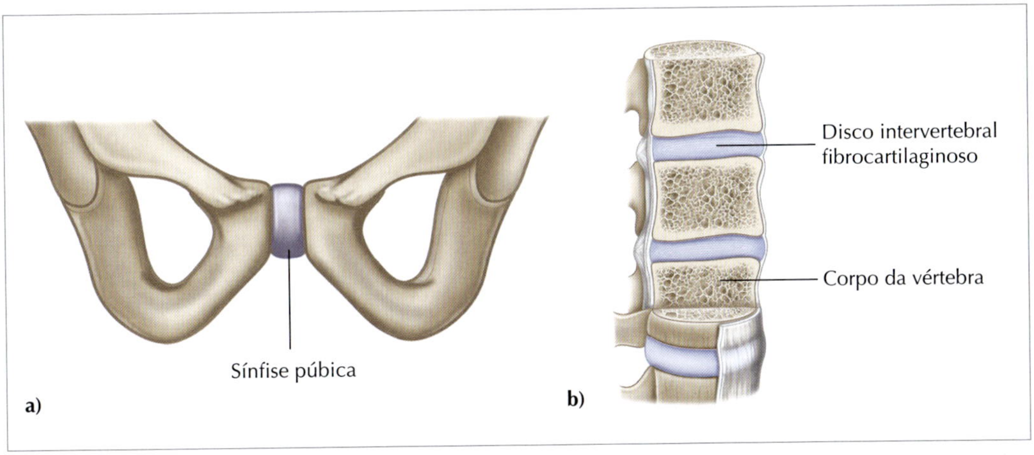

Figura 6.4 Articulações cartilaginosas ligeiramente móveis (anfiartroses/sínfises) (vista anterior): (a) sínfise púbica do cíngulo do membro inferior; (b) articulações intervertebrais.

Articulações sinoviais

As *articulações sinoviais* têm uma cavidade articular preenchida por líquido sinovial. São articulações livremente móveis (diartróticas) que apresentam diversas características distintivas.

As extremidades dos ossos que formam a articulação são revestidas por *cartilagem articular* (ou *cartilagem hialina*).

A *cavidade articular* é mais um espaço potencial do que real, pois é preenchido por líquido sinovial lubrificante. A cavidade articular é envolvida por uma "capa" ou cápsula de camada dupla, conhecida como *cápsula articular*.

A camada externa da cápsula articular é conhecida como *ligamento capsular*. É composta por um tecido conjuntivo fibroso, resistente e flexível, que mantém continuidade com o periósteo dos ossos que se articulam. A camada interna, ou *membrana sinovial*, é uma membrana lisa composta por tecido conjuntivo frouxo que reveste a cápsula e todas as superfícies articulares internas, exceto aquelas recobertas por cartilagem hialina.

O *líquido sinovial* é um fluido escorregadio que ocupa os espaços livres no interior da cápsula articular; também é encontrado no interior da cartilagem articular e forma uma película que reduz o atrito entre as cartilagens. Quando uma articulação é comprimida pelo movimento, o líquido sinovial é forçado para fora da cartilagem; quando a pressão é aliviada, o líquido retorna rapidamente à cartilagem articular. O líquido sinovial nutre a cartilagem, que é avascular (não contém vasos sanguíneos); também contém células fagocíticas (células que se alimentam de matéria morta), que livram a cavidade articular de micróbios ou resíduos celulares. A quantidade de líquido sinovial varia nas diferentes articulações, mas é sempre suficiente para formar uma película fina que visa reduzir o atrito. Durante uma lesão articular, é produzido líquido extra que leva ao característico inchaço da articulação. Esse líquido extra é posteriormente reabsorvido pela membrana sinovial.

Os *ligamentos colaterais* ou *acessórios* reforçam e fortalecem as articulações sinoviais; esses ligamentos são capsulares (i.e., partes espessadas da própria cápsula fibrosa) ou independentes (i.e., distintos da cápsula). Os ligamentos sempre unem um osso a outro e, de acordo com sua posição e quantidade ao redor da articulação, restringirão o movimento em determinadas direções, além de impedir movimentos indesejados. Como regra geral, quanto mais ligamentos uma articulação tiver, mais forte ela será.

As *bolsas* são sacos preenchidos por líquido que em geral acolchoam as articulações; são revestidas por membrana sinovial e contêm líquido sinovial. Encontram-se bolsas entre tendão e osso, ligamento e osso, e músculo e osso; elas reduzem o atrito ao atuar como acolchoamento.

Próximo às articulações sinoviais também se observam *bainhas tendíneas*. Elas têm a mesma estrutura das bolsas e se enrolam em torno de tendões sujeitos a atrito a fim de protegê-los.

Algumas articulações sinoviais contam com *discos articulares (meniscos)*. Eles atuam como amortecedores (semelhantes ao disco fibrocartilaginoso da sínfise púbica). Por exemplo, na articulação do joelho, dois discos fibrocartilaginosos em forma de meia-lua, chamados de *menisco medial* e *menisco lateral*, situam-se entre os côndilos mediais do fêmur e da tíbia e entre os côndilos laterais dos mesmos dois ossos.

Existem seis tipos de articulação sinovial: plana, gínglimo, elipsóidea, selar, trocóidea e esferóidea.

Nas *articulações planas*, o movimento ocorre quando duas superfícies, com frequência planas ou ligeiramente curvas, deslizam uma sobre a outra. Exemplos: articulação acromioclavicular, articulações do carpo, articulações entre os ossos tarsais, articulações facetárias entre as vértebras, articulação sacroilíaca.

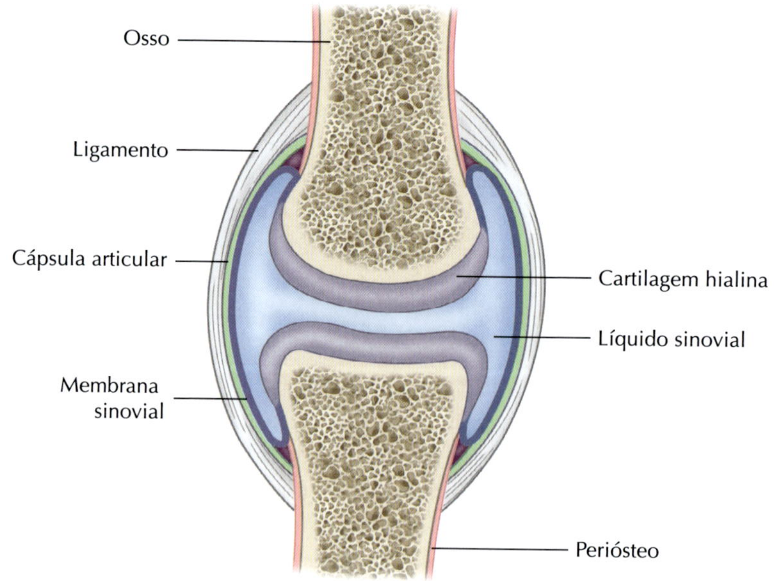

Figura 6.5 Articulação sinovial típica.

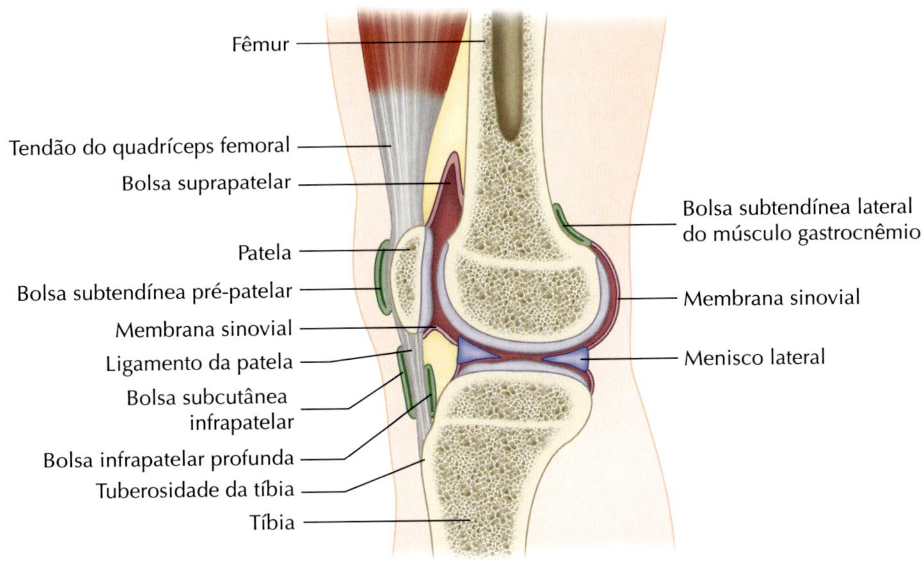

Figura 6.6 Estruturas de absorção de impacto e redução de atrito de uma articulação sinovial.

Nas *articulações do tipo gínglimo*, o movimento ocorre em torno de apenas um eixo – o transversal – como na dobradiça da tampa de uma caixa. Uma protrusão de um osso se encaixa na superfície articular côncava ou cilíndrica de outro, possibilitando a flexão e a extensão. Exemplos: articulações interfalângicas, cotovelo. O joelho é uma *articulação do tipo gínglimo modificado*, possibilitando a flexão e a extensão, mas também a rotação com o joelho flexionado.

Assim como as articulações esferóideas, as *articulações elipsóideas* têm uma superfície articular esférica que se encaixa em uma concavidade correspondente. Também como as esferóideas, as articulações elipsóideas possibilitam a flexão, a extensão, a abdução, a adução e a circundução. Exemplos: articulação radiocarpal, articulações metacarpofalângicas dos dedos (mas não do polegar).

As *articulações selares* são semelhantes às articulações elipsóideas, exceto que ambas as superfícies articulares têm áreas convexas e côncavas, que se encaixam como uma sela e o dorso de um cavalo, possibilitando a flexão, a extensão, a adução, a abdução, a circundução e a rotação "controlada", ou seja, a oposição. Exemplo: articulação carpometacarpal do polegar.

Nas *articulações trocóideas*, o movimento ocorre em torno de um eixo vertical, como a dobradiça de um portão. Uma superfície articular óssea, mais ou menos cilíndrica, projeta-se e gira dentro de um anel formado por um osso ou ligamento. Exemplos: articulação atlantoaxial, articulação radioulnar proximal.

As *articulações esferóideas* consistem em uma "bola" formada pela cabeça esférica ou hemisférica de um osso, que gira dentro da "cavidade" côncava de outro, possibilitando a flexão, a extensão, a adução, a abdução, a circundução e a rotação. Portanto, são multiaxiais e possibilitam a maior amplitude de movimento de todos os tipos de articulação. Exemplos: articulação do ombro e do quadril.

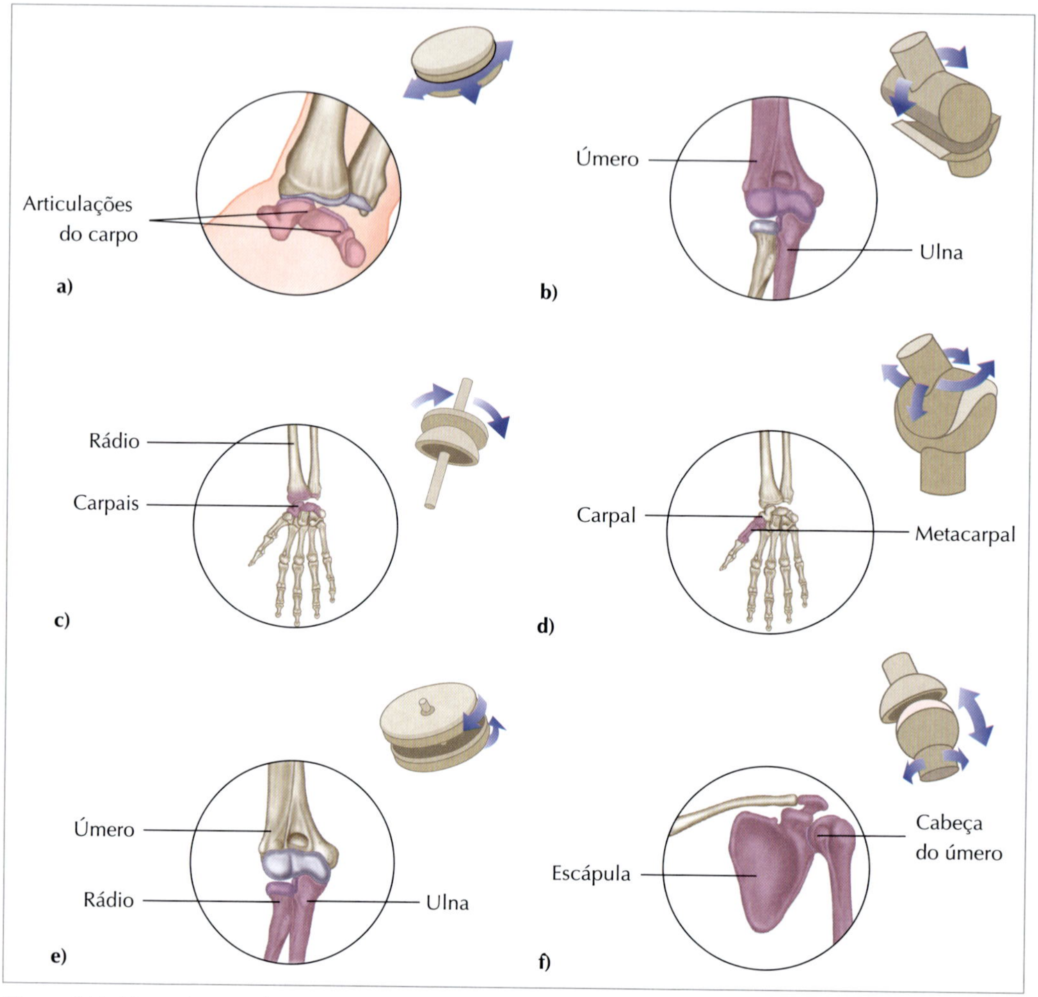

Figura 6.7 Tipos de articulação sinovial: (a) plana ou deslizante (articulações do carpo); (b) gínglimo (cotovelo); (c) elipsóidea (radiocarpal); (d) selar (carpometacarpal); (e) trocóidea (radioulnar proximal); (f) esferóidea (ombro).

Parte 2 - Características de articulações específicas

Esta seção apresenta uma análise relativamente aprofundada de quatro articulações sinoviais: ombro, cotovelo, quadril e joelho. As demais articulações, de todas as classificações, são apresentadas com menos detalhes, com pouco texto, mas com ilustrações minuciosas.

Observações sobre as articulações sinoviais

- Os ligamentos são denominados *intracapsulares (ou intra-articulares)* quando contidos no interior da cavidade articular e *extracapsulares (ou extra-articulares)* quando fora da cápsula.
- Alguns tendões encontram-se parcialmente dentro da articulação e, portanto, são intracapsulares.

- As fibras de muitos ligamentos são amplamente integradas às da cápsula, e a delimitação entre cápsula e ligamento às vezes não é clara; portanto, apenas os ligamentos principais são mencionados.
- Muitos ligamentos da articulação do joelho são extensões ou expansões modificadas de tendões musculares, mas são classificados como *ligamentos* para diferenciá-los dos tendões estabilizadores mais comuns, como o ligamento da patela do quadríceps.
- A maior parte das articulações sinoviais tem várias bolsas em seus arredores, como mostrado nas ilustrações referentes a cada articulação.

Articulações da cabeça e da coluna vertebral

Articulação temporomandibular

Tipo de articulação
Uma combinação de características de articulações dos tipo gínglimo e elipsóidea.

Articulação
A cabeça da mandíbula articula-se com a fossa mandibular e o tubérculo articular do osso temporal. Um disco fibroso separa as superfícies articulares e se molda sobre elas quando a articulação se move.

Movimentos
Esta é a única articulação móvel da cabeça. O movimento pode ocorrer nos três planos: para cima e para baixo, para a frente e para trás, e de um lado para o outro. Uma ação de deslizamento ocorre superiormente ao disco, enquanto uma ação de dobradiça ocorre inferiormente a ele.

Articulação atlantoccipital

Tipo de articulação
As articulações dos dois lados atuam juntas funcionalmente como uma articulação elipsóidea sinovial.

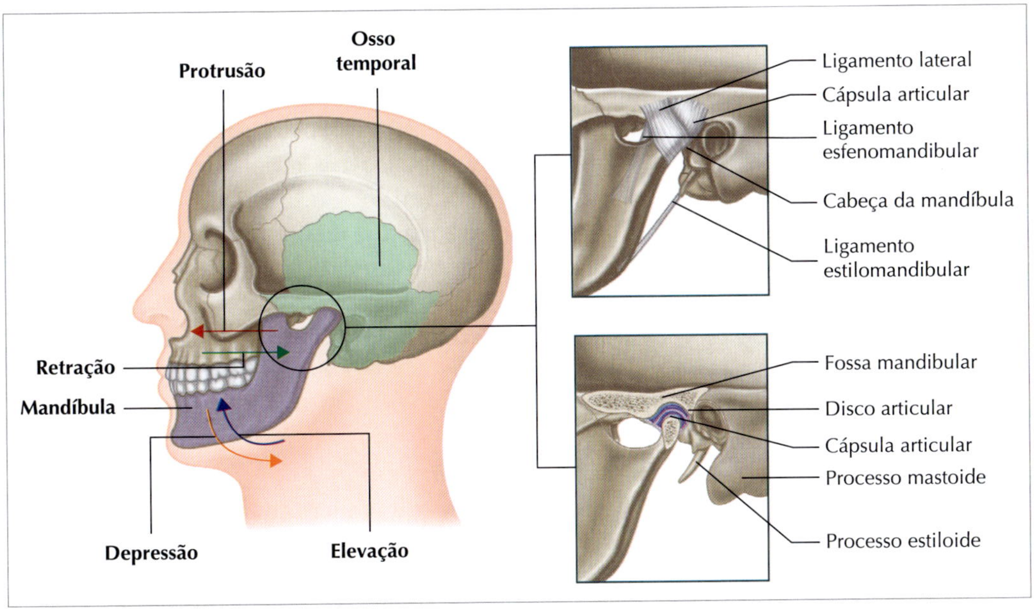

Figura 6.8 Articulação temporomandibular (vista lateral).

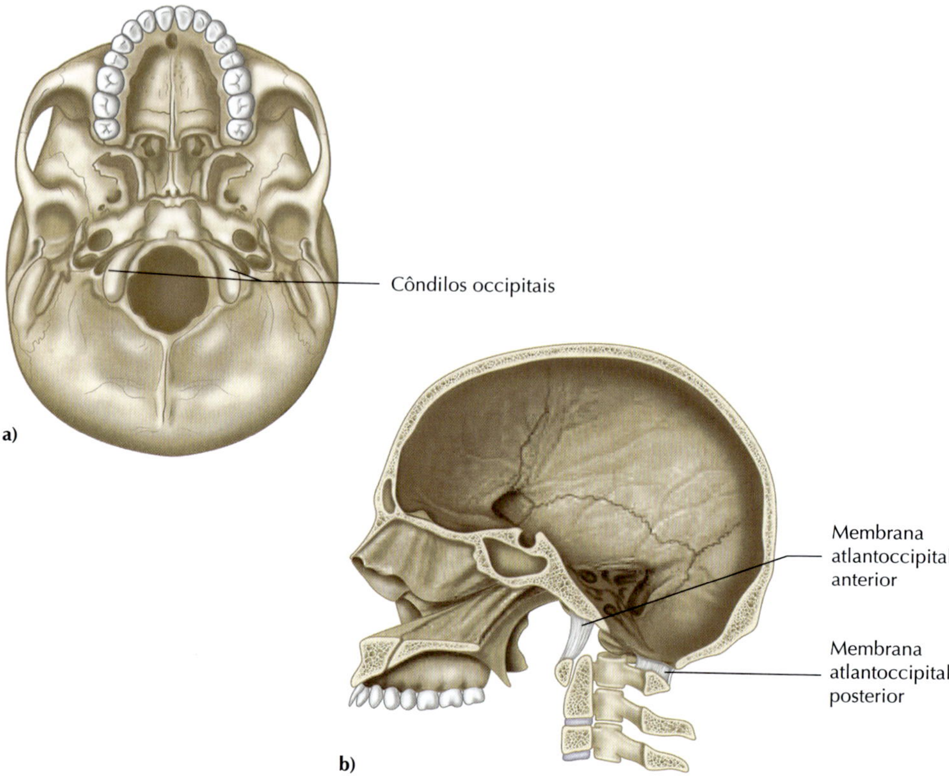

Figura 6.9 Articulação atlantoccipital: (a) vista inferior; (b) vista lateral.

Articulação
Entre os côndilos occipitais e as faces articulares superiores do atlas.

Movimentos
Flexão e extensão (como ao balançar a cabeça). Flexão lateral.

Articulação atlantoaxial

Tipo de articulação
Trocóidea sinovial.

Articulação
Articulação complexa composta por três articulações sinoviais: duas laterais e uma mediana.

Articulações atlantoaxiais laterais: Entre os processos articulares opostos do atlas e do áxis.

Articulação atlantoaxial mediana (sagital): Entre o dente do áxis e o arco anterior do atlas, e com o ligamento transverso.

Movimentos
Rotação da cabeça em torno de um eixo vertical (o crânio e o atlas se movendo juntos).

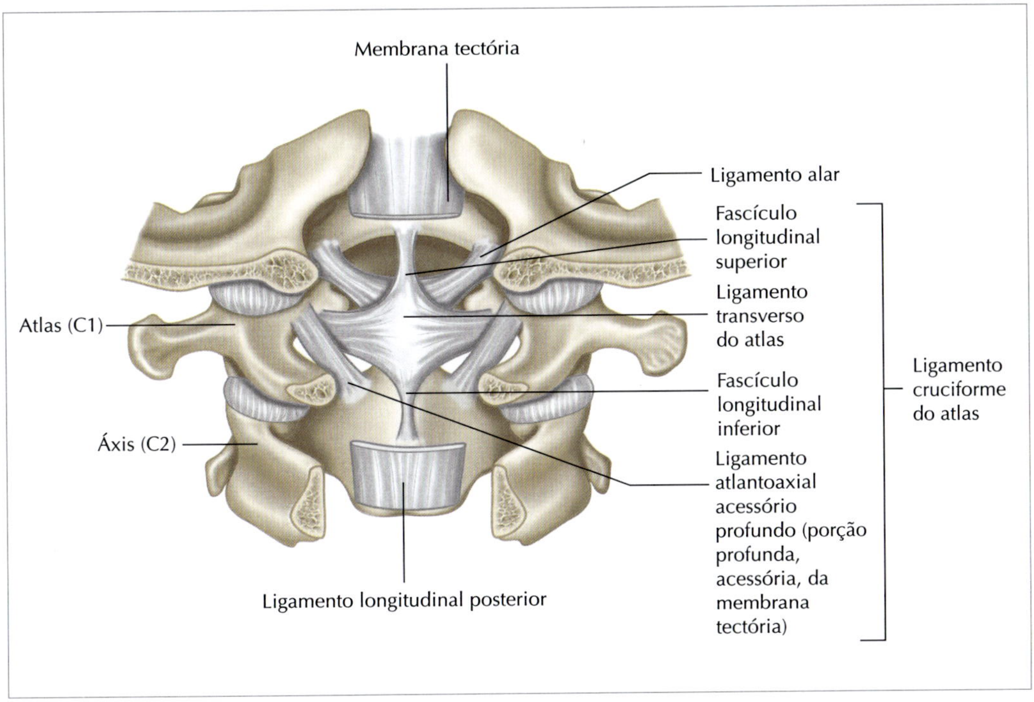

Figura 6.10 Articulação atlantoaxial (vista posterior).

Articulações entre corpos vertebrais

Tipo de articulação
Sínfise cartilaginosa (ligeiramente móvel).

Articulação
Entre as superfícies adjacentes dos corpos vertebrais e unidas por um disco intervertebral fibrocartilaginoso.

Movimentos
Ocorre apenas um leve movimento entre duas vértebras sucessivas, mas há um movimento considerável na coluna como um todo.

Região cervical: Flexão, extensão, flexão lateral com rotação (i.e., a flexão lateral não pode ocorrer sem um elemento de rotação, e vice-versa).

Região torácica: Rotação, sempre associada a um elemento de flexão lateral, e vice-versa; somente flexão e extensão extremamente leves podem ocorrer (limitadas pela presença das costelas e do esterno).

Região lombar: Flexão, extensão; somente rotação extremamente leve pode ocorrer (restrita pelo ângulo dos processos articulares).

Articulações entre arcos vertebrais

Tipo de articulação
Plana sinovial.

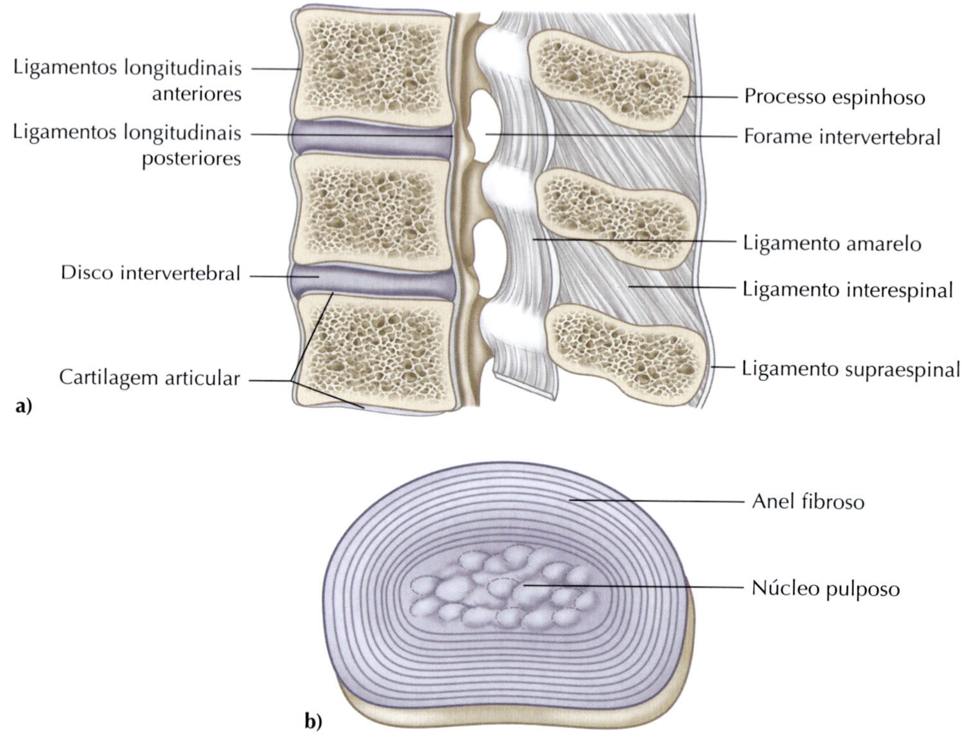

Figura 6.11 (a) Corte sagital através da 2ª à 4ª vértebras lombares. (b) Corte transversal de um disco intervertebral lombar.

Articulação

Entre processos articulares opostos de vértebras adjacentes, de modo a unir arcos vertebrais adjacentes.

Movimentos

Apenas um leve movimento ocorre entre duas vértebras sucessivas, mas há um movimento considerável na coluna como um todo.

Região cervical: Flexão, extensão, flexão lateral com rotação (i.e., a flexão lateral não pode ocorrer sem um elemento de rotação, e vice-versa).

Região torácica: Rotação, sempre associada a um elemento de flexão lateral, e vice-versa; somente flexão e extensão extremamente leves podem ocorrer (limitadas pela presença de costelas e esterno).

Região lombar: Flexão, extensão; somente rotação extremamente leve pode ocorrer (restrita pelo ângulo dos processos articulares).

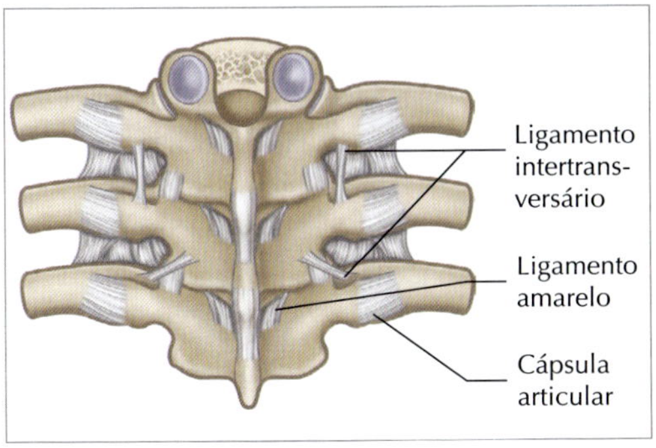

Figura 6.12 Articulação entre os arcos vertebrais típica (vista posterior).

Articulações das costelas e do esterno

Articulações costovertebrais

Tipo de articulação

Articulações das cabeças das costelas: Plana sinovial.

Articulações costotransversárias: Plana sinovial.

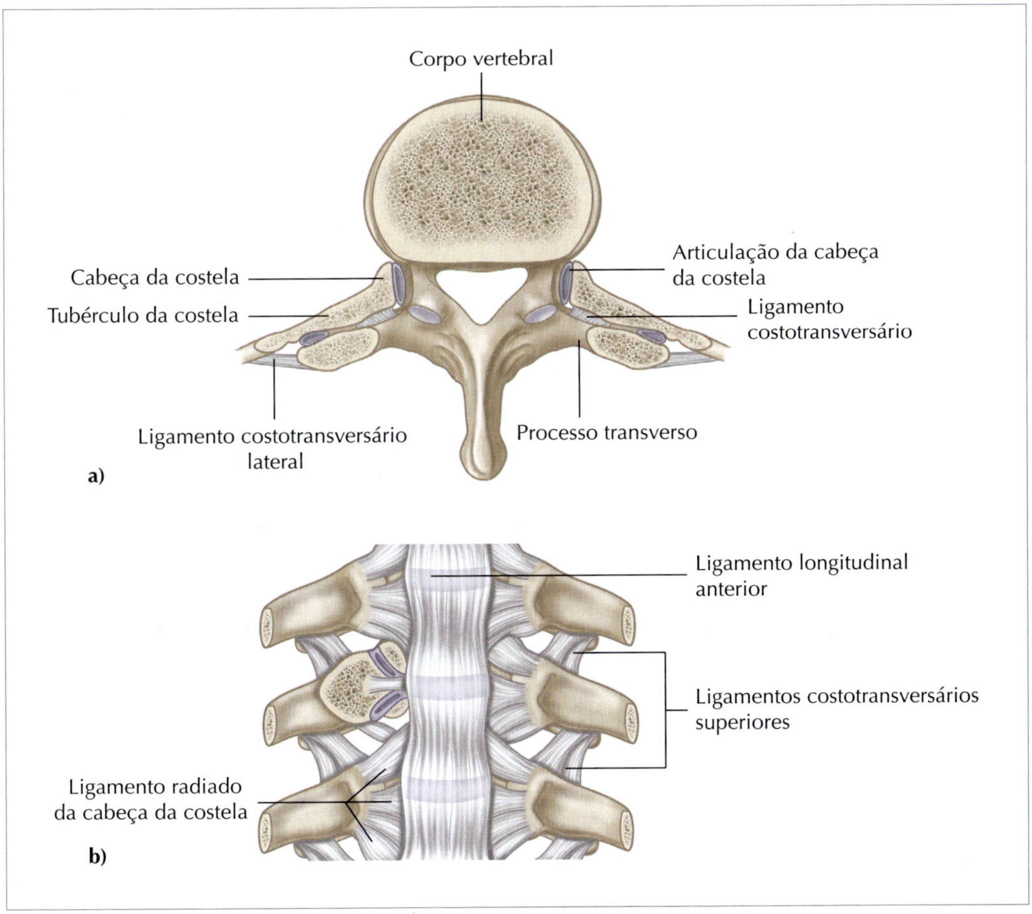

Figura 6.13 (a) Corte transversal através de uma articulação costovertebral típica. (b) Articulação costovertebral (vista anterior).

Articulação

Articulações das cabeças das costelas: As faces articulares superiores e inferiores da cabeça de cada costela típica articulam-se com as faces dos dois corpos vertebrais adjacentes (i.e., a cabeça da costela fica entre dois corpos vertebrais e também contra uma depressão rasa no disco intervertebral).

Articulações costotransversárias: O tubérculo de cada costela típica se articula com o processo transverso da vértebra de baixo das duas às quais sua cabeça está unida (mas ligamentos o prendem aos processos transversos de ambas as vértebras).

Observação: A primeira costela e as duas ou três últimas costelas apresentam conexões vertebrais atípicas, pois suas cabeças têm apenas uma faceta, não duas; portanto se articulam com um corpo vertebral em vez de dois. Os tubérculos das costelas inferiores não formam articulações sinoviais com os processos transversos.

Movimentos

As articulações da cabeça da costela e costotransversária de cada costela formam uma dobradiça, o que faz com que a parte anterior da costela se eleve (com um pouco de "expansão" lateral) durante a inspiração e se abaixe (com um pouco "contração" medial) durante a expiração. Isso efetivamente aumenta e diminui os diâmetros anteroposterior e transverso do tórax a cada inspiração e expiração.

Articulações esternocostais

A cartilagem hialina que é contínua com a extremidade anterior de cada costela é chamada de *cartilagem costal.*

Tipo de articulação

Primeira costela: Cartilaginosa imóvel (sincondrose).
Costelas 2-7: Plana sinovial simples.
Costelas 8-10: Articulações planas sinoviais simples nas articulações intercondrais.

Articulação

Primeira costela: Via cartilagem costal com o corpo do esterno.
Costelas 2-7: Via cartilagens costais com as faces na lateral do corpo do esterno; as cavidades articulares são divididas em duas por um ligamento intra-articular (até que as cavidades desaparecem na terceira idade).
Costelas 8-10: Suas cartilagens costais se unem à cartilagem costal da costela 7.
Costelas 11-12: Não se articulam anteriormente, mas terminam livremente nos músculos do flanco; por isso são chamadas de *costelas flutuantes.*

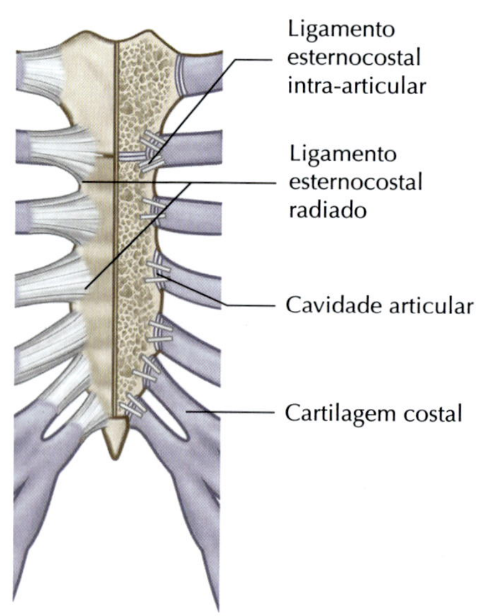

Figura 6.14 Articulação esternocostal (vista anterior).

Movimentos
Possibilita a expansão e a contração da caixa torácica, conforme descrito em "Articulações costovertebrais" (p. 73).

Articulações esternais

Tipo de articulação
Articulação manubrioesternal: Semelhante em aparência a uma articulação de sínfise cartilaginosa (ligeiramente móvel).

Articulação xifosternal: Cartilaginosa imóvel (sincondrose); em geral se ossifica na terceira idade.

Articulação
Articulação manubrioesternal: Entre o manúbrio e o corpo do esterno, adjacente à segunda cartilagem costal.

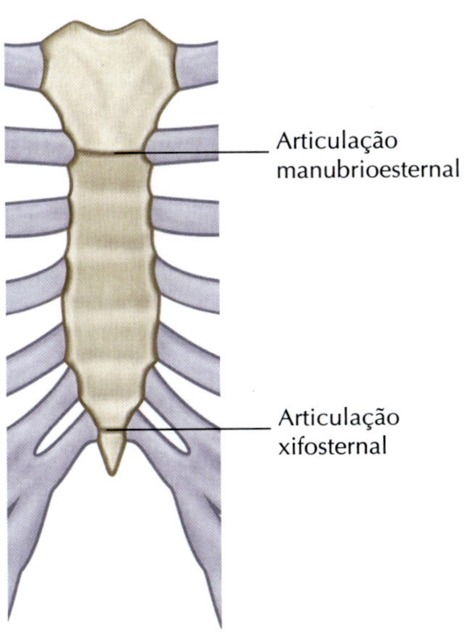

Figura 6.15 Articulações esternais (vista anterior).

Articulação xifosternal: Entre o corpo do esterno e o processo xifoide; esta articulação marca o limite inferior da cavidade torácica.

Articulações do membro superior e do cíngulo do membro superior

Articulação esternoclavicular

Tipo de articulação
Funcionalmente, uma articulação sinovial esferóidea. Contudo, a contrário da maior parte das superfícies articulares, a cartilagem articular é composta por fibrocartilagem e não cartilagem hialina.

Articulação
Entre a extremidade esternal (medial) da clavícula, a incisura clavicular do manúbrio e a cartilagem costal da primeira costela.

Observação: Um disco articular fibrocartilaginoso separa o espaço articular em duas cavidades sinoviais distintas.

Movimentos
Assim como em outras articulações esferóideas, o movimento ocorre em todos os planos, mas o movimento anteroposterior e a rotação são ligeiramente restritos. A articulação está envolvida nos movimentos coletivos do cíngulo do membro superior.

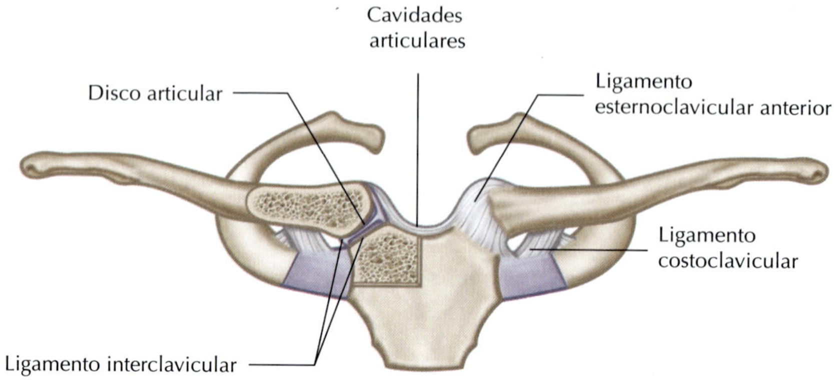

Figura 6.16 Articulação esternoclavicular (vista anterior). *Observação:* O aspecto posterior da articulação tem um ligamento esternoclavicular posterior semelhante, porém mais fraco, ao ligamento esternoclavicular anterior.

Articulação acromioclavicular

Tipo de articulação

Plana sinovial.

Articulação

Entre a extremidade lateral da clavícula e a borda medial do acrômio da escápula.

Observação: Um disco articular fibrocartilaginoso divide parcialmente a cavidade articular, embora às vezes esteja ausente.

Movimentos

A articulação está envolvida nos movimentos coletivos do cíngulo do membro superior, possibilitando que a escápula mude sua posição em relação à clavícula.

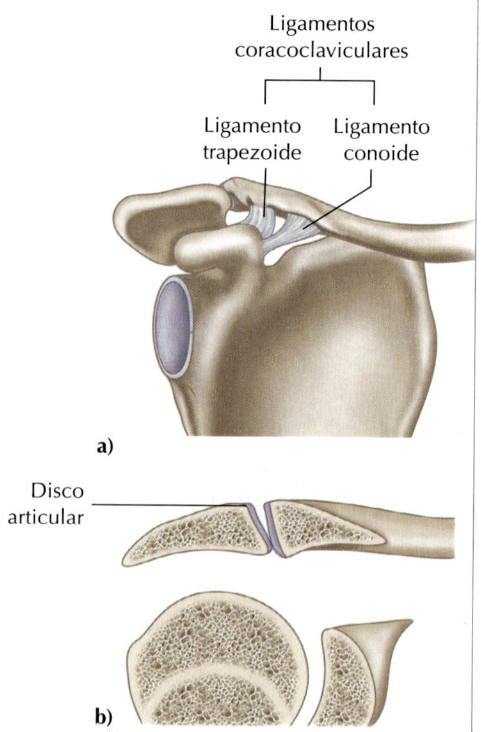

Figura 6.17 Articulação acromioclavicular: (a) vista anterior; (b) vista coronal.

Articulação do ombro (glenoumeral)

Tipo de articulação
Esferóidea sinovial.

Articulação
A cabeça do úmero articula-se com a cavidade glenoidal da escápula, que tem formato de pera. Essa articulação é inerentemente instável, pois a cavidade glenoidal tem apenas um terço da largura da cabeça do úmero, embora seja ligeiramente aprofundada por uma borda de fibrocartilagem chamada *lábio glenoidal* (cuja secção transversa é triangular). A articulação do ombro é a que tem maior liberdade de movimento do corpo, justamente porque a estabilidade foi sacrificada em prol da máxima amplitude de movimento.

Cápsula articular
A cápsula articular estende-se da margem da cavidade glenoidal (incluindo parte do lábio) até o colo anatômico do úmero. Essa cápsula fina é bastante frouxa, possibilitando assim

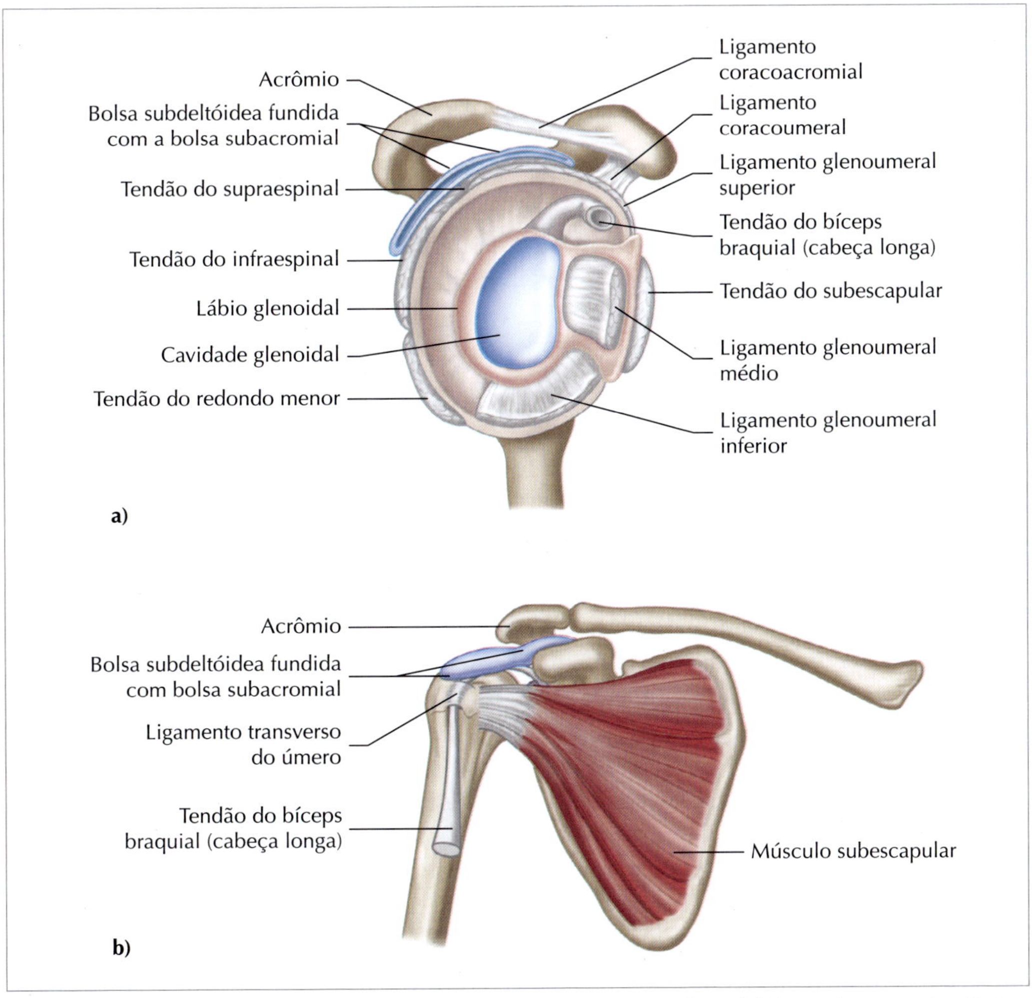

Figura 6.18 Articulação do ombro. (a) Membro superior direito, vista lateral. (b) Membro superior direito, vista anterior (corte).

o máximo movimento da articulação. Quando o braço está na lateral do corpo, a parte inferior da cápsula pende em uma prega frouxa, que se torna progressivamente mais tensa à medida que o braço é abduzido, e ainda mais se o braço continuar em elevação. A cápsula contribui muito pouco para a estabilidade da articulação. Os músculos circundantes, cujas inserções estão intimamente relacionadas com a cápsula, são os principais responsáveis pela estabilidade articular.

Ligamentos

Ligamento transverso do úmero: Abrange o espaço entre os tubérculos umerais; mantém a cabeça longa do músculo bíceps braquial no sulco intertubercular enquanto ela emerge da articulação.

Ligamento glenoumeral: Três faixas ligeiramente espessadas de fibras longitudinais na superfície interna da parte anterior da cápsula; pode estar ausente.

Ligamento coracoumeral: Estende-se do processo coracoide da escápula até a parte superior do colo anatômico do úmero; reforça bastante a cápsula superiormente e um pouco anteriormente.

Ligamento coracoacromial: Completamente desconectado da cápsula articular, este ligamento forma uma plataforma acima da articulação, entre o processo coracoide e o acrômio da escápula.

Existem diversas bolsas associadas à articulação do ombro. A mais importante é a bolsa subacromial, que separa o ligamento coracoacromial do tendão do supraespinal, localizado acima da articulação do ombro.

Tendões estabilizadores

Tendão da cabeça longa do músculo bíceps braquial: Emerge do aspecto superior do lábio glenoidal, adentra e percorre a cavidade articular, procedendo então para o interior da cápsula articular (portanto, é recoberto por uma bainha de membrana sinovial).

Ao sair da cavidade articular, o tendão adentra no sulco intertubercular do úmero. Sua localização fixa a cabeça do úmero firmemente contra a cavidade glenoidal, atuando assim como uma influência estabilizadora durante os movimentos da articulação do ombro.

Tendões do manguito rotador: Quatro tendões do manguito rotador (supraespinal, infraespinal, redondo menor e subescapular) circundam a articulação e se fundem com a cápsula articular. Consequentemente, os músculos ou tendões do manguito rotador são propensos a lesões se a articulação for circunduzida vigorosamente, como ao arremessar uma bola.

Observação: Como, em geral, os reforços da articulação do ombro são mais fracos na parte inferior, o úmero fica mais propenso à luxação para baixo.

Movimentos

Flexão, extensão, abdução, adução, rotação medial e lateral, circundução e elevação por meio da flexão e abdução (ver Cap. 1).

Articulação do cotovelo

Tipo de articulação

Gínglimo sinovial.

Articulação

A superfície superior da cabeça do rádio articula-se com o capítulo do úmero. A incisura troclear da ulna articula-se com a tróclea do úmero (que constitui o mecanismo de "dobradiça" e o principal fator de estabilização).

Cápsula articular

A cápsula articular relativamente frouxa estende-se da fossa coronóidea e da fossa do olécrano do úmero ao processo coronoide e olécrano da ulna e ao ligamento anular do rádio que envolve a cabeça do rádio. A cápsula é fina anterior e posteriormente de modo a possibilitar a flexão e a extensão, mas é reforçada nas laterais por ligamentos colaterais.

Ligamentos

Ligamento colateral ulnar: Três faixas fortes que reforçam o aspecto medial da cápsula.

Ligamento colateral radial: Ligamento triangular forte que reforça o aspecto lateral da cápsula.

Tendões estabilizadores

Os tendões dos músculos bíceps braquial, tríceps braquial e braquial, assim como muitos músculos localizados no antebraço, cruzam a articulação do cotovelo e fornecem segurança extra.

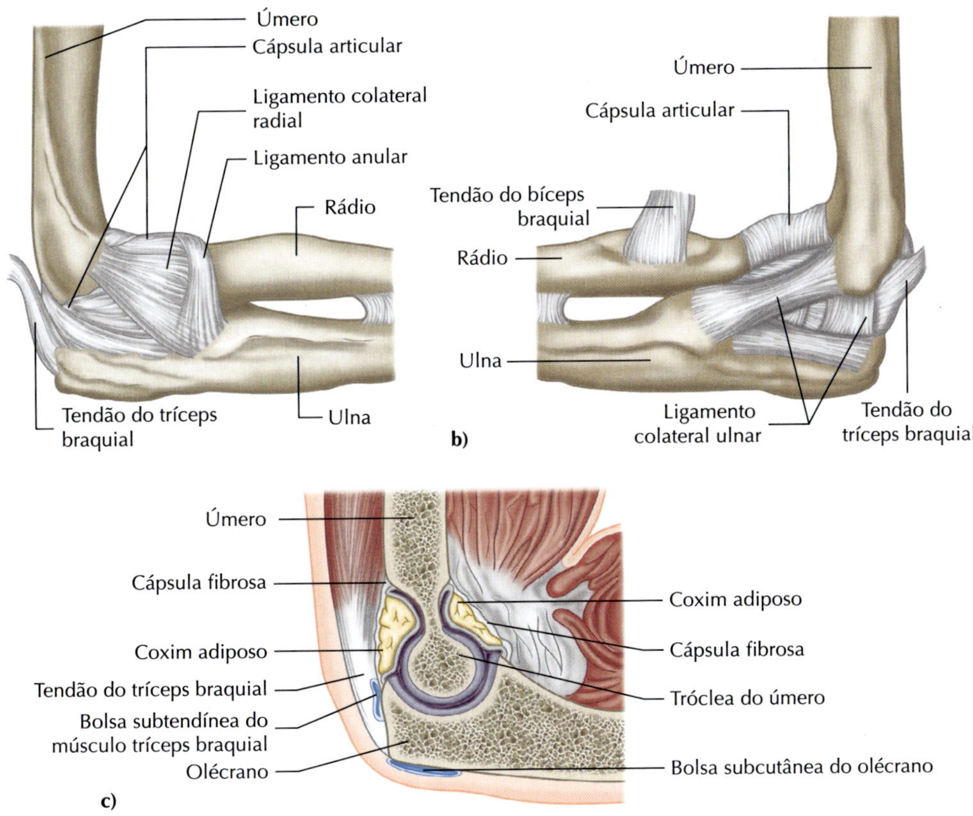

Figura 6.19 Articulação do cotovelo. (a) Membro superior direito, vista lateral. (b) Membro superior direito, vista medial. (c) Membro superior direito, vista sagital média.

Movimentos
Apenas flexão e extensão.

Articulação radioulnar proximal

Tipo de articulação
Trocóidea sinovial.

Articulação
A cabeça em forma de disco do rádio gira dentro de um anel formado pela incisura radial da ulna e pelo ligamento anular do rádio.

Observação: A cavidade sinovial desta articulação é contínua com a da articulação do cotovelo.

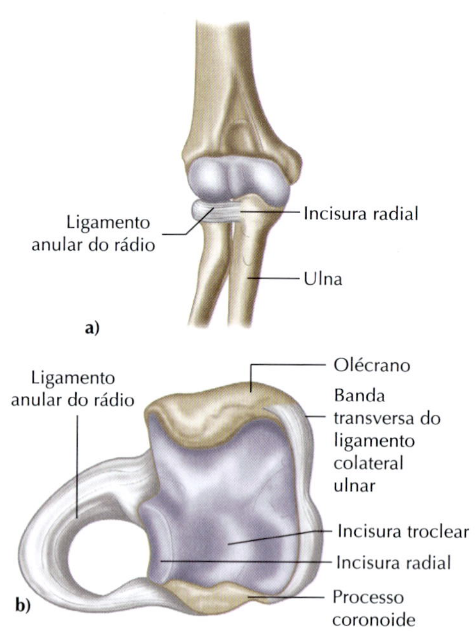

Figura 6.20 Articulação radioulnar proximal (superior). (a) Membro superior esquerdo, vista anterior. (b) Membro superior esquerdo, vista superior.

Movimentos
Pronação e supinação do antebraço.

Articulação radioulnar distal

Tipo de articulação
Trocóidea sinovial.

Articulação
Entre a cabeça da ulna e a incisura ulnar do rádio.

Observação: Um disco articular fibrocartilaginoso une o processo estiloide da ulna e o aspecto medial do rádio distal.

Movimentos
Pronação e supinação do antebraço.

Articulação radioulnar intermediária

Tipo de articulação
Sindesmose.

Articulação
Conecta a borda interóssea do rádio com a borda interóssea da ulna, por meio da membrana interóssea. Além disso, uma fina faixa fibrosa chamada *corda oblíqua* conecta a tuberosidade da ulna à extremidade proximal da diáfise do rádio.

Função
Aumenta a superfície da origem dos músculos profundos do antebraço; ajuda a unir o rádio e a ulna; e transmite à ulna qualquer força que passe da mão para cima ao longo do rádio.

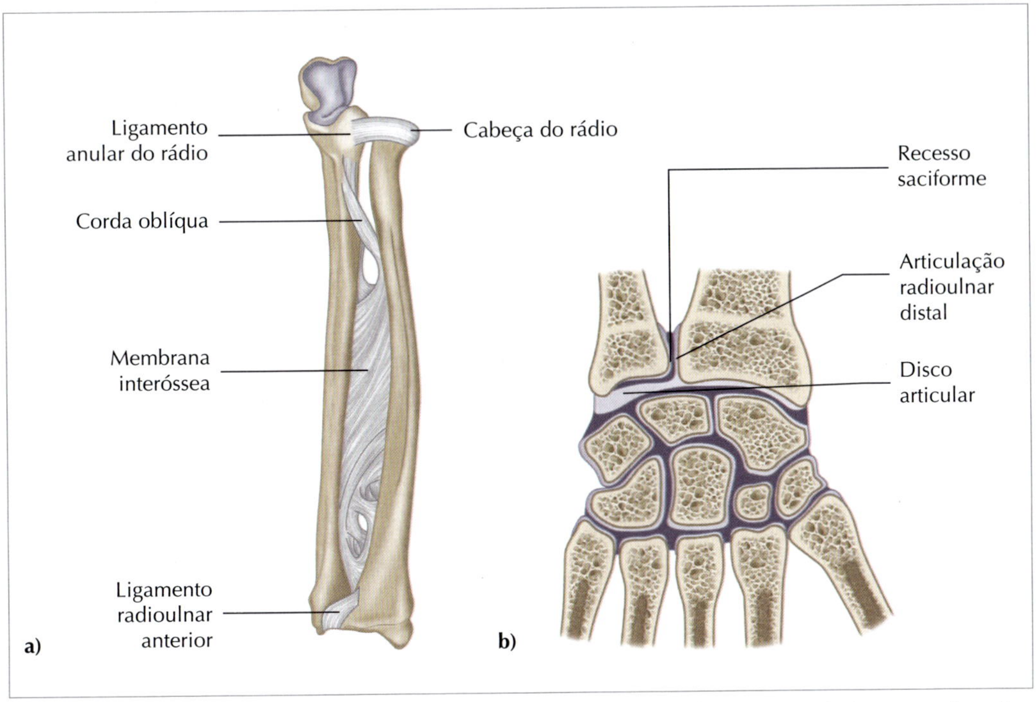

Figura 6.21 Articulações radioulnares distal e intermediária. (a) Membro superior/mão esquerdos, vista anterior. (b) Membro superior/mão esquerdos, vista coronal.

Articulação radiocarpal (articulação do punho)

Tipo de articulação
Elipsóidea sinovial.

Articulação
A superfície distal do rádio e o disco articular (o mesmo disco descrito em "articulação radioulnar distal") articulam-se com a fileira proximal dos ossos carpais, ou seja, o escafoide, o semilunar e o piramidal.

Movimentos
Os movimentos são combinados com os das articulações do carpo: flexão, extensão, adução (desvio ulnar), abdução (desvio radial) e circundução.

Articulações do carpo

Tipo de articulação
Uma série de articulações planas sinoviais.

Articulação
Entre as duas fileiras dos ossos carpais (articulação mediocarpal), entre ossos adjacentes da fileira proximal e entre ossos adjacentes da fileira distal dos ossos carpais.

Movimentos
Os movimentos são combinados com os da articulação radiocarpal: flexão, extensão, adução (desvio ulnar), abdução (desvio radial) e circundução.

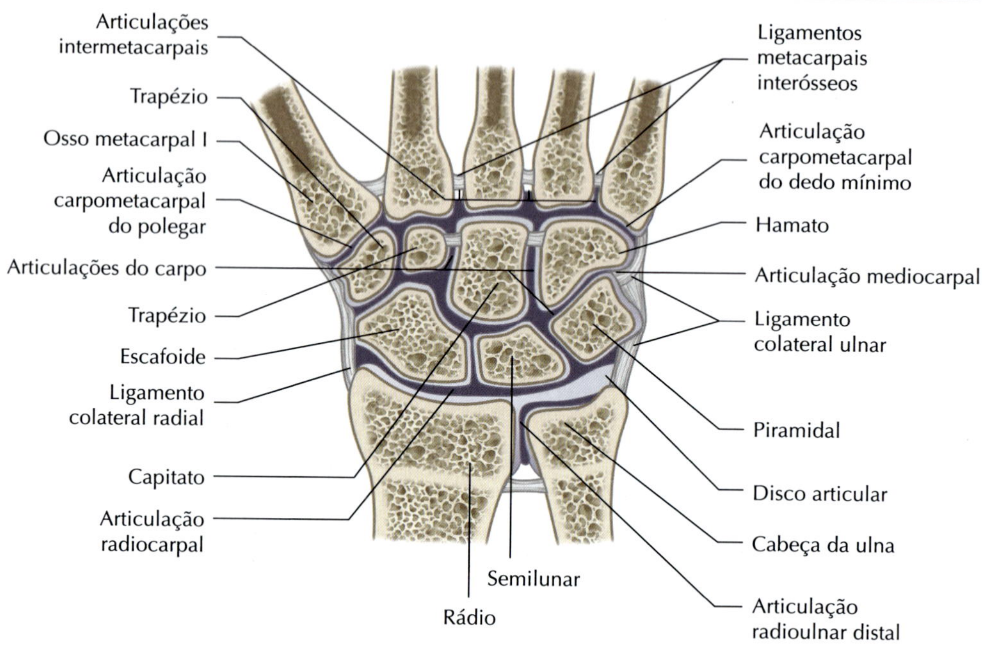

Figura 6.22 Articulações radiocarpal (punho), do carpo, carpometacarpal e intermetacarpal (vista coronal).

Articulação carpometacarpal do polegar

Tipo de articulação
Articulação selar sinovial.

Articulação
Entre o trapézio e a base do primeiro osso metacarpal (do polegar).

Movimentos
Flexão, extensão, abdução e adução. Na amplitude máxima de flexão, o primeiro metacarpal roda medialmente, de modo que a superfície palmar do polegar fica em oposição às pontas dos dedos.

Por outro lado, uma leve rotação lateral ocorre quando o polegar se aproxima da extensão total.

A combinação desses movimentos cria algo próximo de uma circundução do polegar.

Articulações carpometacarpais

Tipo de articulação
Plana sinovial.

Articulação
Entre a fileira distal dos ossos carpais e as bases dos quatro ossos metacarpais mediais da mão.

Movimentos
Pouquíssimo movimento é possível. No entanto, a articulação do metacarpal V com o hamato é uma articulação selar achatada, que possibilita uma leve oposição do dedo mínimo contra a palma da mão.

Articulações intermetacarpais

Tipo de articulação
Plana sinovial.

Articulação
Entre os lados adjacentes das bases dos ossos metacarpais II a V.

Movimentos
Movimento limitado entre metacarpais adjacentes.

Articulações metacarpofalângicas

Tipo de articulação
Elipsóidea sinovial.

Articulação
Entre a cabeça de um metacarpal e a base de uma falange proximal.

Observação: A cápsula é deficiente no aspecto dorsal, onde é substituída por uma expansão do tendão do extensor longo dos dedos.

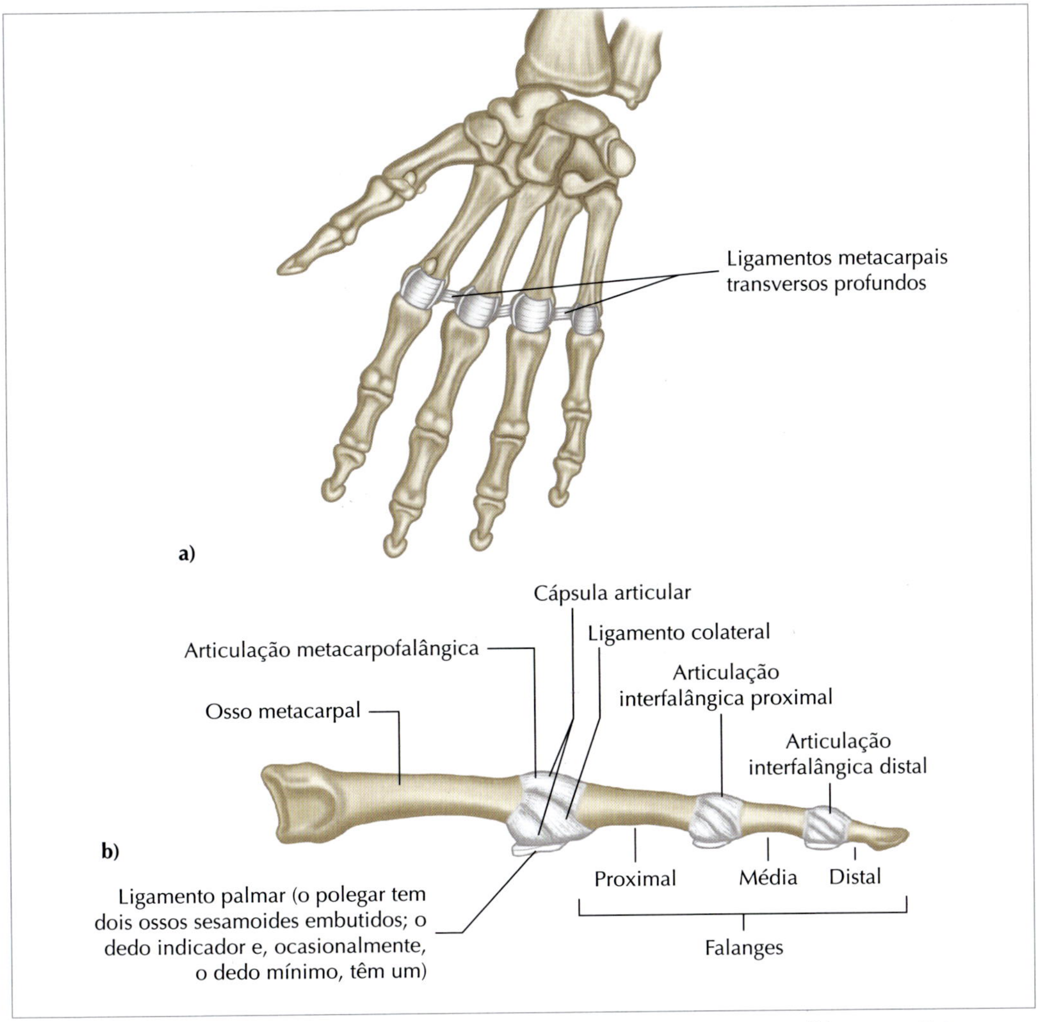

Figura 6.23 Articulações metacarpofalângicas e interfalângicas: (a) vista anterior; (b) vista medial.

Movimentos

Flexão e extensão. Abdução e adução (possível apenas em extensão, mas com muito pouco movimento do polegar). Movimentos combinados podem produzir circundução.

Articulações interfalângicas da mão

Tipo de articulação

Gínglimo sinovial.

Articulação

Entre as falanges proximal e média (articulação interfalângica proximal, abreviada IFP), ou entre as falanges média e distal (articulação interfalângica distal, abreviada IFD).

Movimentos

Flexão e extensão.

Articulações do membro inferior e do cíngulo do membro inferior

Articulações lombossacrais e sacrococcígeas

Tipo de articulação

Ambas as articulações: Sínfise cartilaginosa (ligeiramente móvel).

Articulação

Articulação lombossacral: Entre a quinta vértebra lombar (L5) e o corpo do primeiro segmento sacral (S1); esta articulação apresenta as mesmas características de outras articulações intervertebrais típicas, com a adição do ligamento iliolombar.

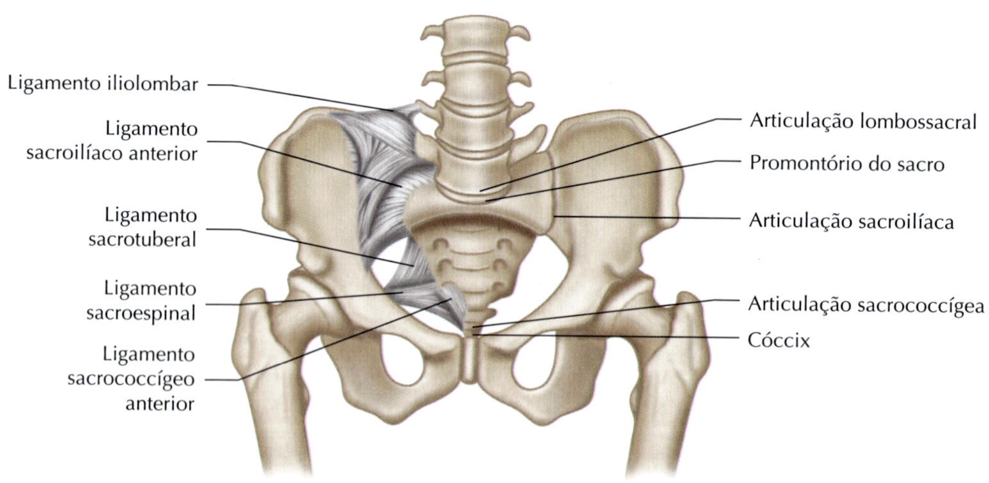

Figura 6.24 Articulações lombossacral, sacroilíaca e sacrococcígea (vista anterior).

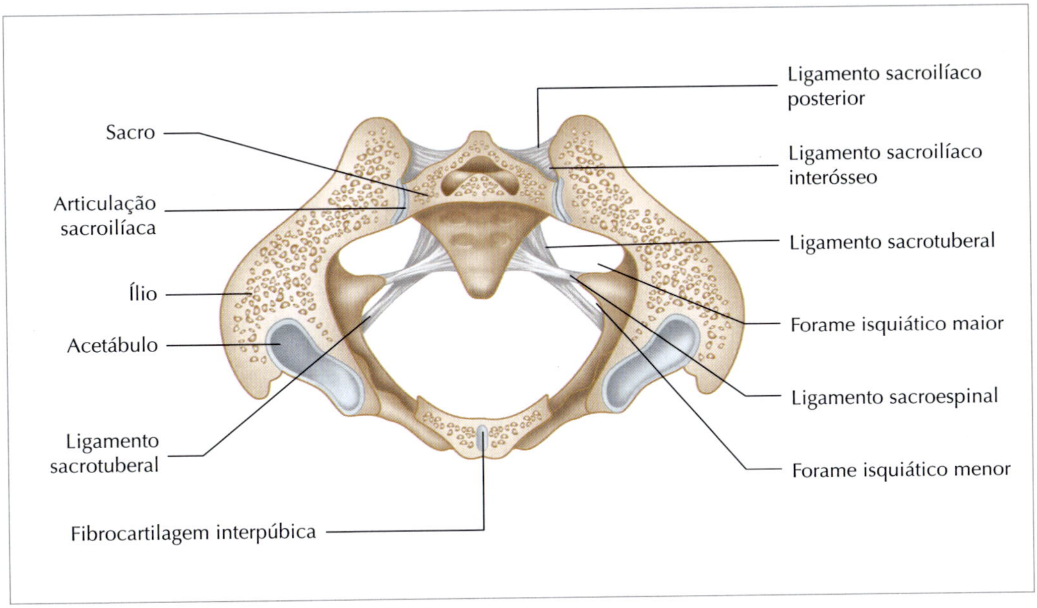

Figura 6.25 Secção transversa da pelve.

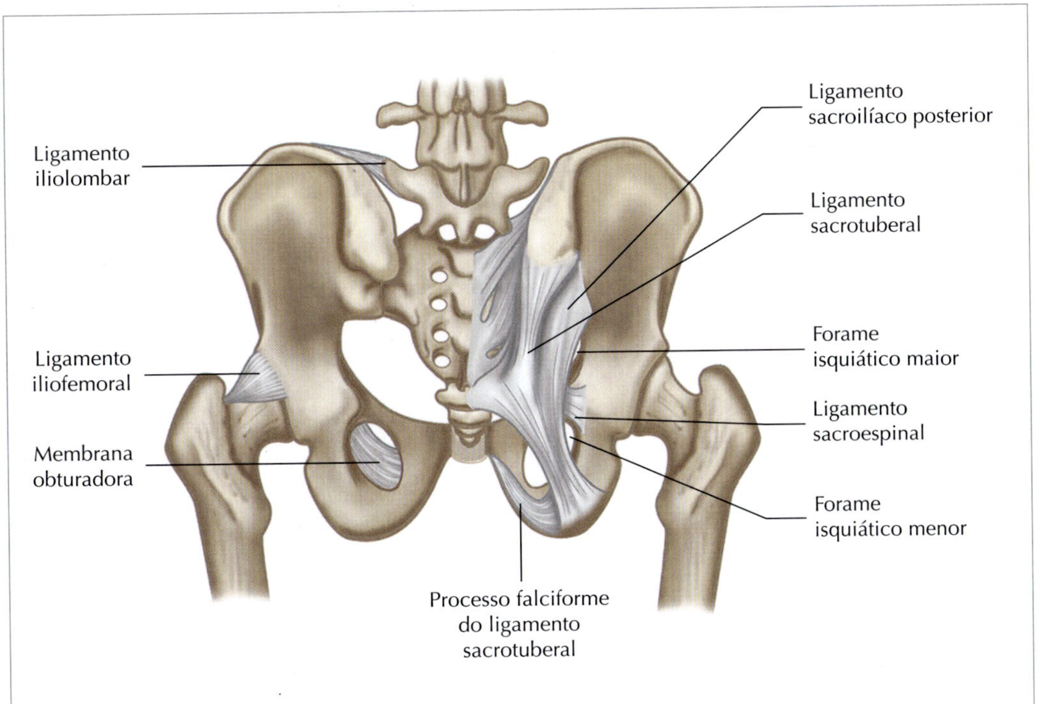

Figura 6.26 Ligamentos pélvicos (vista posterior).

Articulação sacrococcígea: Entre o último segmento sacral e o primeiro segmento coccígeo; é reforçada em todos os lados pelos ligamentos sacrococcígeos.

Observação: Ambas as articulações contêm um disco intervertebral fibrocartilaginoso.

Movimentos
Articulação lombossacral: Contribui para os movimentos coletivos das articulações vertebrais lombares.

Articulação sacrococcígea: Muito pouco movimento funcional; muitas vezes, fica parcial ou totalmente obliterada na terceira idade.

Articulação sacroilíaca

Tipo de articulação
Articulação sinovial com depressões irregulares pronunciadas e tubérculos nas superfícies articulares.

Observação: A superfície articular do sacro é de cartilagem hialina, mas a do ílio em geral é do tipo fibrosa.

Articulação
Entre as superfícies articulares do sacro e do osso ilíaco.

Movimentos
Ocorrem movimentos muito limitados por causa das superfícies articulares irregulares e dos fortes ligamentos sacroilíacos.

Sínfise púbica

Tipo de articulação
Sínfise cartilaginosa (ligeiramente móvel).

Articulação
Articulação da linha média entre os ramos superiores dos ossos púbicos.

Observação: A articulação contém um disco interpúbico fibrocartilaginoso com uma cavidade em forma de fenda, que em mulheres pode se transformar em uma cavidade grande.

Movimentos
Não ocorre movimento significativo além de uma pequena separação dos ossos púbicos em mulheres durante a gestação e o parto.

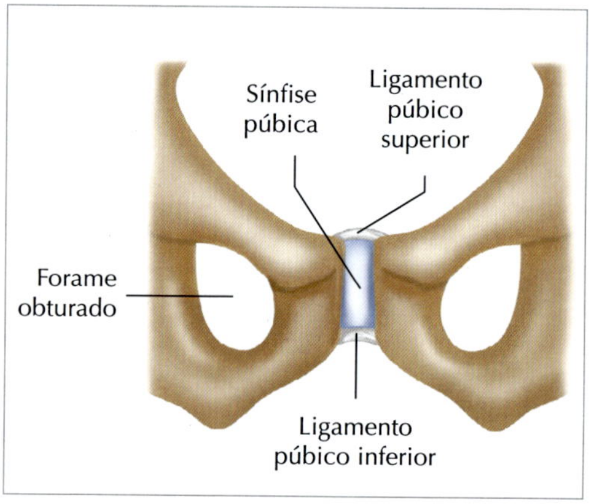

Figura 6.27 Sínfise púbica (vista anterior).

Articulação do quadril

Tipo de articulação
Esferóidea sinovial.

Articulação
A cabeça esférica do fêmur articula-se com o acetábulo em forma de taça do osso do quadril. Uma borda circular de fibrocartilagem (chamada lábio do acetábulo) que se acopla à cabeça do fêmur aumenta a profundidade do acetábulo. Ao contrário da articulação do ombro, a articulação do quadril tem um encaixe firme.

Cápsula articular
A cápsula articular se estende da borda do acetábulo até o colo do fêmur. É muito forte e fica tensionada quando a articulação está

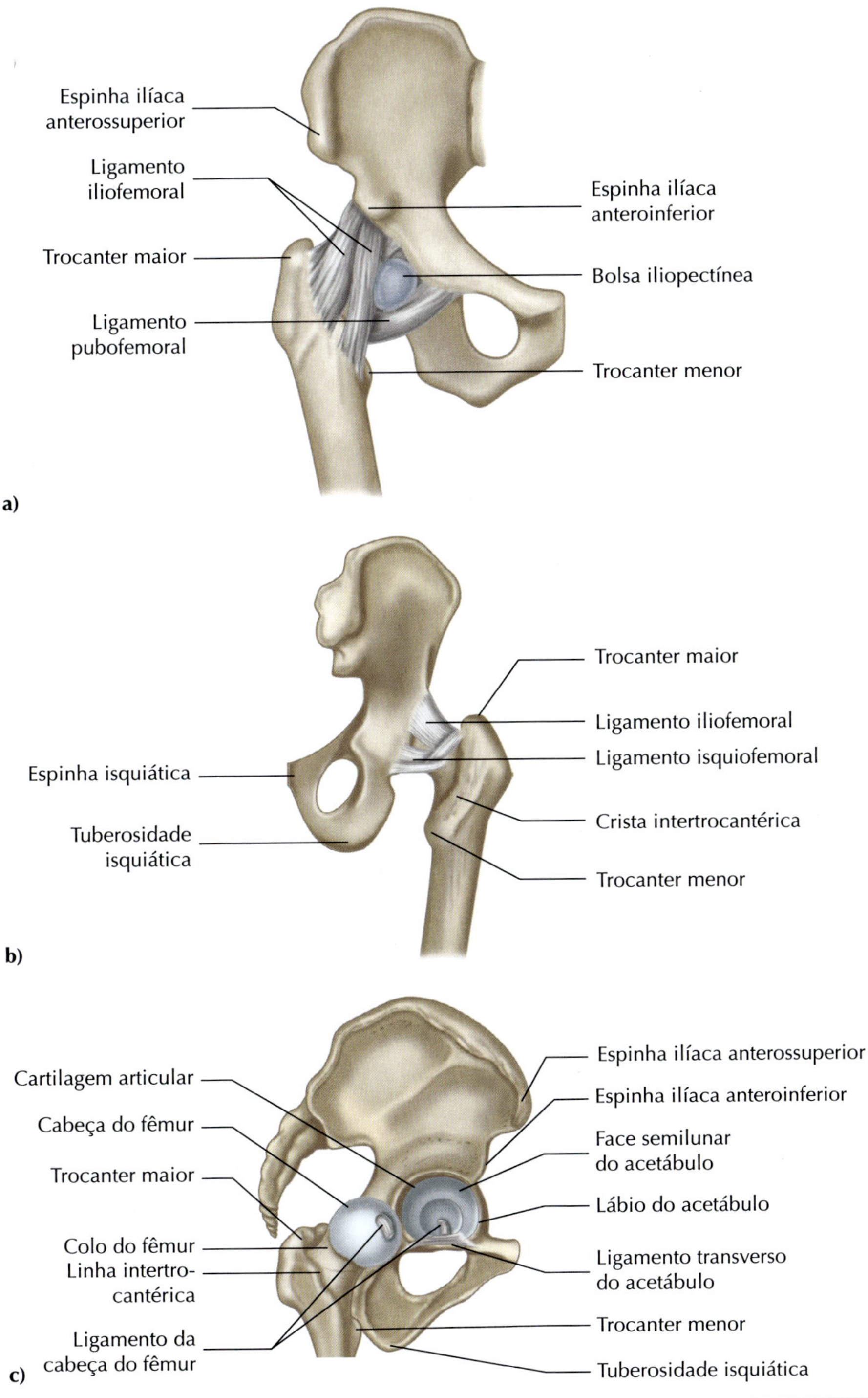

Figura 6.28 Articulação do quadril. (a) Membro inferior direito, vista anterior. (b) Membro inferior direito, vista posterior. (c) Membro inferior direito, vista lateral.

em extensão, o que contrasta com a cápsula fina e frouxa da articulação do ombro.

Ligamentos

Ligamento iliofemoral: Faixa triangular espessa e forte situada anteriormente.

Ligamento pubofemoral: Espessamento triangular do aspecto inferior da cápsula.

Ligamento isquiofemoral: Ligamento espiral situado posteriormente.

Esses três ligamentos estão dispostos de modo que, quando uma pessoa se levanta (i.e., a articulação do quadril passa da flexão para a extensão), a cabeça do fêmur é "parafusada" no acetábulo e mantida firmemente na posição.

Ligamento da cabeça do fêmur: Este ligamento intracapsular plano vai da cabeça do fêmur até a borda inferior do acetábulo. Contém uma artéria que irriga a cabeça do fêmur. O ligamento fica frouxo durante a maior parte dos movimentos do quadril e, portanto, não contribui para a estabilidade da articulação.

Tendões estabilizadores

Esta articulação é inerentemente estável em virtude de sua estrutura e ligamentos. Todos os músculos e tendões circundantes contribuem para sua estabilidade, mas cooperam muito menos em comparação aos músculos da articulação do ombro.

Movimentos

Flexão, extensão, abdução, adução, rotação medial e lateral, circundução (limitada, em comparação à articulação do ombro).

Articulação do joelho

A articulação do joelho é a maior e mais complexa articulação do corpo. Sua cavidade articular contém três articulações: as porções lateral e medial da articulação tibiofemoral e a articulação femoropatelar.

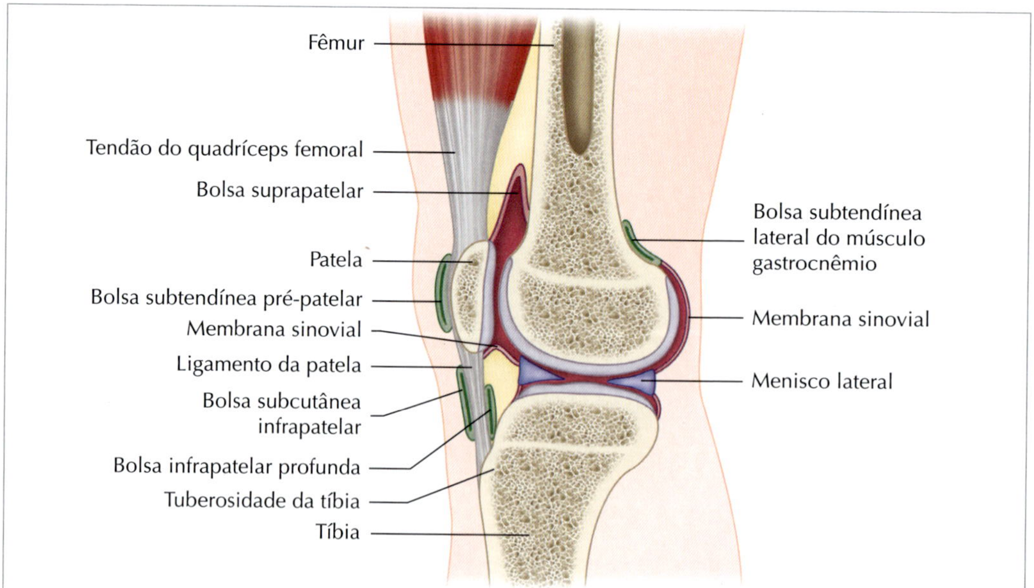

Figura 6.29 Articulação do joelho, membro inferior direito, vista sagital média.

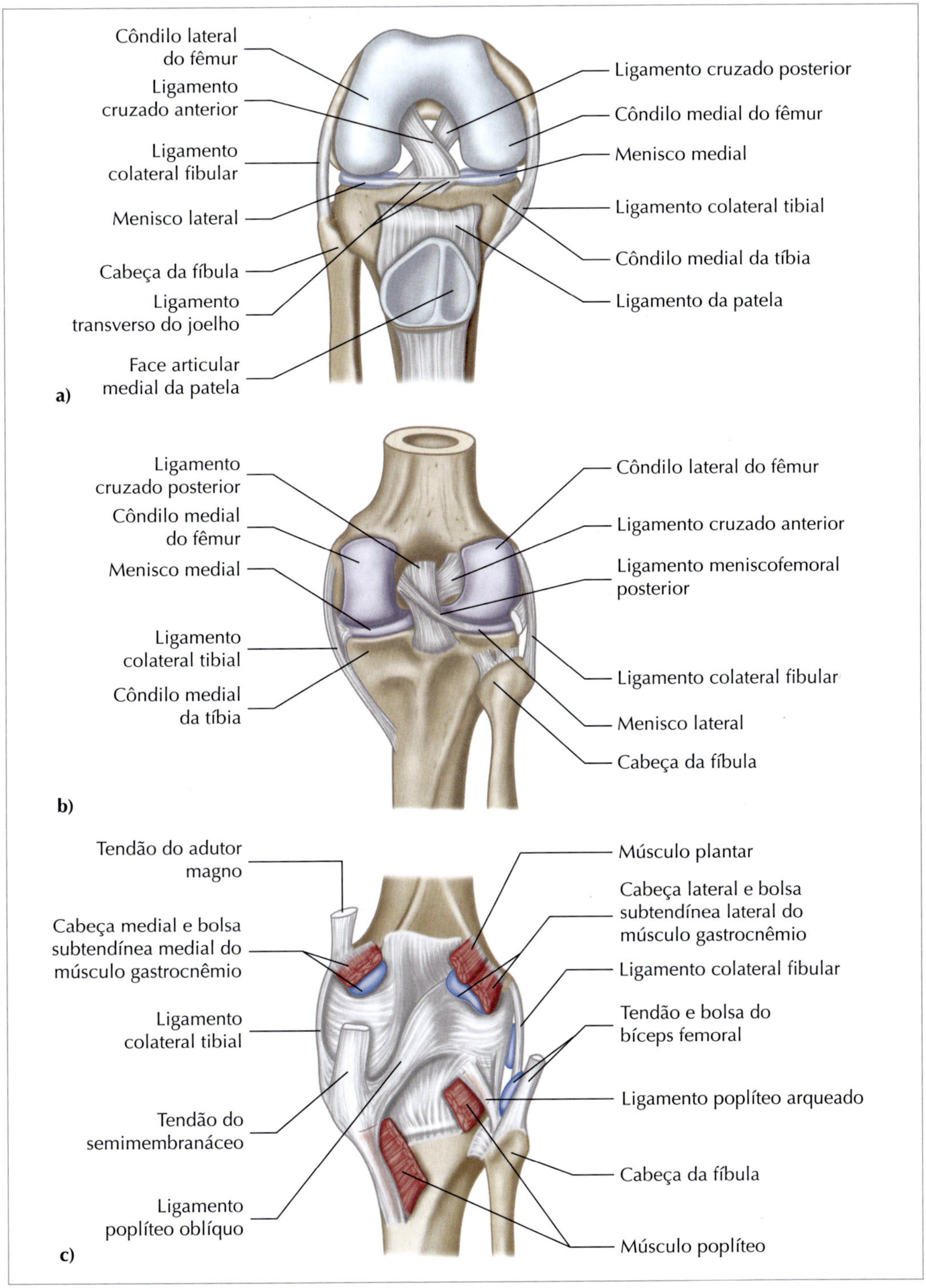

Figura 6.30 Articulação do joelho. (a) Membro inferior direito, vista anterior. (b) Membro inferior direito, vista posterior. c) Membro inferior direito, vista posterior.

Tipo de articulação

Articulação tibiofemoral: Funcionalmente uma articulação sinovial modificada, mas estruturalmente uma articulação elipsóidea.

Articulação femoropatelar: Articulação plana sinovial.

Articulação

Articulação tibiofemoral: Os côndilos do fêmur se articulam com os côndilos da tíbia, mas com dois meniscos em forma de C ou cartilagens semilunares entre as superfícies articulares em oposição.

Articulação femoropatelar: A superfície posterior da patela se articula com a superfície patelar na extremidade inferior do fêmur.

Cápsula articular

O joelho é a única articulação em que a cápsula envolve apenas parcialmente a cavidade articular. Alternativamente, fibras capsulares verdadeiras são integradas a uma bainha ligamentar composta por tendões musculares ou expansões destes, que coletivamente encapsulam a articulação. Há fibras capsulares verdadeiras apenas nas laterais e na parte posterior da articulação.

Ligamentos extracapsulares (extra-articulares)

Ligamento colateral tibial: Faixa larga e plana que se insere no epicôndilo medial do fêmur, deslocando-se para baixo e para a frente até o côndilo medial da tíbia; algumas fibras se fundem com o menisco medial.

Ligamento colateral fibular: Ligamento redondo, em forma de cordão, totalmente destacado da parte lateral fina da cápsula; estende-se do epicôndilo lateral do fêmur para baixo e para trás, até a cabeça da fíbula.

Ligamento poplíteo oblíquo: Expansão do tendão do músculo semimembranáceo, que se projeta para cima e lateralmente sobre a parte posterior da articulação.

Ligamento poplíteo arqueado: Estende-se da cabeça da fíbula para cima e medialmente, espalhando-se sobre a parte posterior da cápsula e sobre o côndilo lateral do fêmur, reforçando assim a parte posterior da articulação.

Ligamentos intracapsulares (intra-articulares) e meniscos

Ligamento cruzado anterior: Estende-se obliquamente para cima, para o lado e para trás a partir da área intercondilar anterior da tíbia até a superfície medial do côndilo lateral do fêmur; impede o deslocamento posterior do fêmur sobre a tíbia e também ajuda a controlar a hiperextensão do joelho.

Ligamento cruzado posterior: Estende-se para cima, medialmente e para a frente a partir da área intercondilar posterior da tíbia até o aspecto lateral do côndilo femoral medial. O ligamento, portanto, situa-se medialmente ao, mais fraco, ligamento cruzado anterior; ele impede o deslocamento anterior do fêmur sobre a tíbia.

Os ligamentos cruzados encontram-se dentro da cápsula articular, mas fora da cavidade articular. A membrana sinovial reveste a maior parte de suas superfícies.

Meniscos: Duas cunhas fibrosas em forma de meia-lua entre os côndilos femoral e tibial. Eles ajudam a compensar a incongruência das superfícies articulares e também a absorver o impacto transmitido à articulação do joelho. Os meniscos são fixados apenas em suas margens externas e são propensos a rupturas. O menisco medial também está fixado ao ligamento colateral tibial e, portanto, está muito mais firmemente ancorado do que o menisco lateral, que não está fixado ao ligamento colateral fibular.

Ligamentos coronários medial e lateral: Fibras capsulares que fixam os meniscos aos côndilos tibiais.

Ligamento transverso do joelho: Faixa fibrosa que une as partes anteriores dos meniscos.

Tendões estabilizadores

Ligamento da patela: Ligamento forte que, na verdade, é a parte distal do tendão do quadríceps femoral. O ligamento vai da patela (que está inserida no tendão como um osso sesamoide – ver p. 49) até a tuberosidade da tíbia. Também conhecido como tendão patelar.

Outras faixas mais finas, chamadas *retináculo medial da patela* e *retináculo lateral da patela*, passam pelas laterais da patela para se inserirem à parte frontal de cada côndilo tibial, em realidade substituindo a cápsula anteriormente.

Tendão do músculo semimembranáceo: Ajuda a reforçar a parte posterior da articulação do joelho.

Os músculos que circundam a articulação do joelho são particularmente cruciais como estabilizadores da articulação.

Movimentos

Flexão, extensão. Pode ocorrer um pouco de rotação quando o joelho é flexionado. Além disso, como resultado do tensionamento de vários ligamentos (especialmente os cruzados) e tendões, ocorre uma leve rotação medial do fêmur sobre a tíbia fixa à medida que o joelho se estende até a extensão completa. (Quando tanto o fêmur como a tíbia não estão fixos – como durante um chute –, a tíbia roda lateralmente no final da extensão e medialmente no início da flexão.)

Observação: O músculo poplíteo "desbloqueia" a articulação do joelho estendida antes da flexão, possibilitando que a flexão ocorra.

Articulação tibiofibular proximal

Tipo de articulação

Plana sinovial.

Articulação

Entre a face articular da cabeça da fíbula e a face articular fibular no côndilo lateral da tíbia.

Movimentos

O movimento é restrito e ocorre passivamente em associação aos movimentos da articulação do tornozelo.

Articulação tibiofibular distal

Tipo de articulação

Sindesmose.

Articulação

Entre as superfícies ásperas, triangulares e opostas nas extremidades distais da tíbia e da fíbula.

Movimentos

O movimento é pequeno e ocorre passivamente em associação aos movimentos da articulação do tornozelo.

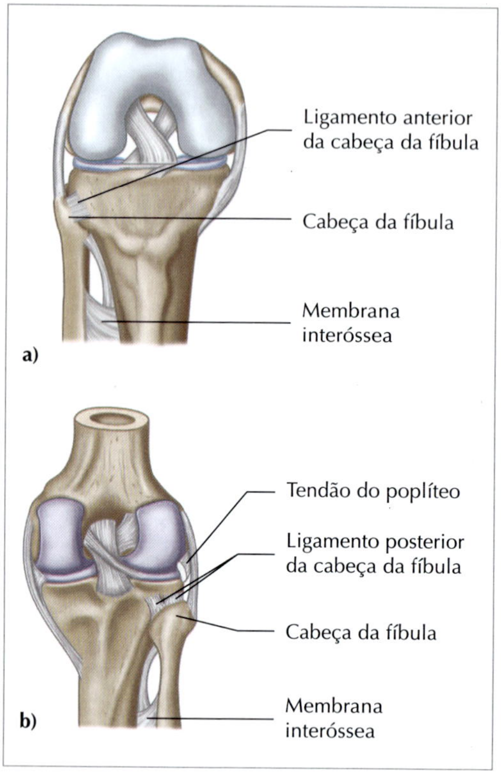

Figura 6.31 Articulação tibiofibular proximal, membro inferior direito: (a) vista anterior; (b) vista posterior.

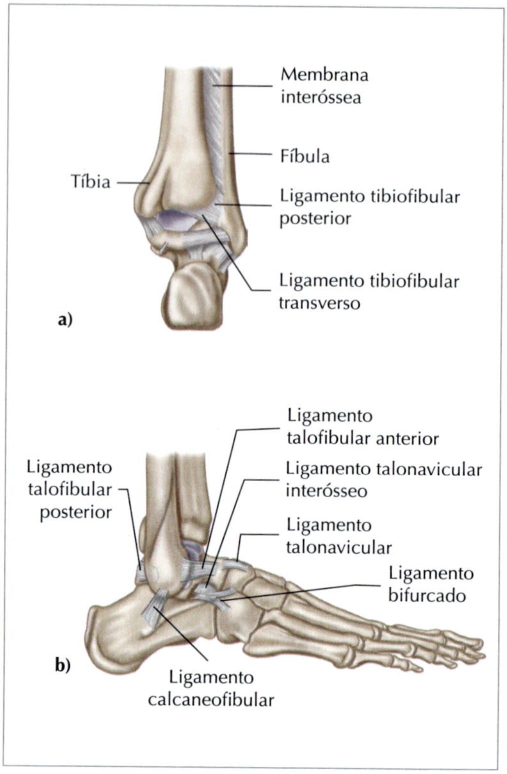

Figura 6.32 Articulação tibiofibular distal, membro inferior direito: (a) vista posterior; (b) vista lateral.

Articulação do tornozelo

Tipo de articulação
Gínglimo sinovial.

Articulação
Entre a tíbia distal, o maléolo medial da tíbia, o maléolo lateral da fíbula e o tálus. Assim, as extremidades inferiores da tíbia e da fíbula fornecem um encaixe para o tálus.

Movimentos
Dorsiflexão e flexão plantar.

Arcos do pé

Os ossos do pé se organizam em três arcos distintos: o longitudinal lateral, o longitudinal medial e o transverso. Seu formato possibilita que atuem como uma mola, suportando o peso do corpo e absorvendo o impacto produzido pelo movimento. A flexibilidade desses arcos facilita funções como caminhar e correr.

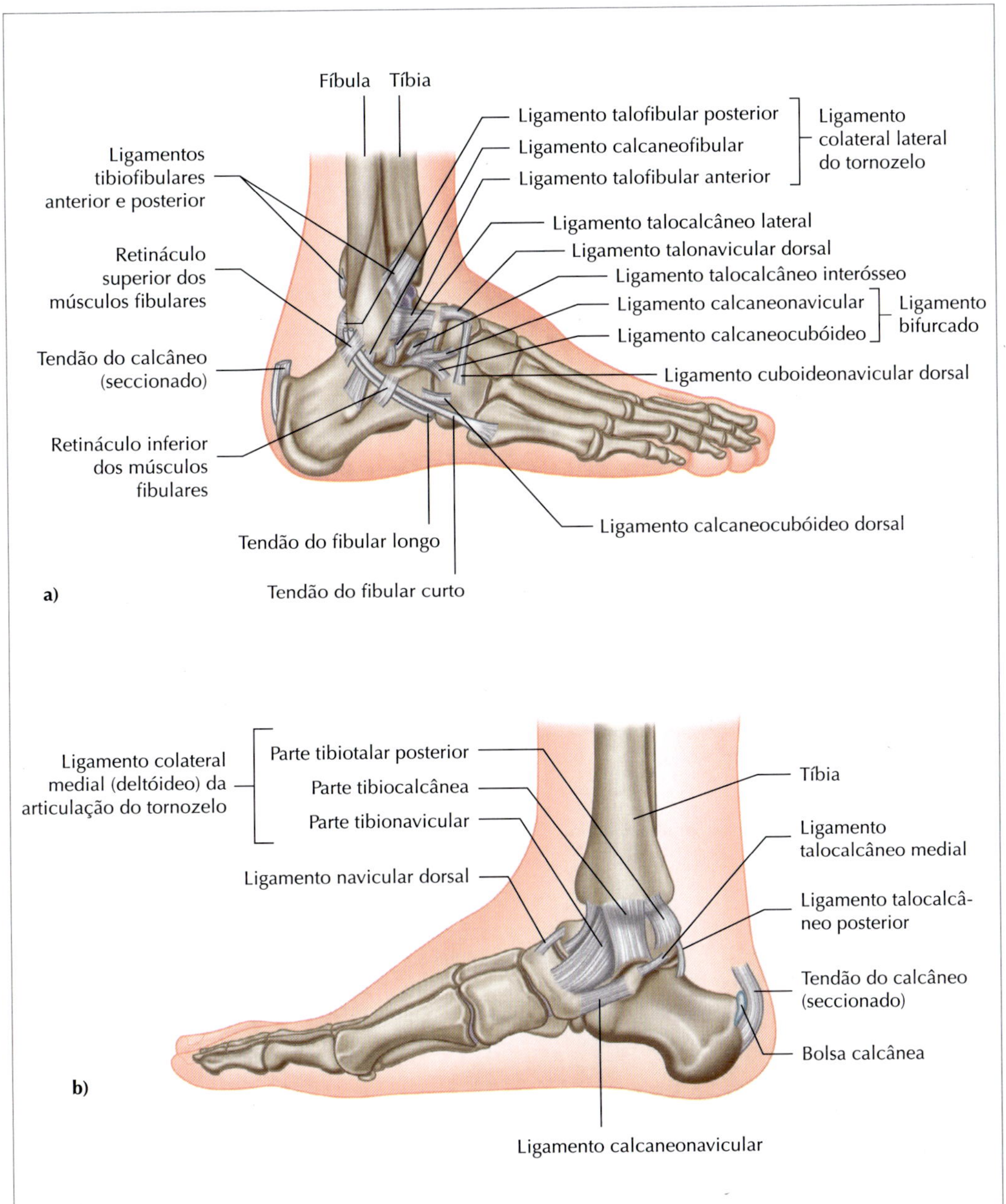

Figura 6.33 Articulação do tornozelo. (a) Pé direito, vista lateral. (b) Pé direito, vista medial.

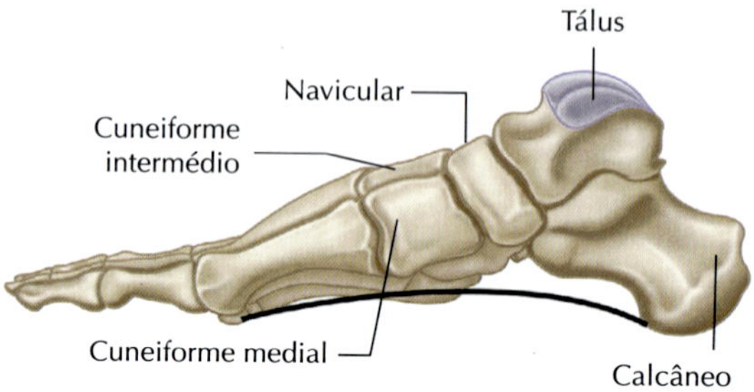

a) **Arco longitudinal medial**

Fatores de suporte
Tendão do tibial anterior
Tendão do tibial posterior
Tendão do flexor longo do hálux
Ligamento calcaneonavicular
Ligamento plantar curto
Ligamento plantar longo
Fibular longo
Fáscia plantar

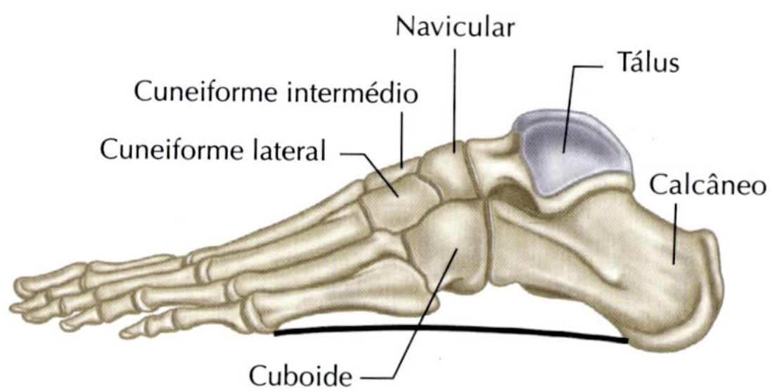

b) **Arco longitudinal lateral**

Fatores de suporte
Tendão do fibular curto
Tendão do fibular longo
Ligamento plantar longo
Ligamento plantar curto
Fáscia plantar

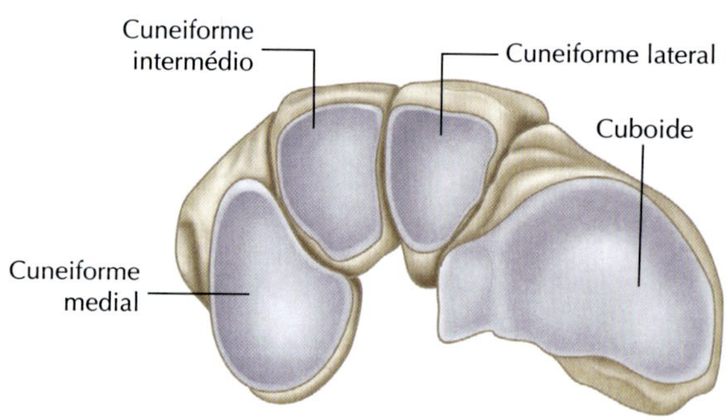

c) **Arco transverso**

Fatores de suporte
Formato dos ossos
Cuneiformes (em forma de cunha, incluindo navicular)
Fibular longo

Figura 6.34 Arcos do pé: (a) arco longitudinal medial; (b) arco longitudinal lateral; (c) arco transverso.

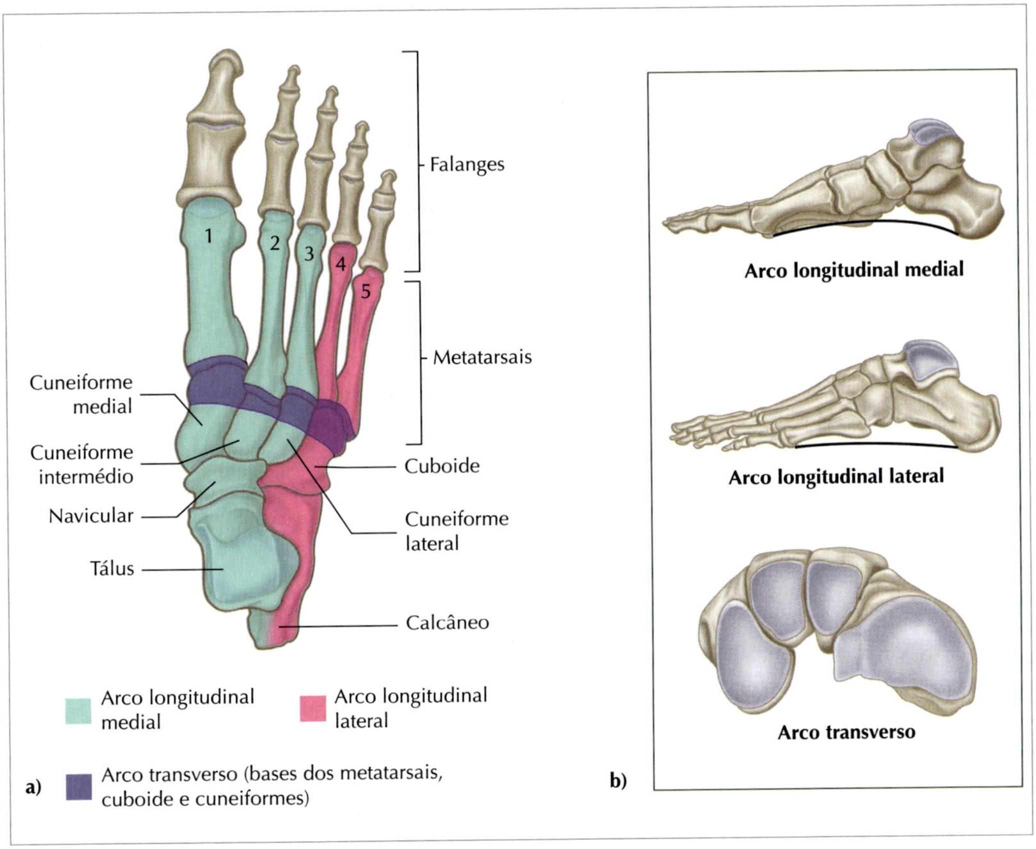

Figura 6.35 Interpretação esquemática dos ossos dos arcos do pé.

O **arco longitudinal medial** é composto pelo tálus, calcâneo, navicular, três cuneiformes e metatarsais I, II e III. Este arco suporta a maior parte do peso do corpo. O pé cavo é uma condição do pé caracterizada por um arco longitudinal medial anormalmente elevado e, em razão desse arco mais alto, há uma capacidade reduzida de absorção de impactos durante a marcha, com um maior grau de estresse sobre a planta do pé e o calcanhar.

O **arco longitudinal lateral** é composto por quatro ossos: o calcâneo, o cuboide e os metatarsais IV e V. O pé plano (pé chato) é uma condição comum do pé em que os arcos longitudinais estão ausentes.

O **arco transverso** está localizado no plano coronal e compreende os três cuneiformes, o cuboide e as bases dos metatarsais.

Articulações entre os ossos tarsais

Tipo de articulação

Conjunto complexo de articulações planas sinoviais.

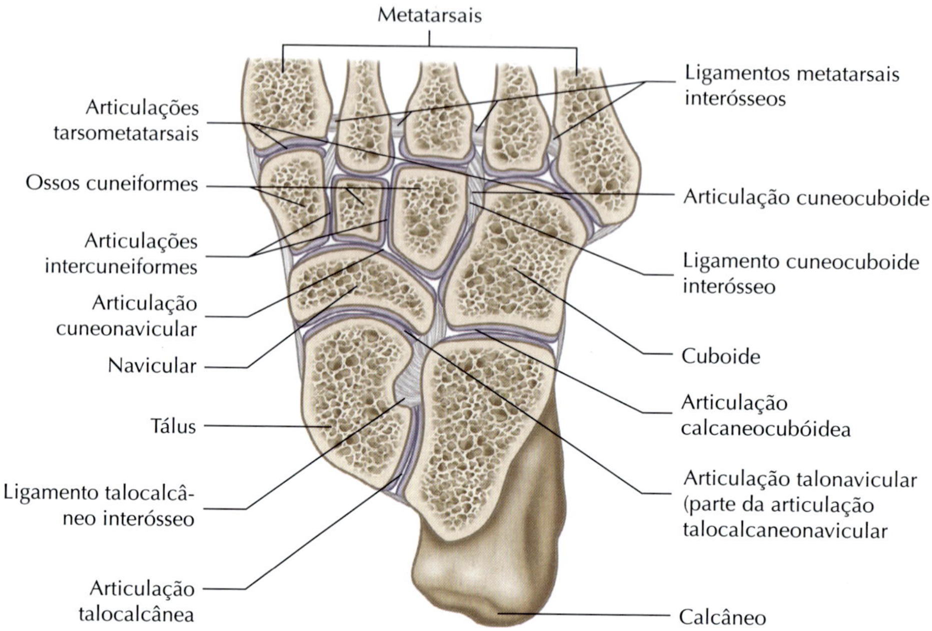

Figura 6.36 Articulações entre os ossos tarsais (secção horizontal do pé direito).

Articulação

Articulação talocalcânea: Entre a superfície inferior do tálus e a superfície superior do calcâneo.

Articulação talocalcaneonavicular: Entre o tálus, o calcâneo e o navicular.

Articulação calcaneocubóidea: Entre o calcâneo e o cuboide.

Articulação transversa do tarso: Termo usado para descrever o plano transverso que se estende em toda a largura do tarso, compreendendo a articulação talocalcaneonavicular e a articulação calcaneocubóidea.

Articulação cuneonavicular: Entre o cuneiforme e o navicular.

Articulações intercuneiformes: Entre os três ossos cuneiformes.

Articulação cuneocubóidea: Entre o cuneiforme lateral e o cuboide.

Movimentos

Tarso: Inversão e eversão do pé.

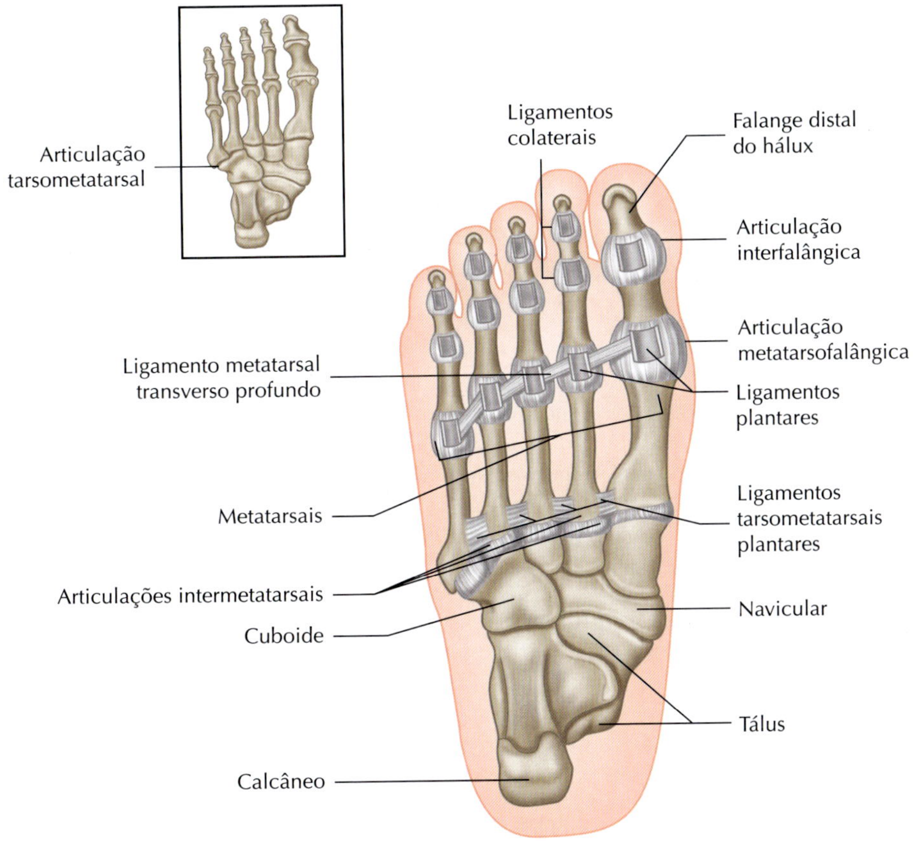

Figura 6.37 Articulações tarsometatarsais, intermetatarsais, interfalângicas e metatarsofalângicas (vista plantar).

Articulações tarsometatarsais e intermetatarsais

Tipo de articulação

Plana sinovial.

Articulação

Articulações tarsometatarsais: Entre a fileira distal (anterior) de ossos tarsais (o cuboide e os três cuneiformes) e as bases dos ossos metatarsais.

Articulações intermetatarsais: Entre as facetas nos aspectos adjacentes das bases de todos os ossos metatarsais laterais.

Movimentos

Pequenos movimentos de deslizamento dos metatarsais, limitados pelos ligamentos e pelo entrelaçamento dos ossos, contribuem ligeiramente para a inversão e eversão do pé.

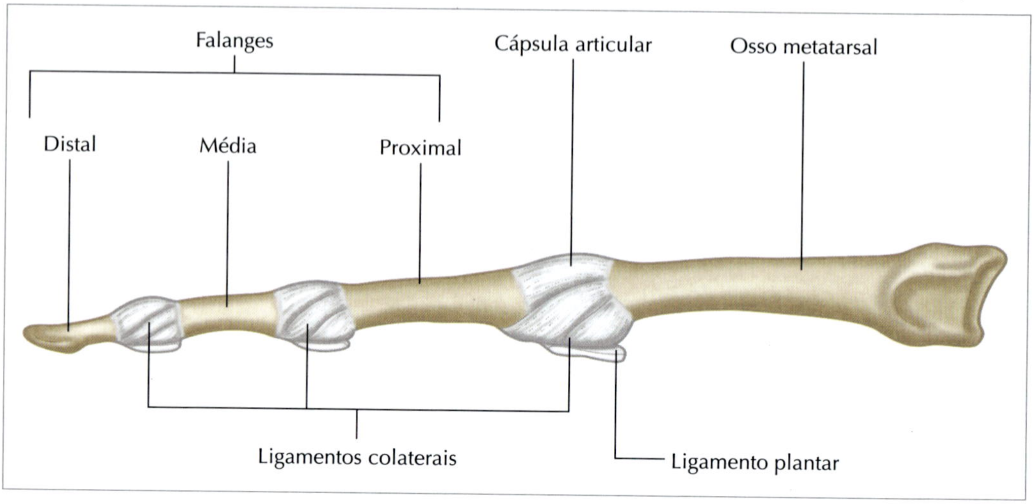

Figura 6.38 Articulações metatarsofalângicas e interfalângicas (vista lateral).

Articulações metatarsofalângicas

Tipo de articulação
Elipsóidea sinovial.

Articulação
Entre a cabeça de um metatarsal e a base de uma falange proximal.

Observação: A cápsula é deficiente no aspecto dorsal, onde é substituída por uma expansão do tendão extensor.

Movimentos
Flexão e extensão. Abdução e adução. Movimentos combinados podem produzir circundução passiva.

Observação: Na flexão, os dedos dos pés são unidos; na extensão, eles tendem a se afastar e inclinar-se um pouco lateralmente. Os movimentos são menos pronunciados do que nas articulações correspondentes da mão.

Articulações interfalângicas

Tipo de articulação
Gínglimo sinovial.

Articulação
Entre as falanges proximal e média (articulação interfalângica proximal, abreviada IFP) ou entre as falanges média e distal (articulação interfalângica distal, abreviada IFD).

Movimentos
Flexão e extensão.

CAPÍTULO 7

Sistema nervoso periférico

O *sistema nervoso periférico (SNP)* compreende todas as estruturas neurais fora do encéfalo e da medula espinal, que constituem o sistema nervoso central (SNC), Figura 7.1. O SNP tem dois componentes principais: o *sistema nervoso somático* e o *sistema nervoso autônomo*; este último lida com o controle involuntário do músculo liso e das glândulas. Como este livro trata dos músculos esqueléticos, apenas o sistema nervoso somático é relevante.

O SNP é composto por 12 pares de nervos cranianos e 31 pares de nervos espinais, juntamente com seus ramos subsequentes. Os

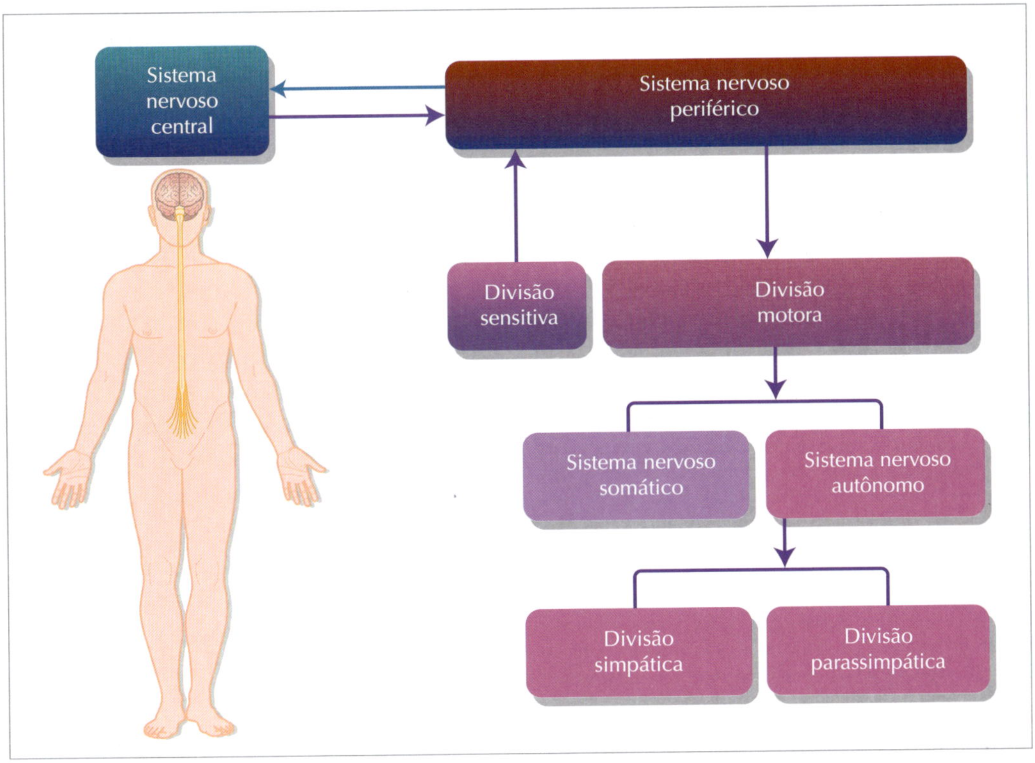

Figura 7.1 Sistema nervoso periférico (SNP).

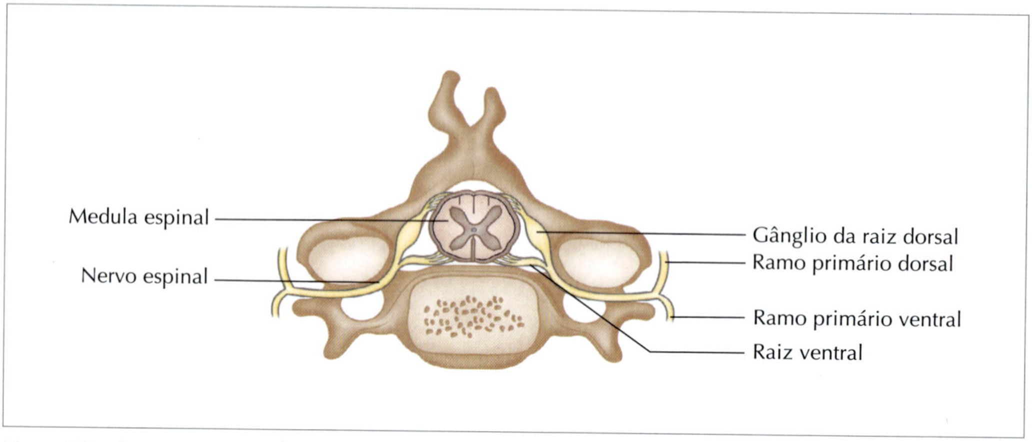

Figura 7.2 Segmento espinal, mostrando as raízes nervosas se combinando para formar um nervo espinal, que então se divide em ramos ventral e dorsal.

nervos espinais são numerados de acordo com o nível medular de onde se originam, conhecido como *segmento espinal* (Fig. 7.2).

Nas páginas 163 a 180, lista-se o suprimento nervoso periférico relevante para cada músculo, pois essas informações podem ser úteis para profissionais de saúde. No entanto, o segmento espinal* de onde as fibras nervosas se originam frequentemente varia entre as diferentes fontes. Isso ocorre porque os nervos espinais são organizados em redes conhecidas como plexos (plexo = rede de nervos; do latim *plectere* = "trançar"), que inervam diferentes regiões do corpo, e fibras nervosas de diferentes segmentos espinais contribuirão para o nervo específico que inerva um determinado músculo.

Além disso, para cada músculo das tabelas, indicam-se os níveis espinais que normalmente contribuem para o nervo em questão. Os segmentos espinais relevantes são representados por C para cervical, T para torácico, L para lombar e S para sacral, seguidos por um número que representa o nível.

Nervos cranianos

Os nervos cranianos são considerados parte do SNP (Fig. 7.3). São 12 pares, 10 dos quais se originam no tronco encefálico e 2 no interior do encéfalo. Eles são nomeados de acordo com sua distribuição ou função e numerados de acordo com sua origem no encéfalo (ordenados de anterior para posterior).

A maior parte dos nervos cranianos contém fibras motoras e sensitivas, sendo, portanto, nervos mistos. Apenas três são puramente sensitivos: os nervos olfatório, óptico e vestibulococlear.

* O segmento espinal é a parte da medula espinal que dá origem a cada par de nervos espinais, um para cada lado do corpo. Cada nervo espinal contém fibras sensitivas e motoras das raízes dorsal e ventral, respectivamente. Logo depois de o nervo espinal emergir pelo forame ou abertura entre as vértebras adjacentes, ele se divide em um ramo primário dorsal, que se dirige posteriormente, e um ramo primário ventral, que se dirige anterior e lateralmente. Fibras dos ramos dorsais inervam a pele e os músculos extensores do pescoço e do tronco. Os ramos ventrais inervam os membros, bem como as laterais e a parte frontal do tronco.

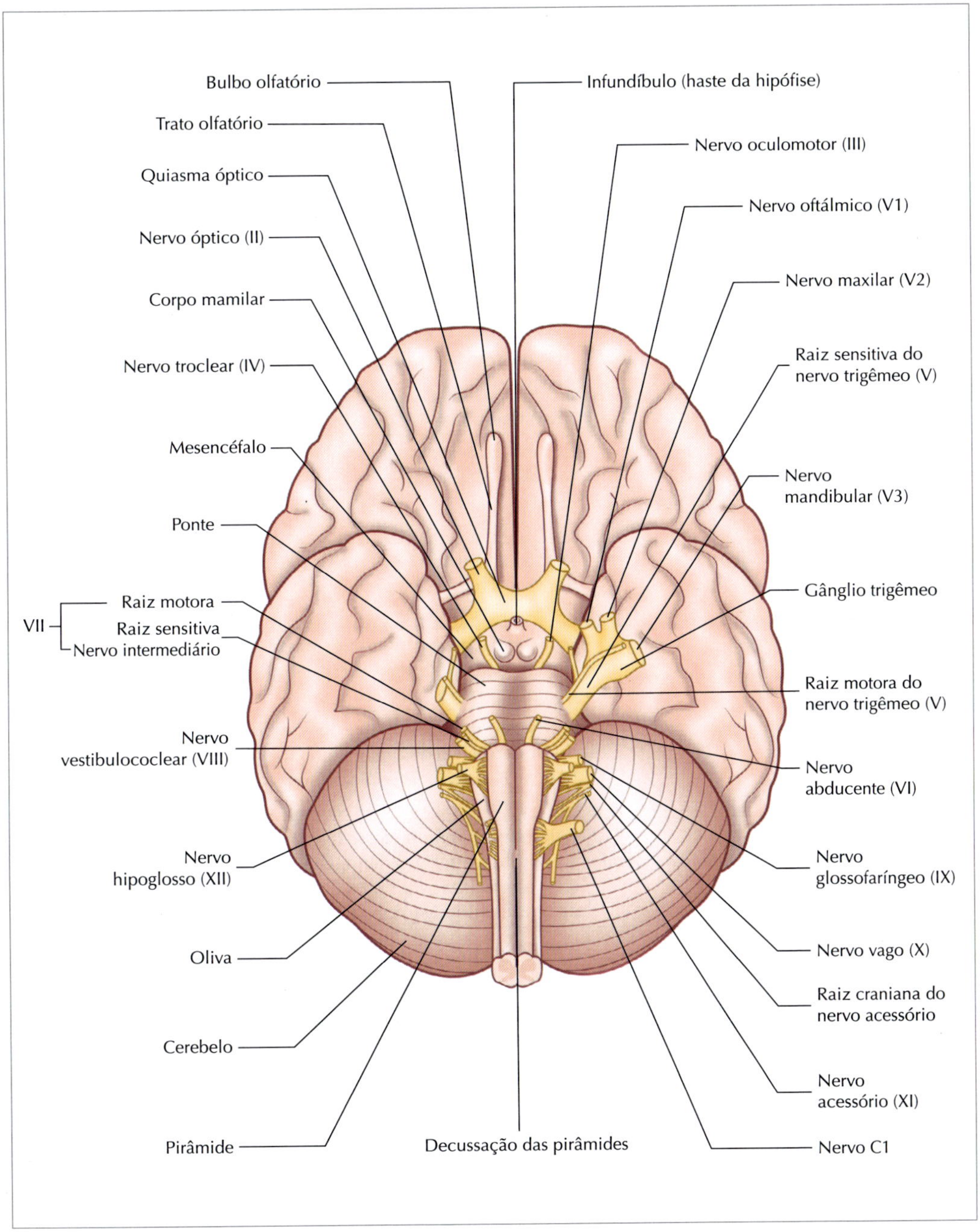

Figura 7.3 Visão geral do encéfalo e dos nervos cranianos.

Nervos cranianos		
Número	**Nome**	**Função**
I	Olfatório	Odor
II	Óptico	Visão
III	Oculomotor	Movimento da pálpebra e do bulbo do olho; controle do formato do cristalino e do tamanho da pupila; transporta nervos autonômicos
IV	Troclear	Movimento do bulbo do olho
V	Trigêmeo *Três ramos: oftálmico, maxilar e mandibular*	**Função motora (apenas ramo mandibular):** Mastigação **Função sensitiva:** Sensibilidade tátil, dolorosa e térmica da pele do rosto e da mucosa do nariz e da boca, e sensibilidade proveniente dos receptores proprioceptivos dos músculos da mastigação
VI	Abducente	Movimento do bulbo do olho
VII	Facial *Cinco ramos: temporal, zigomático, bucal, marginal da mandíbula e cervical*	Expressão facial; transporta fibras autonômicas para secreção de saliva e lágrimas
VIII	Vestibulococlear *Dois ramos: vestibular e coclear*	**Ramo vestibular:** Equilíbrio **Ramo coclear:** Audição
IX	Glossofaríngeo	Sensibilidade da orofaringe; transporta nervos autonômicos responsáveis pela secreção de saliva e informações sensitivas do corpo e seio carótico
X	Vago	**Função motora:** Secreção de líquidos digestórios e contração do músculo liso de órgãos torácicos e abdominais **Função sensitiva:** *Inputs* sensitivos de órgãos torácicos e abdominais
XI	Acessório *Duas raízes: craniana e espinal*	**Raiz craniana:** Junta-se ao nervo vago para fornecer energia motora aos músculos faríngeos **Raiz espinal:** Movimentos da cabeça, músculos esternocleidomastóideo e trapézio
XII	Hipoglosso	Movimento da língua ao falar e deglutir

Plexo cervical

O plexo cervical está localizado na região cervical alta, profundamente ao músculo esternocleidomastóideo e anterolateral aos músculos levantador da escápula e escaleno médio (Fig. 7.4).

O plexo é composto por dois grupos principais de ramos nervosos:

- **Ramos musculares (profundos):** Estão localizados profundamente aos ramos sensitivos e inervam alguns músculos do pescoço, das costas e o diafragma.
- **Ramos cutâneos (superficiais):** Inervam a pele do pescoço, da parte alta do tórax, do couro cabeludo e da orelha.

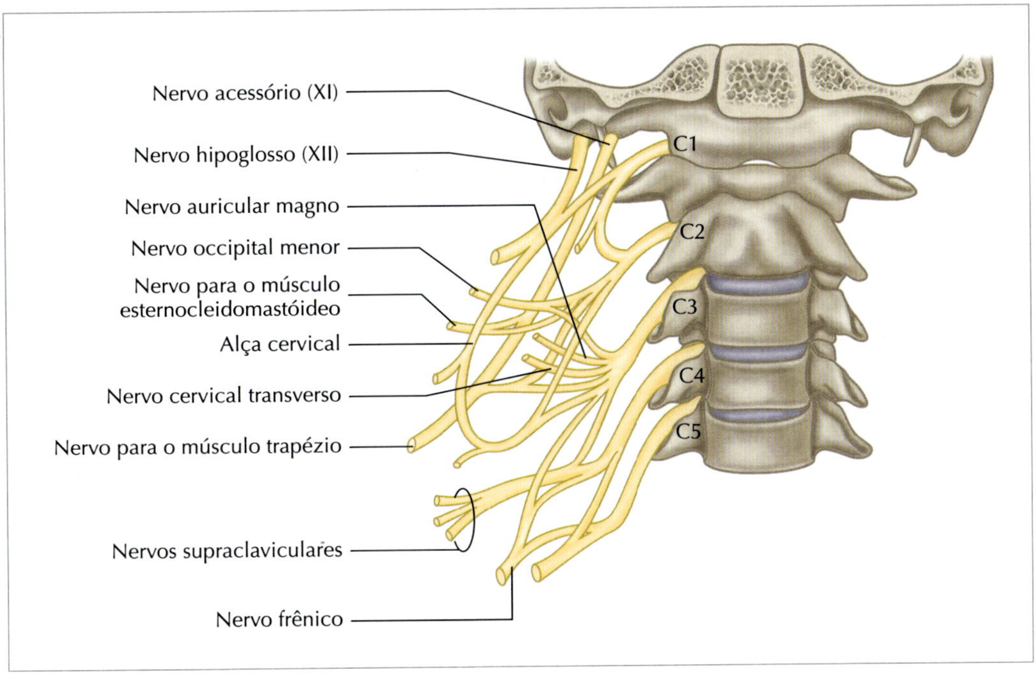

Figura 7.4 Anatomia do plexo cervical.

Os nervos acessório e hipoglosso (NC XI/XII) transportam ramos do plexo cervical, além de receber fibras do tronco simpático (via gânglio cervical superior).

Visão geral do plexo cervical

O plexo cervical pode ser visto como um conjunto de nervos originários dos ramos anteriores dos nervos espinais C1-4. Uma alça nervosa conhecida como "alça cervical" é formada por ramos dos nervos espinais C1-3 e fornece inervação motora a todos os músculos infra-hióideos, exceto o tireo-hióideo.

O nervo frênico origina-se de C3-5 e segue para a cavidade torácica. Fornece inervação motora ao músculo diafragma e suprimento sensitivo ao pericárdio e ao diafragma, e ao peritônio parietal abaixo do diafragma (Fig. 7.5).

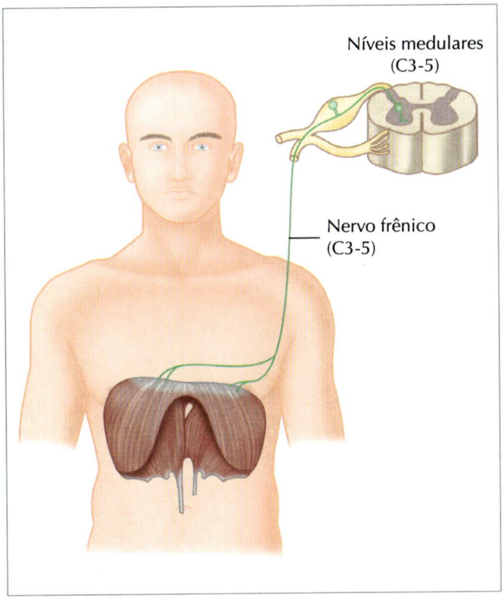

Figura 7.5 Inervação do músculo diafragma pelo nervo frênico.

Pontos-chave sobre o plexo cervical	
Raízes	Ramos anteriores dos nervos espinais C1-4
Ramos profundos/ musculares	**Raiz superior da alça cervical (C1):** Músculo tireo-hióideo (ver a seguir) **Raiz inferior da alça cervical (C2-3):** Músculos infra-hióideos (omo-hióideo, esterno-hióideo, esternotireóideo) **Nervo frênico (C3-5):** Músculo diafragma (e inervação sensitiva do tendão central do diafragma e pericárdio) e peritônio parietal abaixo do diafragma **Ramos segmentares:** Músculos reto anterior da cabeça, reto lateral da cabeça, longo do pescoço e longo da cabeça
Ramos superficiais/cutâneos	**Nervo occipital menor (C2):** Pele do pescoço e couro cabeludo posterior à orelha **Nervo auricular magno (C2-3):** Pele sobre a glândula parótida, posterior à orelha e à região mastoide; também inerva a pele da parte inferior da orelha e do ângulo da mandíbula **Nervo cervical transverso (C2-3):** Partes anterior e lateral do pescoço **Nervos supraclaviculares (C3-4):** Regiões do ombro e clavicular

O plexo cervical também fornece contribuições proprioceptivas à raiz espinal do nervo acessório, inervando os músculos trapézio e esternocleidomastóideo. Os ramos superficiais/cutâneos do plexo cervical (nervos occipital menor, auricular magno, cervical transverso e supraclavicular) inervam a pele do pescoço, do couro cabeludo e do ombro. As fibras de C1 não fornecem sensibilidade à pele.

Plexo braquial

Trata-se de uma complexa rede de nervos que se origina na medula espinal e fornece inervação motora e sensitiva ao membro superior e a parte do ombro (Figs. 7.6 e 7.7). Pode ser lesionado em lesões penetrantes, contusas ou obstétricas. Compreender sua anatomia clínica é essencial para o diagnóstico e tratamento de diversas condições do membro superior e do ombro.

Formação e organização

O plexo braquial é formado pelos ramos ventrais (divisões anteriores) dos nervos espinais C5-8 e T1. Normalmente é dividido em cinco raízes, três troncos, seis divisões e três fascículos:

Raízes: C5-8 e T1.

Troncos: Os troncos superior (C5 e C6), médio (C7) e inferior (C8 e T1) ficam no triângulo posterior do pescoço, no ângulo entre o músculo esternocleidomastóideo e a clavícula.

Os troncos passam então sobre a primeira costela de modo a ficarem posteriores à clavícula, onde se tornam **divisões**.

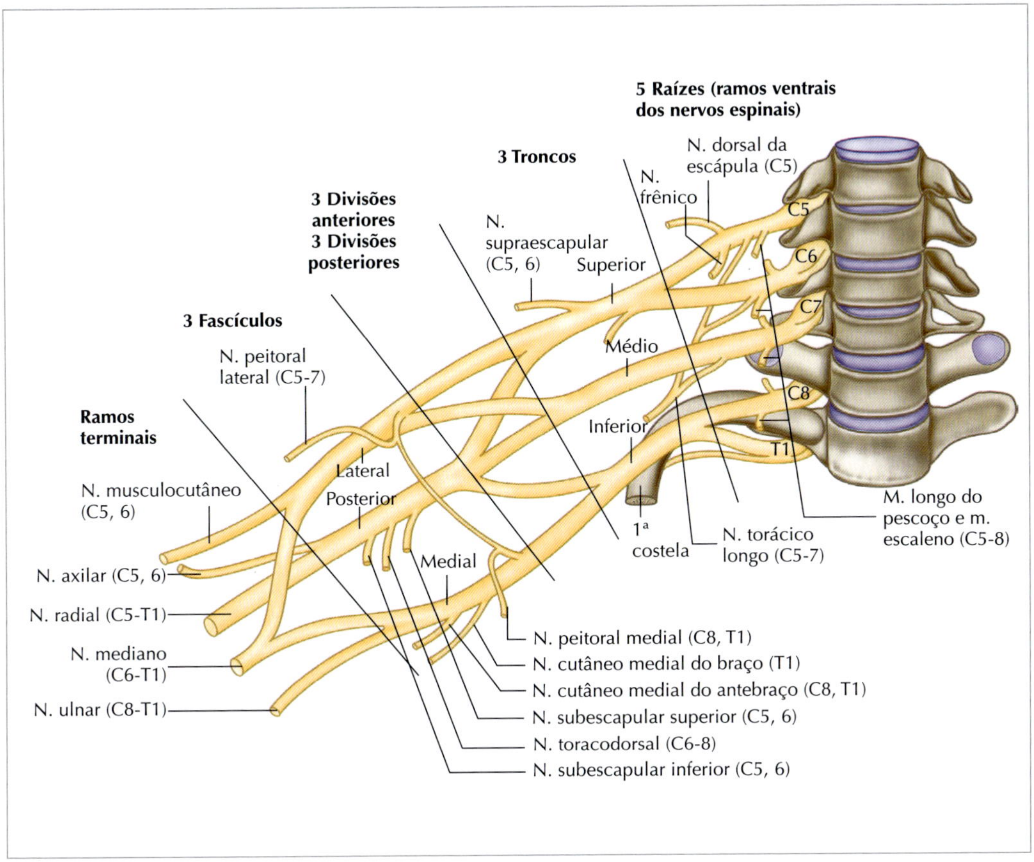

Figura 7.6 Anatomia do plexo braquial.

Divisões: Cada tronco se divide em divisões anterior e posterior, que se formam ao redor da primeira parte da axila, atrás do terço médio da clavícula.

Fascículos: As divisões se recombinam na axila de modo a formar os fascículos lateral, posterior e medial, assim chamados em razão de sua relação com a segunda parte da artéria axilar.

Ramos terminais

Os ramos terminais surgem dos fascículos que circundam a terceira parte da artéria axilar e fornecem inervação motora e sensitiva ao membro superior.

Há **cinco** ramos terminais principais:

1. **Nervo musculocutâneo (C5,6):** Inerva os músculos do compartimento anterior do braço e fornece inervação sensitiva à região lateral do antebraço. Provavelmente não há contribuições de C7 neste nervo, na minha opinião.
2. **Nervo axilar (C5,6):** Inerva os músculos deltoide e redondo menor e fornece inervação sensitiva à parte lateral do ombro.
3. **Nervo radial (C5-T1):** Inerva os músculos do compartimento posterior do braço e do antebraço e fornece inervação sensitiva cutânea à parte posterior do braço e do antebraço.

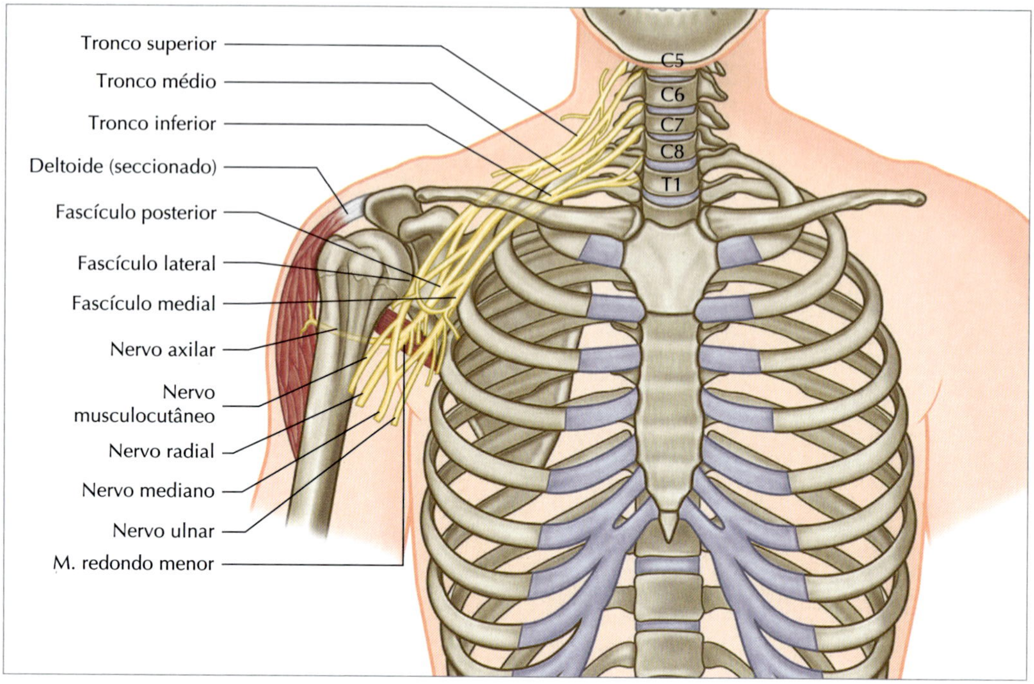

Figura 7.7 Anatomia do plexo braquial e nervos periféricos.

4. **Nervo mediano (C6-T1):** Inerva muitos músculos do antebraço, bem como os músculos do compartimento anterior da eminência tenar da palma da mão. Também fornece inervação sensitiva à palma da mão e aos dedos (exceto o dedo mínimo e metade do quarto dedo).
5. **Nervo ulnar (C8-T1):** Inerva todos os músculos intrínsecos da mão, exceto dois, e fornece inervação sensitiva ao dedo mínimo e parte do quarto dedo. (Os dois lumbricais laterais são inervados pelo nervo mediano.)

Relações nervo-movimento

Flexão do ombro = C5, flexão do antebraço = C5/6, flexão do punho = C6/7

Extensão do ombro = C7, extensão do antebraço = C7/8, extensão do punho = C8/T1

Outros ramos do plexo braquial

- **Nervo supraescapular (C5,6):** Ramo do tronco que inerva os músculos supraespinal e infraespinal depois de passar através da incisura supraescapular.
- **Nervo torácico longo (de Bell) (C5-7):** Ramo da raiz que inerva o músculo serrátil anterior; danos podem levar a uma "escápula alada".
- **Nervo dorsal da escápula:** Inerva os músculos romboides e parte do levantador da escápula.

Ramos infraclaviculares

- **Nervos peitorais medial e lateral:** Inervam os músculos peitorais maior e menor.
- **Nervos cutâneos mediais do braço e do antebraço.**

- **Nervo toracodorsal (C6-8):** Inerva o músculo latíssimo do dorso.
- **Nervos subescapulares superior e inferior:** Inervam os músculos subescapular e redondo maior.

Significância clínica

Lesões ou compressões do plexo braquial podem levar a diversos sintomas neurológicos, como fraqueza muscular, dormência e dor no membro superior. Condições como síndrome do desfiladeiro torácico e compressão da raiz nervosa podem afetar o plexo braquial e requerem avaliação clínica e tratamento.

Pode-se realizar procedimentos cirúrgicos, como enxertos ou transferências de nervos, para restaurar a função em casos de lesões graves do plexo braquial.

Compreender as raízes e ramos nervosos específicos envolvidos nos sintomas de um paciente é essencial para um diagnóstico preciso e o planejamento do tratamento. Lesões específicas do plexo braquial incluem:

Paralisia de Erb-Duchenne (paralisia de Erb)

A tração excessiva para baixo no membro superior durante o parto pode resultar em lesão nas raízes C5 e C6. Em adultos, essa lesão é observada em quedas violentas com impacto na lateral da cabeça, que a afastam do ombro e estiram as raízes superiores. Essa lesão pode levar à paralisia do músculo deltoide e dos músculos curtos do ombro, bem como do braquial, que flexiona o cotovelo, e do bíceps braquial, que flexiona e supina o antebraço. O efeito combinado, portanto, é que o braço fica pendurado frouxamente ao lado do corpo, com o antebraço pronado e a palma da mão voltada para trás, como um garçom pedindo gorjeta – essa posição é chamada de "gorjeta do garçom". Também haverá rotação medial do ombro, pois o músculo subescapular ainda está intacto e os músculos romboides estão comprometidos.

Paralisia de Klumpke

A tração excessiva para cima no membro superior pode resultar em lesão nas raízes inferiores (C8, T1). Isso pode ser decorrente de uma lesão traumática no momento do parto ou da queda de uma árvore e da necessidade de se agarrar a um galho para interromper a descida. T1 é o suprimento segmentar para todos os músculos intrínsecos da mão, e essa lesão resulta em "mão em garra" (extensão das articulações metacarpofalângicas e flexão das interfalângicas) em razão da ação sem oposição dos músculos flexores e extensores longos dos dedos.

Com frequência há **síndrome de Horner** (ptose, constrição pupilar e anidrose ipsilateral) associada, pois a lesão por tração comumente envolve a cadeia simpática cervical (Fig. 7.8).

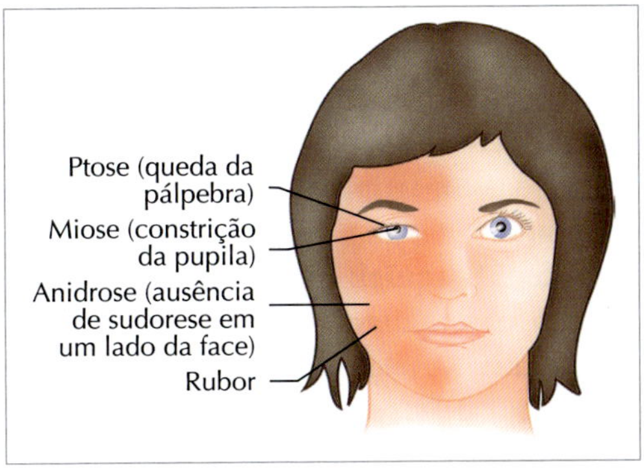

Figura 7.8 Síndrome de Horner.

Nervo musculocutâneo (C5,6)

O nervo musculocutâneo contribui para a função motora do compartimento anterior do braço, além de fornecer inervação sensitiva à região lateral do antebraço via nervo cutâneo lateral do antebraço (C6). Situa-se próximo ao tendão do , anterior ao ombro, e pode ser danificado durante cirurgias com acesso anterior ao ombro.

Origem

O nervo musculocutâneo emerge do fascículo lateral do plexo braquial e é composto principalmente por fibras nervosas dos nervos espinais C5,6.

Curso no braço

Depois de sua formação atrás da parte inferior do músculo peitoral menor e lateral à artéria axilar, o nervo musculocutâneo passa entre as duas cabeças conjugadas do músculo coracobraquial, inervando-o (Fig. 7.9). Continua seu curso descendente ao longo do aspecto lateral do braço, passando entre os músculos bíceps braquial e braquial e inervando-os. Em seguida, continua sob o músculo bíceps braquial para, por fim, emergir lateralmente ao tendão do bíceps braquial na fossa cubital, onde se torna o ramo terminal, denominado "nervo cutâneo lateral do antebraço (C6)".

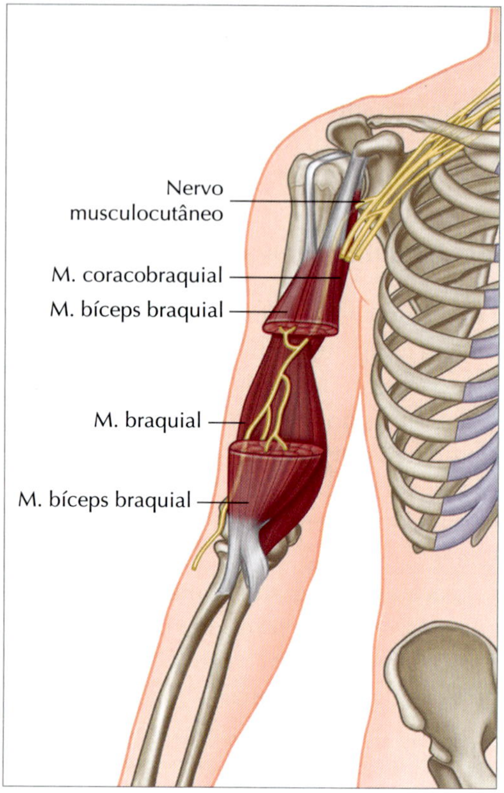

Figura 7.9 Via motora do nervo musculocutâneo.

Músculos inervados

O nervo musculocutâneo inerva os músculos do compartimento anterior do braço, incluindo o:

- **Bíceps braquial:** Fornece inervação motora, possibilitando a flexão da articulação do cotovelo.
- **Braquial:** Principal músculo da flexão do cotovelo.
- **Coracobraquial:** Adutor quase vestigial, substituído pela gravidade e pelos músculos peitorais.

Inervação sensitiva

O ramo terminal continua descendo pela lateral do antebraço até terminar na pele sobre o punho lateral. Fornece inervação sensitiva à parte lateral do antebraço, incluindo a pele dos aspectos dorsal e ventral (Fig. 7.10).

Significância clínica

Lesões ou compressões do nervo musculocutâneo são muito raras, mas podem resultar em fraqueza na flexão do cotovelo e levar a dificuldades em algumas atividades diárias.

Nervo axilar (C5,6)

O nervo axilar desempenha um papel crucial no fornecimento de inervação motora aos músculos deltoide e redondo menor, além de fornecer inervação sensitiva à articulação do ombro e à pele sobrejacente.

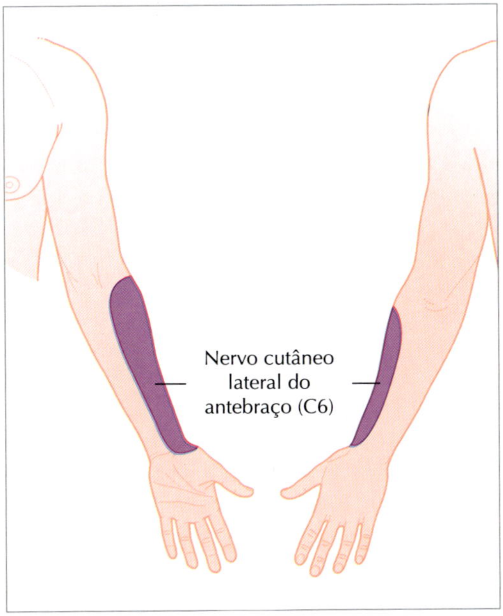

Figura 7.10 Funções sensitivas do nervo cutâneo lateral.

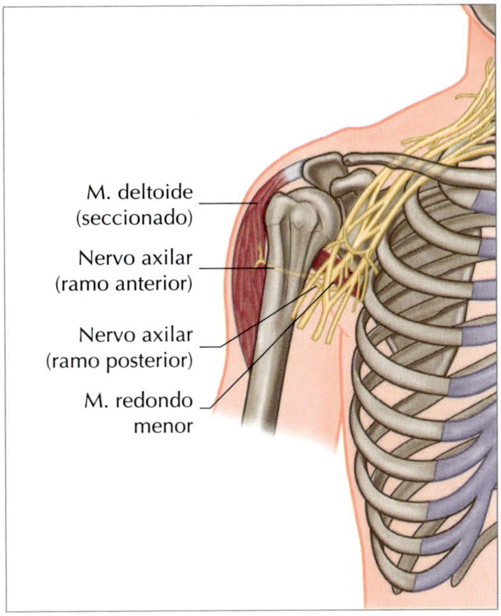

Figura 7.11 Via motora do nervo axilar.

Origem

O nervo axilar emerge posteriormente à terça parte da artéria axilar a partir do fascículo posterior do plexo braquial, que é formado por contribuições dos ramos anteriores de C5 e C6.

Curso ao longo da região do ombro

O nervo axilar inicialmente passa posteriormente através do espaço quadrangular, em conjunto com a artéria umeral circunflexa posterior. Em seguida, contorna o colo cirúrgico do úmero, continuando lateralmente de modo a terminar nas divisões anterior e posterior profundamente ao músculo deltoide (Fig. 7.11).

Músculos inervados

As divisões anterior e posterior do nervo axilar têm funções motoras distintas.

A divisão anterior inerva a parte clavicular do músculo deltoide, contribuindo para a flexão do ombro, enquanto a divisão posterior inerva a parte espinal do músculo deltoide e o redondo menor, que estão envolvidos na abdução, extensão e rotação lateral do ombro.

Danos em alguma dessas divisões podem resultar em fraqueza muscular específica e prejudicar os movimentos correspondentes do ombro.

Inervação sensitiva

O ramo sensitivo do nervo axilar fornece sensibilidade à pele sobre a parte inferior do músculo deltoide e o aspecto superolateral do braço (Fig. 7.12). O nervo é o cutâneo lateral superior do braço, e a área cutânea inervada por esse nervo é conhecida como "área do distintivo regimental".

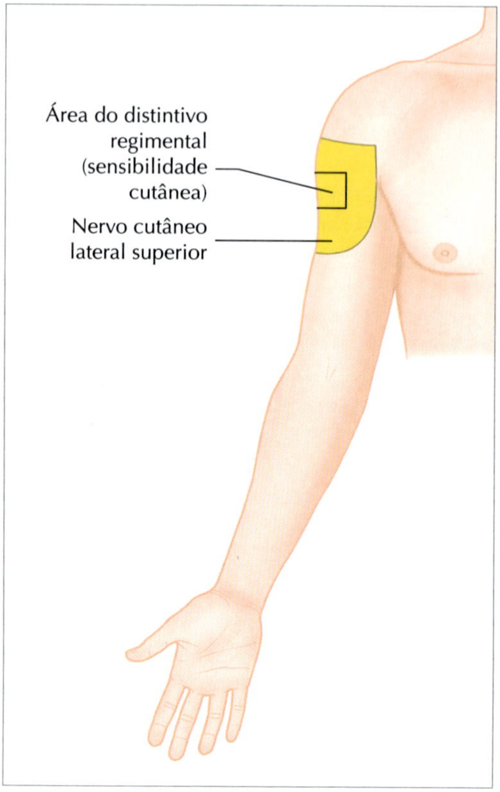

Figura 7.12 Ramo sensitivo do nervo axilar.

Significância clínica

A lesão do nervo axilar também é chamada de **compressão do nervo axilar** e **síndrome do espaço quadrilátero**. Não é uma lesão especialmente comum e em geral ocorre como resultado do arremesso de objeto ou impacto direto na parte externa do braço.

Em razão de sua íntima relação com o colo cirúrgico do úmero, o nervo está particularmente sujeito a traumatismos (em fraturas do úmero ou luxação da articulação do ombro). Em caso de lesão, esses déficits sensitivos em geral são menos perceptíveis e funcionalmente menos significativos do que os déficits motores que ocorrem quando o nervo axilar é comprometido (que pode se manifestar com fraqueza à abdução do ombro e atrofia do músculo deltoide).

É muito importante verificar a sensibilidade na área do distintivo regimental antes de reposicionar um ombro luxado e documentar claramente seus achados.

Nervo radial (C5-T1)

O nervo radial é o principal ramo do fascículo posterior do plexo braquial e inerva o compartimento posterior tanto do braço como do antebraço. Situa-se no úmero, no sulco radial, posteriormente, e pode ser lesionado nesse local. Logo acima do nível do cotovelo, divide-se em ramo superficial do nervo radial (sensitivo) e nervo interósseo posterior do antebraço (motor).

Origem

O nervo radial emerge do fascículo posterior do plexo braquial e é composto principalmente por fibras nervosas dos nervos espinais C5-8 e T1.

Curso no braço

Depois de sua formação, o nervo radial desce posteriormente às artérias axilar e braquial para passar – com a profunda artéria braquial – entre as cabeças longa e medial do tríceps braquial e através do espaço triangular lateral (Fig. 7.13).

Em seguida, passa entre as cabeças medial e lateral do tríceps braquial até o sulco do nervo radial do úmero, uma depressão de formato espiral na face posterior do osso. Aproximadamente no meio do braço, o nervo radial perfura o septo intermuscular lateral a fim de alcançar o compartimento anterior e situa-se entre os músculos braquial e braquiorradial.

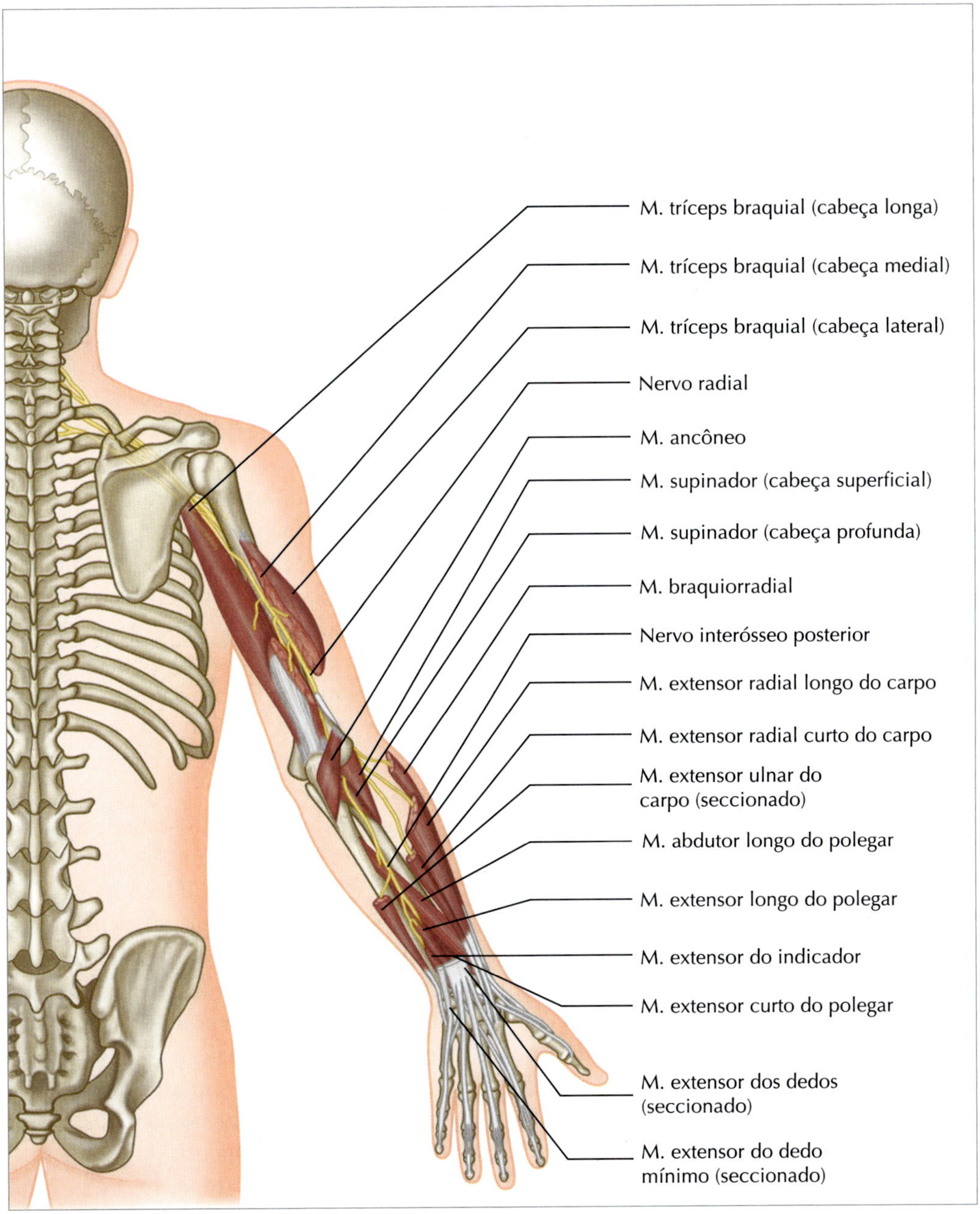

Figura 7.13 Via motora do nervo radial.

Ele então se divide em ramos terminais acima do epicôndilo lateral, antes de passar lateralmente à fossa cubital, abaixo do músculo braquiorradial.

Ao nível do epicôndilo lateral, emite o nervo interósseo posterior do antebraço (puramente motor), que serpenteia ao redor do rádio para então se espalhar a fim de inervar os músculos extensores do antebraço. O nervo radial em si continua profundamente ao músculo braquiorradial como o ramo superficial do nervo radial, que é puramente sensitivo. Ele desce junto à artéria radial, medialmente a ela, a partir de um terço do trajeto descendente no antebraço. Em seguida, passa para trás, profundamente ao tendão do braquiorradial, proximal ao processo estiloide do rádio e sobre os tendões da tabaqueira anatômica, terminando como ramos cutâneos para o dorso da mão, suprindo três dedos e meio em seu aspecto dorsal. Este nervo é responsável pela sensibilidade da pele sobre o primeiro espaço interdigital dorsal.

Músculos inervados

Inclui os músculos:

- Tríceps braquial.
- Ancôneo.
- Extensor radial longo do carpo (ERLC).
- Braquiorradial.

O nervo radial se divide em um ramo profundo (essencialmente motor), que se torna o nervo interósseo posterior do antebraço (NIPA), e um ramo superficial.

O NIPA inerva os músculos:

- Extensor radial curto do carpo (ERCC).
- Extensor dos dedos.
- Supinador.
- Extensor do dedo mínimo (EDM).
- Extensor ulnar do carpo (EUC).
- Abdutor longo do polegar (ALP).
- Extensor longo do polegar (ELP).
- Extensor curto do polegar (ECP).
- Extensor do indicador (EI).

Significância clínica

A lesão no nervo radial e os déficits motores e sensitivos subsequentes podem ser explicados pelo local do membro superior em que o dano ocorreu.

Na axila

Luxação da articulação do ombro ou fratura do úmero proximal podem levar à lesão do nervo radial na axila. Ocasionalmente, pode ocorrer neuropatia compressiva pela pressão excessiva direta na parte medial da região superior do braço ou na axila por um objeto ou superfície; por exemplo, por uma muleta mal ajustada ou por adormecer com um braço sobre uma cadeira – "paralisia de sábado à noite".

- **Déficit motor:** O músculo tríceps braquial e os músculos do compartimento posterior são afetados. O paciente não é capaz de estender o antebraço, o punho e os dedos. Ocorre flexão sem oposição do punho, conhecida como "queda do punho". Esta ocorre quando o nervo que inerva o ERLC é danificado. O nervo em questão emerge do nervo radial aproximadamente no meio do úmero, mas a altura da lesão pode variar, o que afeta as manifestações clínicas.
- **Déficit sensitivo:** Os quatro ramos cutâneos do nervo radial são afetados. Haverá perda de sensibilidade nas regiões lateral e posterior do braço, na parte posterior do antebraço e na superfície dorsal dos três dedos e meio laterais.

No sulco do nervo radial

O nervo radial está firmemente inserido no sulco do nervo radial do úmero. Portanto, é mais suscetível a danos em caso de fratura da diáfise umeral.

- **Funções motoras:** O músculo tríceps braquial pode estar enfraquecido, mas não paralisado (os ramos para as cabeças longa e lateral do tríceps braquial emergem proximalmente ao sulco do nervo radial). Os músculos da parte posterior do antebraço são afetados. O paciente não é capaz de estender o punho e os dedos. Ocorre queda do punho.
- **Funções sensitivas:** Os ramos cutâneos para o braço e o antebraço já emergiram. O ramo superficial do nervo radial, se danificado, resulta em perda sensitiva na superfície dorsal dos três dedos e meio laterais e na área associada no dorso da mão (Fig. 7.14).

No antebraço

Danos ao ramo superficial causados por facadas ou laceração do antebraço podem levar a perda sensitiva que afeta os três dedos e meio laterais e uma área de pele no dorso da mão.

Fraturas da cabeça do rádio ou luxação posterior do rádio podem afetar a maioria dos músculos da parte posterior do antebraço. **Não** há queda do punho, pois o músculo extensor radial longo do carpo não é afetado e mantém a extensão.

Nervo mediano (C6-T1)

O nervo mediano inerva o compartimento anterior do antebraço e da mão. Não emite ramos no braço e passa ao longo dele pelo compartimento anterior.

Origem

O nervo origina-se dos fascículos lateral e medial do plexo braquial, que estão unidos à artéria axilar. É composto por fibras nervosas

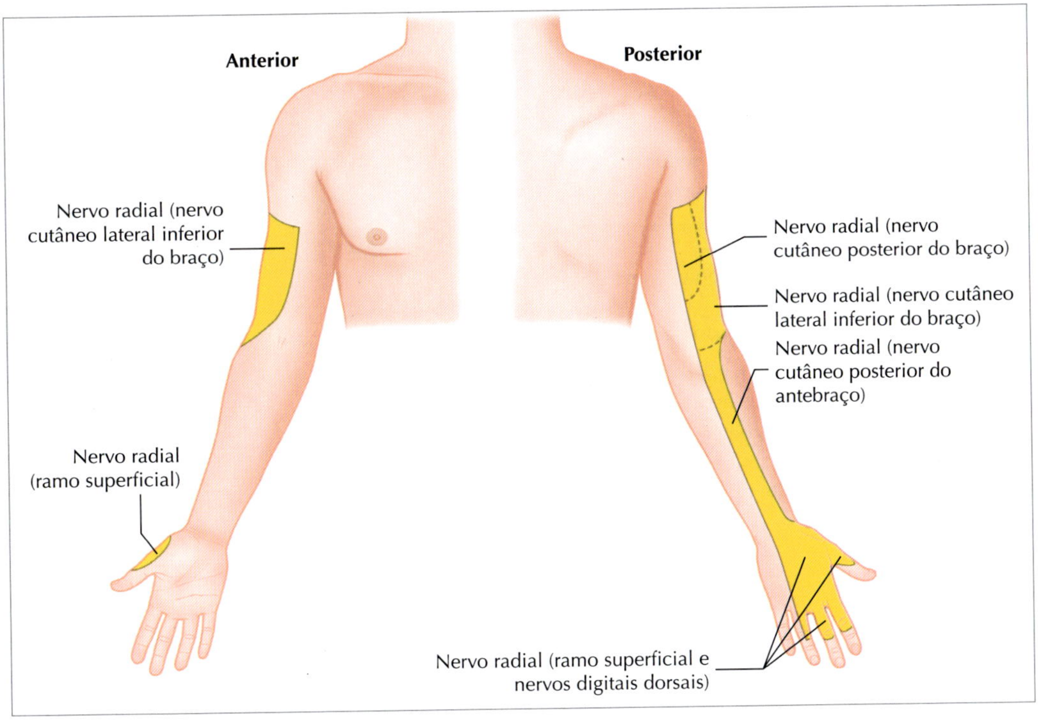

Figura 7.14 Funções sensitivas do nervo radial.

das raízes C-8 e T1 (e ocasionalmente C5 em alguns indivíduos). O nervo mediano move-se de lateral para medial à artéria braquial.

Curso no braço

O nervo mediano desce pelo braço, passando pela artéria braquial até, na metade do úmero, ficar medial a ela (Fig. 7.15).

Passagem pela fossa cubital

Na fossa cubital, o nervo ainda está medial à artéria braquial e inicialmente fica sobre os músculos coracobraquial e braquial, antes de passar sob a aponeurose do músculo bíceps braquial no cotovelo e entre as duas cabeças do pronador redondo até deixar a fossa cubital.

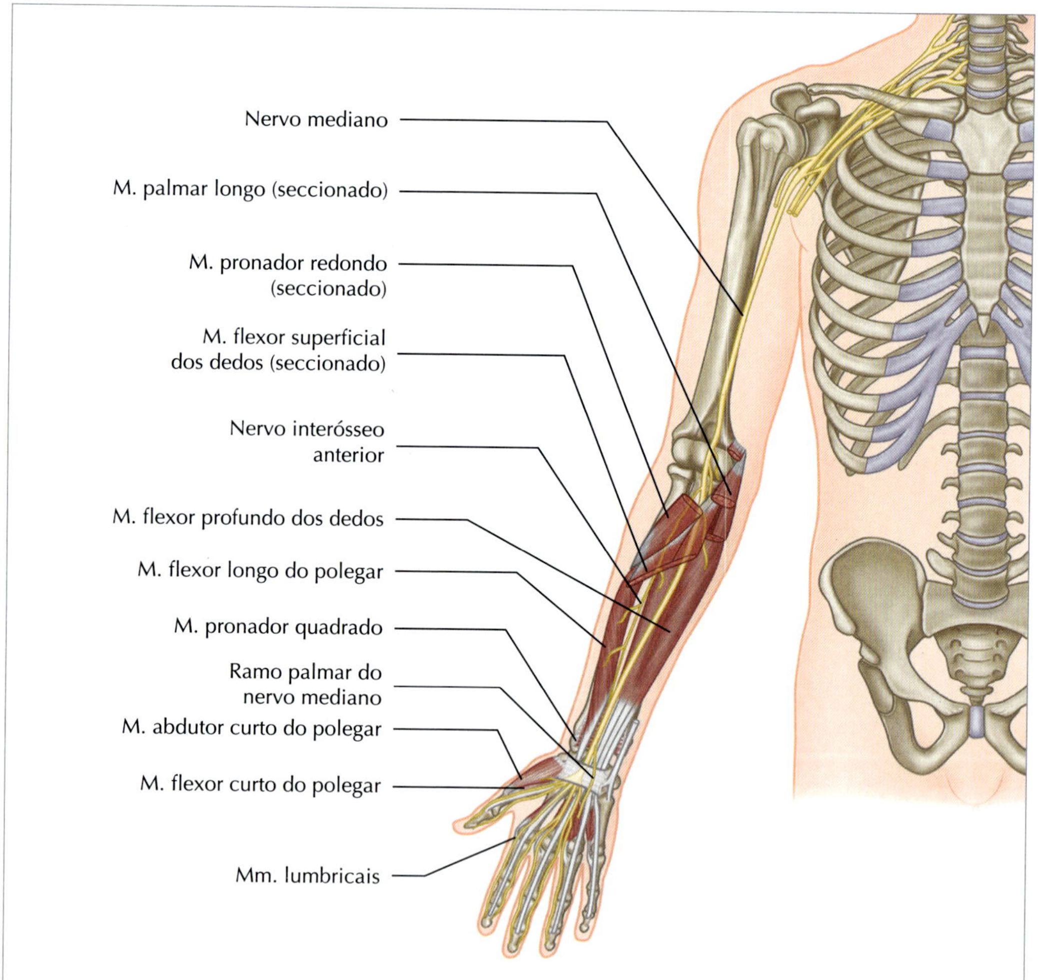

Figura 7.15 Via motora do nervo mediano.

Passagem pelo antebraço
O nervo mediano passa profundamente ao músculo flexor superficial dos dedos (FSD), justaposto em sua superfície inferior, entre esse músculo e o flexor profundo dos dedos (FPD).

Logo abaixo das duas cabeças do músculo pronador redondo, o nervo mediano emite o ramo interósseo anterior, que se situa na membrana interóssea entre os músculos FPD e flexor longo do polegar (FLP), terminando abaixo do músculo pronador quadrado.

O nervo emerge do aspecto lateral do FSD e continua profundamente até o retináculo dos músculos flexores, entre os tendões dos músculos FSD e flexor radial do carpo, entrando na mão. Cerca de 5 cm proximal ao punho, emite o ramo cutâneo palmar.

No interior do túnel do carpo, o nervo mediano se divide em vários ramos terminais, incluindo o ramo recorrente motor e os nervos digitais palmares.

Músculos inervados
O nervo mediano inerva todos os músculos da parte anterior do antebraço, exceto a metade medial do músculo flexor profundo dos dedos e o flexor ulnar do carpo, bem como alguns músculos intrínsecos da mão.

No antebraço, o nervo mediano inerva diretamente os músculos das camadas superficial e intermediária:

- **Camada superficial:** Pronador redondo, flexor radial do carpo, palmar longo.
- **Camada intermediária:** Flexor superficial dos dedos.

O nervo mediano também dá origem ao nervo interósseo anterior, que inerva os flexores profundos:

- **Camada profunda:** FLP, pronador quadrado, metade lateral do flexor profundo dos dedos (a metade medial desse músculo é inervada pelo nervo ulnar).

Esses músculos realizam a pronação do antebraço, a flexão do punho e a flexão dos dedos da mão, incluindo o FLP.

O ramo recorrente inerva os músculos tenares (músculos do polegar). Outros ramos inervam os dois lumbricais laterais.

Inervação sensitiva
O nervo mediano fornece inervação sensitiva à face palmar do polegar, indicador, dedo médio e metade do quarto dedo. Também inerva os leitos ungueais desses dedos (Fig. 7.16).

Significância clínica

O nervo mediano às vezes é danificado em fraturas supraepicondilianas, porém é mais frequentemente lesionado por lacerações do punho. A lesão no cotovelo leva à perda da pronação do antebraço e à fraqueza da flexão do punho com desvio ulnar.

A lesão ou compressão do nervo mediano pode resultar em sintomas como a síndrome do túnel do carpo, que pode levar a fraqueza, dormência e dor nas mãos.

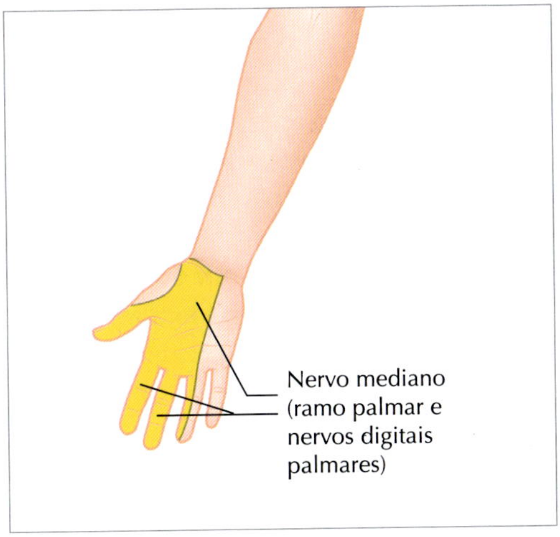

Figura 7.16 Função sensitiva do nervo mediano.

Se seccionado no punho, apenas os músculos tenares (excluindo o músculo adutor do polegar) e os dois lumbricais radiais são paralisados, e ocorre atrofia da eminência tenar.

Nervo ulnar (C8,T1)

O nervo ulnar é um dos nervos que inervam dois músculos do compartimento anterior do antebraço, a metade medial do flexor profundo dos dedos e o flexor ulnar do carpo, mas é o principal responsável pela inervação dos pequenos músculos da mão. É um nervo que prossegue continuamente e sem emitir ramos no braço, percorrendo-o inicialmente pelo compartimento anterior, porém mais distalmente pelo compartimento posterior. Situa-se posteriormente ao epicôndilo medial do cotovelo e pode ser lesionado nesse local.

Origem

O nervo ulnar é derivado do fascículo medial do plexo braquial, composto principalmente por fibras nervosas dos nervos espinais C8 e T1.

Curso no braço

Origina-se medialmente à artéria axilar e desce pelo braço, ainda medialmente à artéria braquial sobre o músculo coracobraquial no compartimento anterior (Fig. 7.17). No ponto médio do úmero, passa para a região posterior através do septo intermuscular medial junto à artéria colateral ulnar superior. Então segue posteriormente ao epicôndilo medial do úmero e ao longo do túnel cubital, um sulco formado pelo epicôndilo medial, o olécrano da ulna e o retináculo cubital (aponeurose do músculo flexor ulnar do carpo). Em seguida, entra no antebraço, passando entre as duas cabeças do músculo flexor ulnar do carpo (FUC).

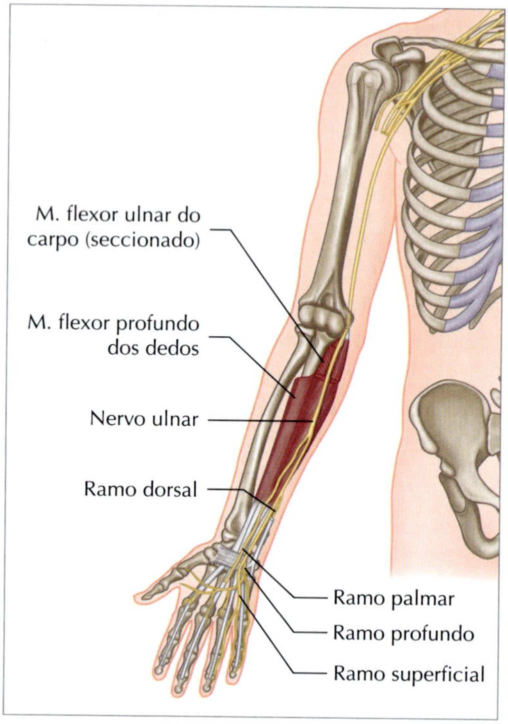

Figura 7.17 Via motora do nervo ulnar.

O nervo continua no antebraço, correndo profundamente aos músculos FUC e flexor profundo dos dedos (FPD).

No punho, o nervo ulnar encontra-se lateralmente ao tendão do FUC e passa superficialmente sobre o retináculo dos músculos flexores no canal de Guyon para se dividir em ramos terminais na altura do osso pisiforme.

Músculos inervados no antebraço

No antebraço, o nervo ulnar fornece inervação motora ao músculo flexor ulnar do carpo e à metade ulnar do flexor profundo dos dedos.

Ele também inerva todos os músculos lumbricais da mão, exceto os dois laterais.

- **Flexor ulnar do carpo:** Este músculo controla a flexão e a adução do punho.

- **Flexor profundo dos dedos (metade ulnar):** Realiza a flexão do quarto e quinto dedos nas articulações interfalângicas distais.

Ramos terminais na mão

O nervo ulnar entra na mão passando pelo canal de Guyon (ou túnel de Guyon) no punho, superficialmente ao retináculo dos músculos flexores.

Na mão, ele se divide em dois ramos terminais principais (Fig. 7.18):

- **Ramo profundo:** Inerva os músculos hipotenares, bem como todos os interósseos, o adutor do polegar e os dois lumbricais mediais. Esses músculos estão envolvidos na motricidade fina da mão.
- **Ramo superficial:** Fornece inervação sensitiva aos aspectos palmar e dorsal do terceiro dedo e metade do quarto (porção ulnar do quarto dedo e o dedo mínimo) e aos leitos ungueais associados.

Há um ramo sensitivo que emerge do nervo ulnar proximalmente ao punho e passa ao dorso da mão, inervando a pele do dorso da mão, do terceiro dedo e metade do quarto dedo.

Significância clínica

Lesões ou encarceramentos do nervo ulnar podem resultar em déficits motores e sensitivos na mão, levando a condições como encarceramento do nervo ulnar no cotovelo (síndrome do túnel cubital) ou compressão do nervo ulnar no punho (síndrome do canal de Guyon).

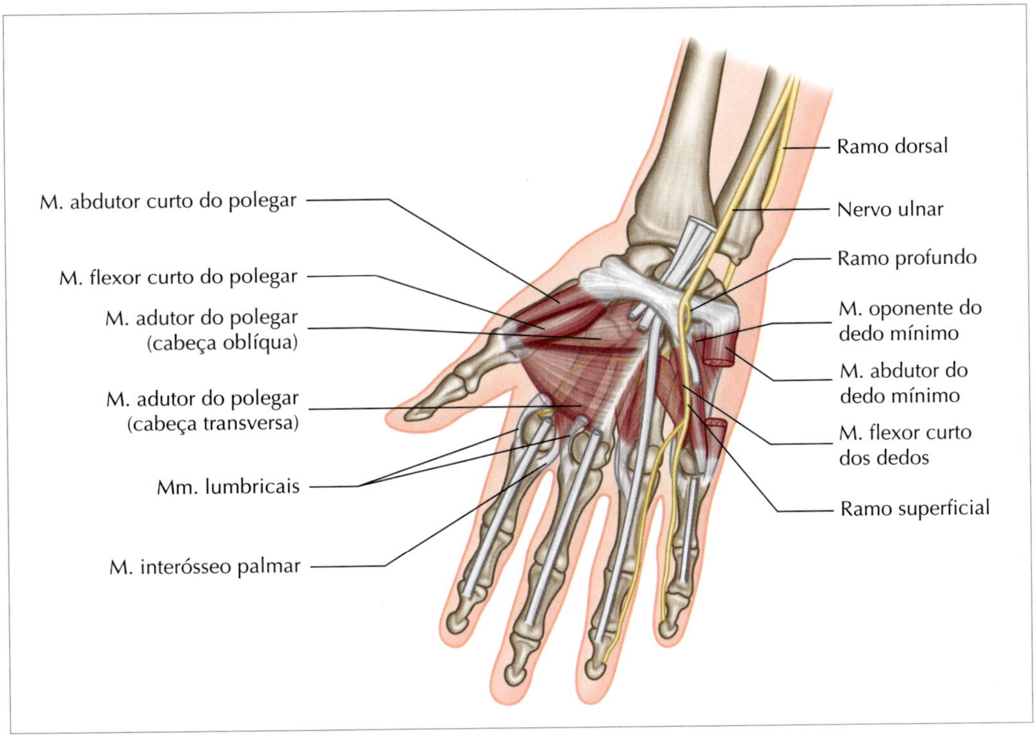

Figura 7.18 Ramos terminais do nervo ulnar na mão.

A avaliação clínica e o conhecimento do trajeto do nervo ulnar são essenciais para o diagnóstico e tratamento de condições que afetam esse nervo.

Se o nervo ulnar for danificado no cotovelo, todos os músculos intrínsecos da mão são afetados, exceto os dois lumbricais radiais e o quarto e quinto "deslizamentos" do FPD e do FUC. O resultado é uma mão em garra com perda da preensão entre os dedos, bem como desvio radial do punho (pela paralisia do FUC). Há também perda sensitiva no aspecto ulnar da mão, dedo mínimo e metade ulnar do quarto dedo, tanto na face palmar como na dorsal.

Se o nervo ulnar for danificado no punho, haverá atrofia e paralisia dos músculos intrínsecos (além dos dois lumbricais laterais), ou seja, os dedos não podem ser abduzidos ou aduzidos, e o polegar não pode ser aduzido em razão da paralisia do músculo adutor do polegar; isso leva também a uma mão em garra.

Plexo lombossacral

O plexo lombossacral é uma rede formada pela fusão de fibras dos plexos lombar e sacral, criando um espectro anatômico que possibilita a transmissão contínua de sinais neurais, responsáveis pelas funções motora e sensitiva dos membros inferiores.

Plexo lombar

O plexo lombar é formado pelos ramos anteriores dos quatro primeiros nervos espinais lombares (L1-4) e pelo nervo subcostal (T12) (Fig. 7.19).

Os principais ramos motores do plexo são o nervo femoral (L2-4, divisão posterior) e o nervo obturatório (L2-4, divisão anterior); os

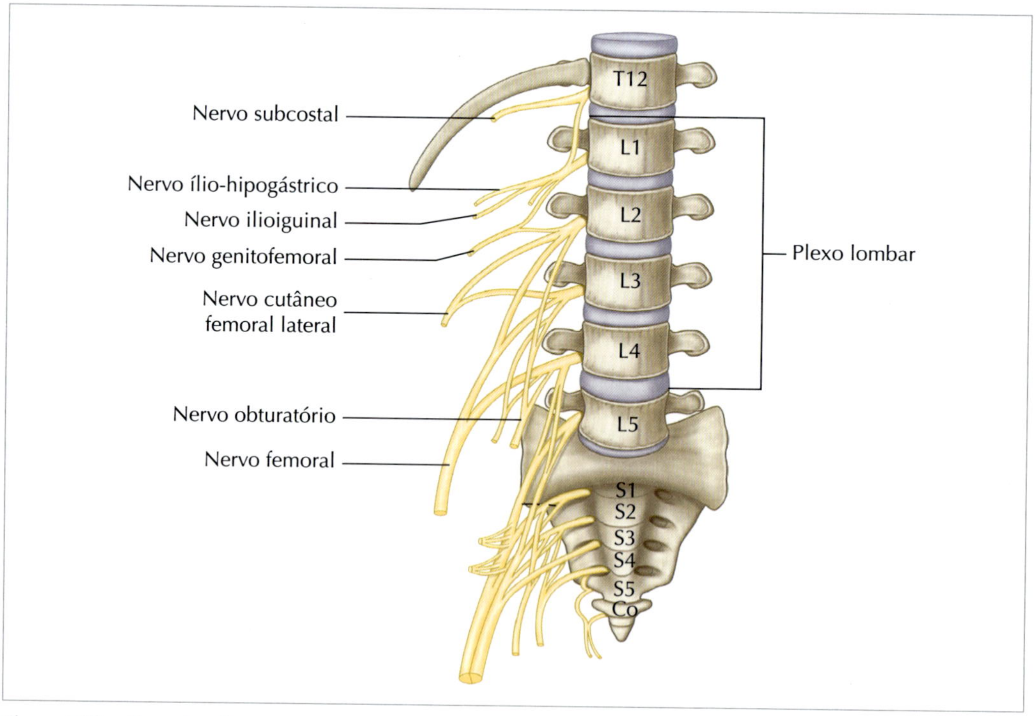

Figura 7.19 Plexo lombar.

principais nervos sensitivos são os nervos cutâneo femoral lateral e medial (L2,3).

O **nervo ilioinguinal** é responsável pela sensibilidade do aspecto lateral do escroto, lateral do pênis e medial da coxa superiormente. O **nervo ílio-hipogástrico** inerva a pele suprapúbica e fornece suprimento motor aos aspectos inferiores dos músculos oblíquo interno do abdome e transverso do abdome; o **nervo genitofemoral** tem dois ramos. O ramo femoral é responsável pela sensibilidade da pele sobre o trígono femoral, e o ramo genital inerva grande parte do cordão espermático, incluindo o músculo cremaster (Fig. 7.20).

Nervo cutâneo femoral lateral (L2,3)

Este nervo cruza a fossa ilíaca sobre o músculo ilíaco, passando sob o aspecto lateral do ligamento inguinal e inervando a pele da parte lateral da coxa.

Nervo femoral (L2-4)

Origem

O nervo femoral é formado pelas divisões posteriores dos ramos primários anteriores de L2-4.

Curso

Ele se forma no interior do músculo psoas maior e atravessa esse músculo emergindo de sua borda lateral, na fossa ilíaca, no sulco entre os músculos psoas e ilíaco. Continua passando inferiormente, sob ou, mais comumente, através do ligamento inguinal, imediatamente lateral à artéria femoral, que por sua vez se encontra lateral à bainha femoral (Fig. 7.21).

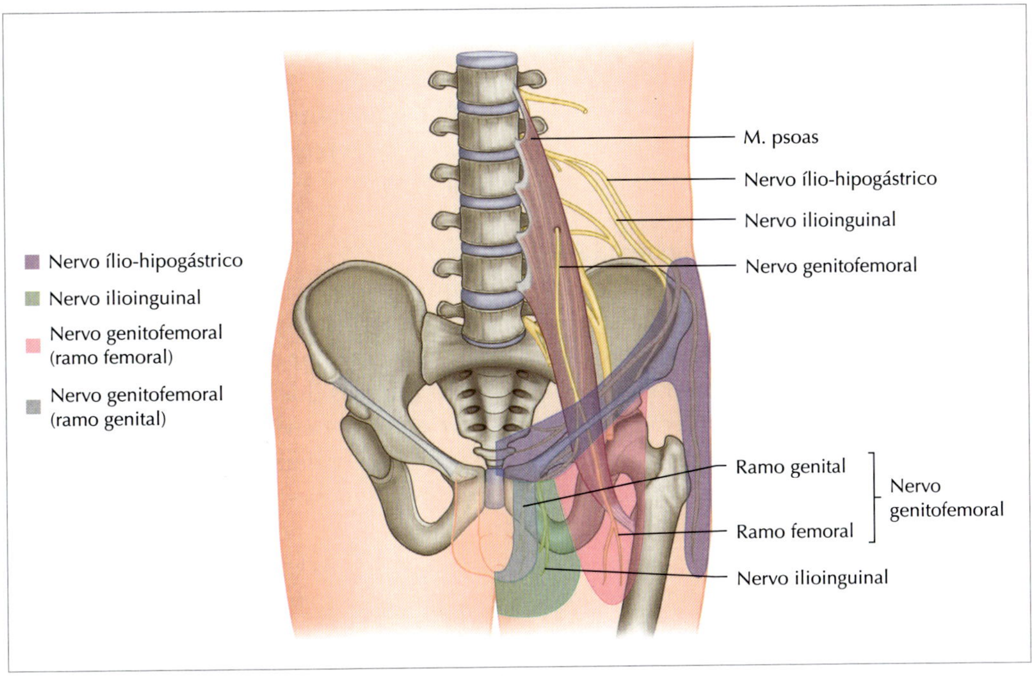

Figura 7.20 Nervos ilioinguinal, ílio-hipogástrico e genitofemoral.

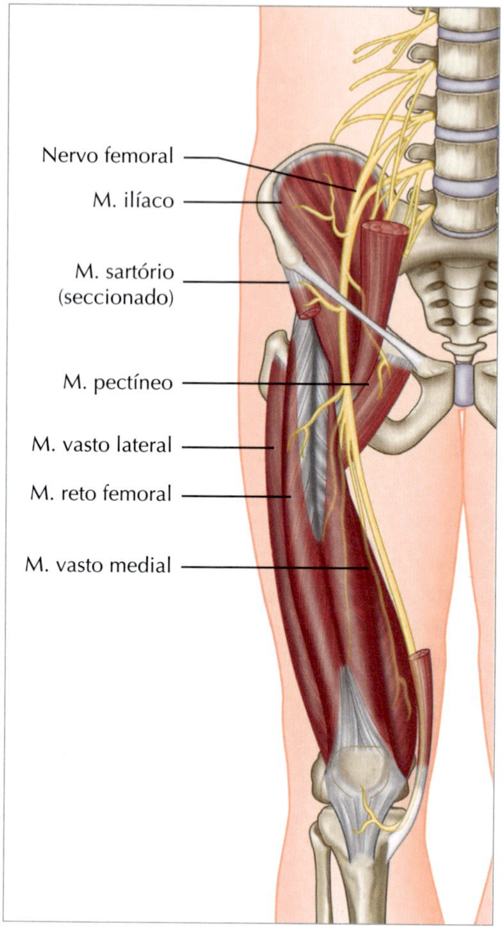

Figura 7.21 Via motora do nervo femoral.

No triângulo femoral que abrange a artéria femoral circunflexa lateral, o nervo se divide em divisões anterior e posterior.

A **divisão anterior** tem dois ramos cutâneos – o nervo cutâneo femoral medial e o nervo cutâneo femoral intermédio – e dois ramos musculares: o nervo para o músculo sartório e o nervo para o músculo pectíneo.

A **divisão posterior** divide-se em um ramo cutâneo e um ramo muscular.

O **ramo cutâneo** (L4) é o nervo safeno, que inerva a pele do joelho medial, panturrilha, parte anterior de perna e antepé, e continua como a divisão posterior do nervo femoral, passando inferiormente ao longo do triângulo femoral e entrando no canal dos adutores, onde ele se espirala sobre a artéria femoral de modo a ficar medial a ela.

O **ramo muscular** é o nervo para o músculo quadríceps femoral, que inerva seus quatro músculos (reto femoral e os vastos intermédio, lateral e medial).

Além disso, o nervo femoral emite ramos para as articulações do quadril e do joelho; tem também um **ramo infrapatelar** que inerva a pele anterior ao joelho abaixo da patela.

O nervo passa então através do ápice do canal dos adutores, perfurando a fáscia profunda. Emerge no aspecto medial da articulação do joelho, entre os tendões dos músculos sartório e grácil, e acompanha a veia safena magna, descendo pelo aspecto medial da perna e à frente do maléolo medial. Em seguida, continua ao longo da borda medial do pé e termina sobre seu dorso.

Nervo obturatório (L2-4)

Origem

O nervo obturatório surge das divisões anteriores dos ramos primários anteriores de L2-4.

Curso

Assim como o nervo femoral, o nervo obturatório se forma no interior do músculo psoas maior, mas emerge de sua borda medial passando por trás dos vasos ilíacos comuns e sobre a borda pélvica na parede lateral da pelve. Ele prossegue passando então através do aspecto superior do forame obturado junto aos vasos obturatórios. O nervo então se divide em ramos anterior e posterior, que se estendem sobre o músculo adutor curto (Fig. 7.22).

O **ramo anterior** desce para a coxa, anterior aos músculos obturador externo e

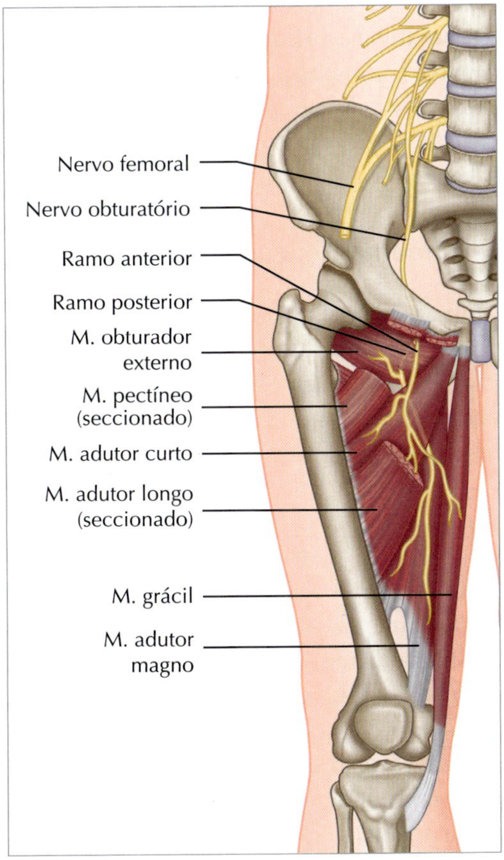

Figura 7.22 Via motora do nervo obturatório.

adutor curto, e emite um **ramo articular** para a articulação do quadril, um **ramo cutâneo** para a pele do aspecto medial da coxa e **ramos musculares** para os músculos grácil, adutor curto, adutor longo e, frequentemente, pectíneo.

O **ramo posterior** desce através do músculo obturador externo passando atrás do músculo adutor curto e na frente do músculo adutor magno. Emite então um **ramo articular** para a articulação do joelho e **ramos musculares** para o músculo obturador externo, parte adutora do músculo adutor magno e, às vezes, para o músculo adutor curto.

Relevância clínica

Nervo cutâneo femoral lateral: Pacientes obesos e gestantes às vezes descrevem uma dormência ou parestesia na parte lateral da coxa, denominada "meralgia parestésica", decorrente da compressão desse nervo em sua passagem através do ligamento inguinal.

Nervo femoral: Danos a esse nervo podem ter implicações clínicas significativas em razão de seu papel nas funções motora e sensitiva do membro inferior.

Nervo obturatório: Danos a esse nervo podem ter significância clínica notável em razão de seu papel nas funções motora e sensitiva do membro inferior.

Déficits motores

Fraqueza do músculo quadríceps femoral: O nervo femoral inerva o músculo quadríceps femoral, e danos podem levar a fraqueza ou paralisia, afetando a capacidade de extensão do joelho. Isso pode resultar em anormalidades na marcha e dificuldade em atividades como levantar-se da posição sentada e subir ou descer escadas, devido à dificuldade em estender o joelho.

Fraqueza do músculo adutor: O nervo obturatório inerva principalmente os músculos adutores da coxa. Danos podem resultar em fraqueza ou paralisia desses músculos, dificultando a aproximação das coxas e afetando atividades como a marcha e a manutenção do equilíbrio.

A fraqueza pode contribuir para uma marcha anormal; o membro inferior afetado oscila lateralmente durante a marcha para compensar o prejuízo na adução.

Déficits sensitivos

Dormência na parte anterior da coxa: O nervo femoral fornece inervação sensitiva à parte anterior da coxa. Danos podem causar dormência ou alteração da sensibilidade nessa região, afetando a percepção de tato, pressão e temperatura.

Dormência na região medial da coxa: O nervo obturatório fornece inervação sensitiva à face medial da coxa. Danos podem causar dormência ou alteração da sensibilidade nessa região.

Alterações reflexas

Perda do reflexo patelar (L3,4): O nervo femoral é responsável pelo reflexo patelar. Danos podem levar à diminuição ou ausência do reflexo, um sinal clínico fundamental indicativo de disfunção nervosa.

Alterações no reflexo adutor: Como faz parte do reflexo adutor monossináptico, o dano ao nervo obturatório pode resultar em reflexos adutores diminuídos ou ausentes, que podem ser avaliados durante um exame neurológico.

Causas subjacentes

Compressão ou trauma: Danos ao nervo femoral podem resultar de compressão, trauma ou lesão, como fraturas pélvicas, pressão prolongada durante procedimentos cirúrgicos ou compressão por causa de vestimentas ou cintos apertados.

Dor neuropática: A lesão do nervo obturatório pode levar à dor neuropática na distribuição de seus ramos sensitivos. Os pacientes podem sentir dor aguda ou lancinante na região medial da coxa.

Traumatismo ou cirurgia pélvica: Danos ao nervo obturatório podem ocorrer em decorrência de fraturas pélvicas, procedimentos cirúrgicos na região pélvica ou pressão prolongada durante o parto.

Ferramentas diagnósticas

Eletromiografia (EMG) e **estudos de condução nervosa:** Estes testes podem ajudar a avaliar a extensão e a localização do dano nervoso, auxiliando no diagnóstico e no planejamento do tratamento.

Estratégias de tratamento

Fisioterapia: A reabilitação se concentra no fortalecimento dos músculos circundantes, aprimorando a flexibilidade e melhorando a capacidade funcional geral.

Intervenção cirúrgica: Em alguns casos, pode-se considerar a descompressão ou o reparo cirúrgico, principalmente se o dano for causado por uma lesão compressiva.

Manejo da dor: Pode-se considerar o uso de medicamentos direcionados à dor neuropática para alívio sintomático.

Plexo sacral

O plexo sacral deriva dos ramos anteriores dos nervos espinais L4,5 e S1-4 (Fig. 7.23). As raízes L4,5 descem até a pelve e se unem a S1-4 e são combinadas pelo tronco lombossacral (L4,5). O plexo localiza-se posteriormente à artéria e veia ilíaca interna e anteriormente ao músculo piriforme.

Os diversos ramos do plexo podem ser divididos em ramos posteriores originados das divisões posteriores dos ramos anteriores, ramos anteriores da divisão anterior e um ramo terminal.

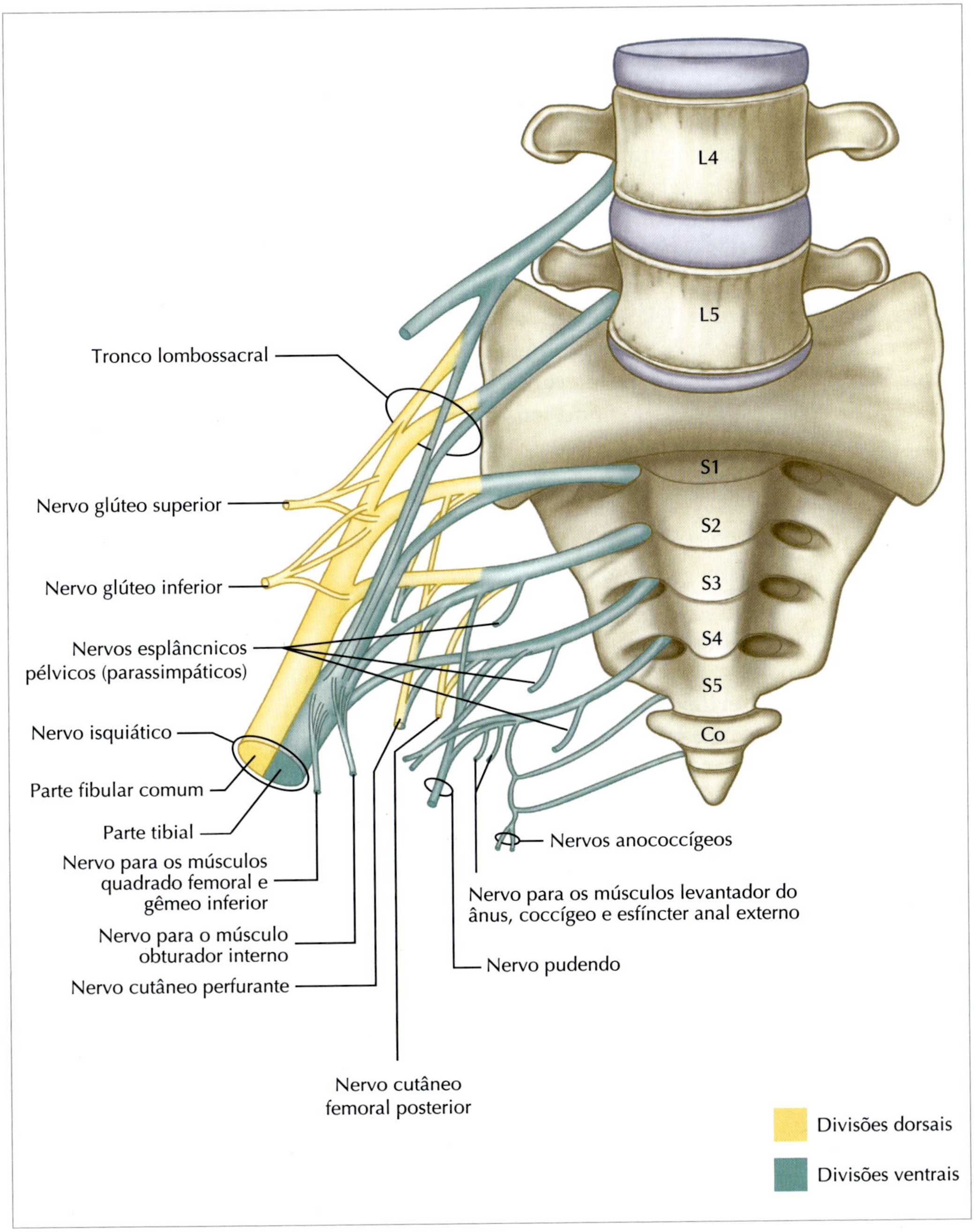

Figura 7.23 Plexo sacral.

Principais nervos e ramos

1. **Nervo isquiático (L4-S3):** Este grande nervo derivado do plexo sacral tem duas partes, tibial e fibular comum.
   - **Nervo tibial (L4-S3):** Inerva os posteriores músculos flexores da coxa e a maioria dos músculos flexores das pernas e dos pés.
   - **Nervo fibular comum (L4-S2):** Divide-se em ramos superficial e profundo, que inervam músculos das partes anterior e lateral da perna e que contêm fibras sensitivas para grande parte do dorso do pé e parte lateral da perna.

2. **Nervo pudendo (S2-4):** Inerva o períneo e grande parte da genitália externa. Tem também funções sensitivas e motoras, inervando diversos músculos do assoalho pélvico.
3. **Nervo glúteo superior (L4-S1):** Inerva os músculos glúteo médio, glúteo mínimo e tensor da fáscia lata.
4. **Nervo glúteo inferior (L5-S2):** Inerva o músculo glúteo máximo.
5. **Nervo cutâneo femoral posterior (S1-3):** Fornece inervação sensitiva à pele da parte posterior da coxa e da parte inferior das nádegas. Também inerva parte da pele do aspecto posterior da perna.

Funções

Função motora: Controla os músculos da parte posterior da coxa, perna e pé, contribuindo para movimentos como deambular e ficar em pé.

Função sensitiva: Transporta informações sensitivas da pele, dos músculos e das articulações dos membros inferiores, do períneo e dos órgãos pélvicos.

Função autonômica: Os nervos (S2-4) também contribuem para o sistema nervoso autônomo, transportando nervos parassimpáticos que atuam em funções como fluxo sanguíneo, controle vesical e intestinal e secreção glandular nos órgãos pélvicos.

Nervo isquiático (L4-S3)

Origem

O nervo isquiático é o maior nervo do corpo, composto principalmente por fibras nervosas dos nervos espinais L4 a S3.

Curso

Originando-se na pelve, o nervo isquiático passa da pelve para a região glútea através do forame isquiático maior, abaixo do músculo piriforme e sob o músculo glúteo máximo. Em seguida, desce pela região glútea e entra no compartimento posterior da coxa. À medida que desce, o nervo isquiático bifurca-se em seus dois ramos principais: o nervo tibial (medial) e o nervo fibular comum (lateral), o que em geral ocorre no terço inferior da coxa (Fig. 7.24).

Ramos do nervo isquiático

- **Ramos musculares:** Músculos bíceps femoral (cabeça longa), semitendíneo, semimembranáceo, músculos posteriores da coxa, parte do adutor magno.
- **Ramos articulares:** Articulação do quadril.
- **Ramos terminais:** Divide-se nos nervos tibial e nervo fibular comum.

Nervo tibial (L4-S3)

Curso

O nervo tibial origina-se no terço inferior da coxa, acima do ápice da fossa poplítea, e é o maior ramo terminal do nervo isquiático. O nervo continua descendo pela fossa poplítea e pelo compartimento posterior da perna.

No interior da fossa poplítea, situa-se entre os músculos semitendíneo e bíceps femoral, profundamente a eles. Ao entrar na fossa, o nervo tibial passa superficialmente à artéria e veia poplíteas, cruzando de lateral para medial.

O nervo então deixa a fossa poplítea profundamente às duas cabeças do músculo gastrocnêmio e profundamente ao arco fibroso do músculo sóleo. Continua seguindo profundamente ao músculo sóleo e na linha média, acompanhado dos vasos tibiais posteriores; passa no aspecto lateral destes, posteriormente ao maléolo medial.

O nervo passa então através do túnel do tarso, um canal fibroso no aspecto medial do tornozelo. Por fim, na face plantar do pé, o nervo tibial emite os nervos plantares medial e lateral, que inervam os músculos e a pele da face plantar do pé (Fig. 7.25).

O nervo tibial emite os seguintes ramos na fossa poplítea:

- **Ramos musculares** para os músculos gastrocnêmio, sóleo e poplíteo.
- **Ramos articulares** para a articulação do joelho.
- **Ramos cutâneos** para o nervo sural.
- **Nervos plantares medial e lateral (L4,5, S1)**, que fornecem inervação sensitiva à pele da planta do pé e ao aspecto plantar dos dedos (Fig. 7.26).

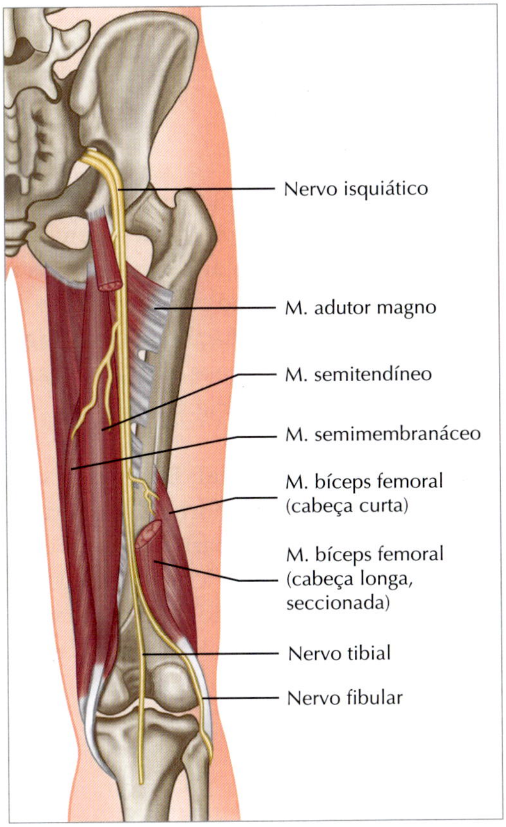

Figura 7.24 Via motora do nervo isquiático.

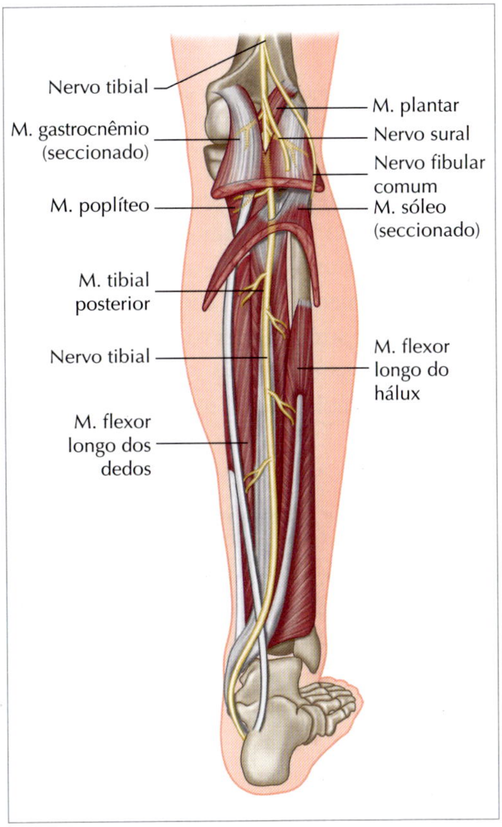

Figura 7.25 Via motora do nervo tibial.

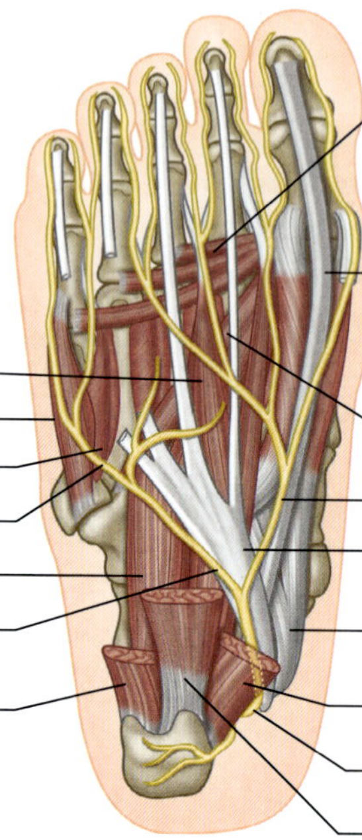

Figura 7.26 Via motora dos nervos plantares medial e lateral.

O nervo sural passa sobre o formato de "V" produzido pelas duas cabeças do músculo gastrocnêmio e se une a ele por um ramo do nervo fibular comum, chamado de "nervo comunicante sural". O nervo então desce pela perna à veia safena parva e passa posteriormente ao maléolo lateral, terminando na pele lateral do pé.

Nervo fibular comum (L4-S2)

Este é o menor dos ramos terminais do nervo isquiático. Tem componentes motores e sensitivos e fornece inervação a vários músculos e regiões nos aspectos anterior e lateral da perna e do pé.

Curso

Depois de ramificar-se do nervo isquiático no terço inferior da coxa, o nervo fibular comum segue até a fossa poplítea ao longo da borda medial do tendão do bíceps femoral, sobre os músculos plantar e a cabeça lateral do gastrocnêmio, e então contorna o colo da fíbula. Ao entrar no músculo fibular longo, o nervo então se divide nos nervos fibulares superficial e profundo (Fig. 7.27).

Nervo fibular superficial: Este percorre o aspecto lateral da perna, fornecendo inervação sensitiva à pele das partes anterior e lateral da perna, bem como à face dorsal do pé. Também fornece inervação motora aos músculos do compartimento lateral envolvidos na eversão do pé – músculos fibular longo e fibular curto.

Nervo fibular profundo: Ele perfura o músculo extensor longo dos dedos e então desce com os vasos tibiais anteriores sobre a mem-

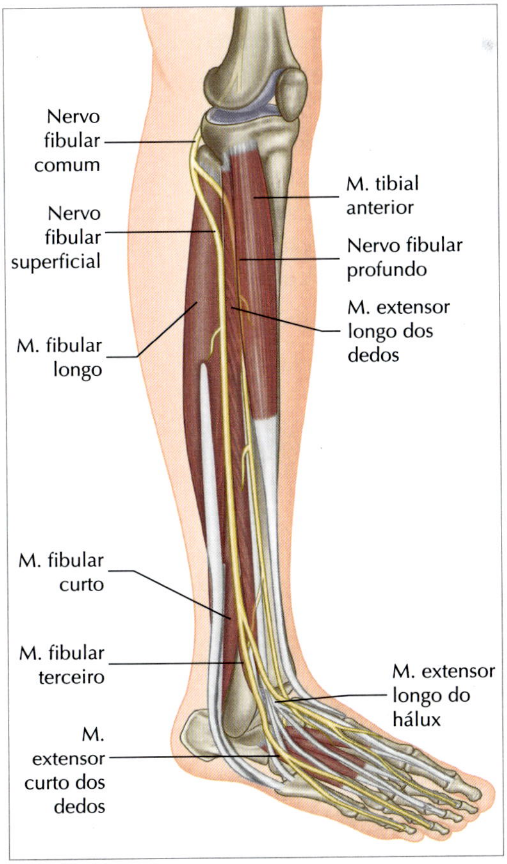

Figura 7.27 Via motora do nervo fibular comum.

brana interóssea entre a fíbula e a tíbia, fornecendo inervação motora aos músculos do compartimento anterior da perna: extensor longo dos dedos, extensor longo do hálux, tibial anterior, fibular terceiro e extensor curto dos dedos.

Funções

Função motora: O nervo fibular comum contribui para a dorsiflexão (extensão) do tornozelo e a extensão dos dedos dos pés por meio dos músculos que inerva.

Função sensitiva: O nervo fibular superficial é responsável pela inervação sensitiva, fornecendo sensibilidade à pele do dorso do pé e da região anterolateral da perna.

Lesões e significância clínica

Nervo isquiático

Lesões: Lesões ao nervo isquiático podem resultar de traumatismo, compressão ou estiramento. Causas comuns incluem fraturas, luxações, pressão prolongada no nervo e cirurgias no quadril.

Significância clínica: Danos ao nervo isquiático podem levar a sintomas como dor, fraqueza e dormência ao longo do trajeto do nervo, por exemplo, no prolapso discal. Podem afetar significativamente a função motora, causando dificuldade para deambular, ficar em pé e realizar atividades que exigem força nos membros inferiores.

Nervo fibular comum

Lesões: Lesões ao nervo fibular comum podem ocorrer em decorrência de traumatismos, compressão no ponto em que o nervo passa ao redor do colo da fíbula (p. ex., aparelho gessado muito apertado) ou lesão direta, como durante fraturas da fíbula ou luxações do joelho.

Significância clínica: Danos ao nervo fibular comum podem resultar em fraqueza ou paralisia dos músculos que ele inerva, afetando a dorsiflexão (extensão) do tornozelo e a extensão dos dedos. Essa condição, conhecida como "pé caído", pode levar a dificuldades para elevar o pé do chão, causando um padrão de marcha característico.

Nervo fibular superficial

Lesões: Lesões no nervo fibular superficial podem ocorrer por traumatismo, compressão ou encarceramento, em geral por causa de calçados apertados ou estresse repetitivo.

Significância clínica: Danos ao nervo fibular superficial levam a déficits sensitivos no dorso do pé e na região anterolateral da perna. Os pacientes podem sentir dormência, parestesia ou perda da sensibilidade nessas áreas. O pé pode ficar invertido em razão da perda da função dos músculos fibulares.

Nervo fibular profundo

Lesões: Lesões ao nervo fibular profundo podem resultar de traumatismo, compressão ou lesão direta, frequentemente associadas a fraturas ou encarceramento.

Significância clínica: Danos ao nervo fibular profundo afetam a função motora, levando a fraqueza ou paralisia dos músculos envolvidos na dorsiflexão do tornozelo e na extensão dos dedos. Isso pode contribuir para a queda do pé e dificuldade para deambular.

CAPÍTULO 8

Sistema musculoesquelético

Estrutura e função do músculo esquelético

Os músculos esqueléticos (somáticos ou voluntários) constituem aproximadamente 40% do peso total do corpo humano. Sua função principal é produzir movimento por meio da capacidade de se contrair e relaxar de forma coordenada. Eles se inserem diretamente nos ossos ou, mais frequentemente, por meio de tendões. O local onde um músculo se insere em um ponto relativamente fixo no osso, diretamente ou por meio de um tendão, é chamado de *origem*. Quando o músculo se contrai, ele transmite tensão aos ossos ao longo de uma ou mais articulações, e o movimento ocorre. A extremidade do músculo que se insere no osso e se move é chamada de *inserção*.

Visão geral da estrutura do músculo esquelético

A unidade funcional do músculo esquelético é conhecida como *fibra muscular*, uma célula cilíndrica alongada com múltiplos núcleos. Varia de 10 a 100 micrômetros de largura e de alguns milímetros a mais de 30 centímetros de comprimento. O citoplasma da fibra é chamado de *sarcoplasma*, encapsulado no interior de uma membrana celular chamada *sarcolema*. Uma delicada membrana conhecida como *endomísio* envolve cada fibra individual.

As fibras musculares são agrupadas em feixes revestidos por uma bainha de colágeno conhecida como *perimísio*. Esses feixes, por sua vez, são agrupados, e o músculo como um todo é revestido por uma bainha chamada *epimísio*. Essas membranas musculares se estendem por toda a extensão do músculo, desde o tendão de origem até o tendão de inserção. Toda essa estrutura é, às vezes, chamada de *unidade musculotendínea*.

Ao definir a estrutura do tecido muscular em mais detalhes, da anatomia microscópica à macroscópica, temos os seguintes componentes: miofibrilas, endomísio, fascículos, perimísio, epimísio, fáscia profunda e fáscia superficial.

Miofibrilas

Utilizando um microscópio eletrônico, é possível distinguir os elementos contráteis de uma fibra muscular, conhecidos como *miofibrilas*, que percorrem todo o comprimento da fibra. Cada miofibrila apresenta faixas claras e escuras alternadas, que produzem a estriação transversal característica da fibra muscular; essas faixas são chamadas de *miofilamentos*. As faixas claras são chamadas de *bandas isotrópicas (I)* e consistem em miofi-

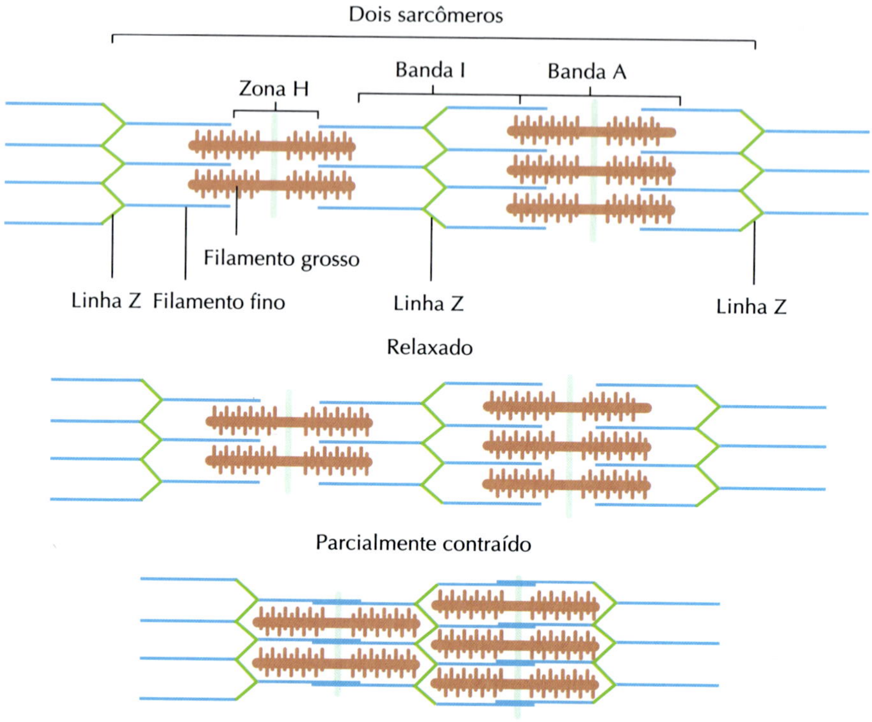

Figura 8.1 Os filamentos no interior de uma fibra muscular se movem e se sobrepõem, causando o encurtamento ou contração da fibra.

lamentos finos compostos pela proteína actina. As escuras são chamadas de *bandas anisotrópicas (A)*, que consistem em miofilamentos mais espessos compostos pela proteína miosina. Um terceiro filamento de conexão é feito da pegajosa proteína titina, também conhecida como conectina, que é a terceira proteína mais abundante dos tecidos humanos.

Os filamentos de miosina têm extensões semelhantes a pás emanando deles, como os remos de um barco. Essas extensões se prendem aos filamentos de actina, formando o que chamamos de *pontes cruzadas* entre os dois tipos de filamentos. Essas pontes cruzadas, utilizando a fonte de energia muscular conhecida como *trifosfato de adenosina (ATP)*, aproximam os filamentos de actina.* Assim, os conjuntos de filamentos claros e escuros gradualmente se sobrepõem, como dedos entrelaçados, resultando em uma contração

* **Teoria do filamento deslizante de Huxley.** A hipótese comumente aceita para explicar a função muscular é parcialmente descrita pela teoria do filamento deslizante proposta por Huxley e Hanson em 1954. As fibras musculares recebem um impulso nervoso que causa a liberação de íons de cálcio armazenados no músculo. Na presença de ATP, os íons de cálcio se ligam aos filamentos de actina e miosina formando uma ligação eletrostática (magnética). Essa ligação faz com que as fibras encurtem, resultando em sua contração ou aumento do tônus (tônus muscular). Quando o impulso nervoso cessa, as fibras musculares relaxam. Em razão da sua natureza elástica, os filamentos retornam aos seus comprimentos não contraídos, ou seja, ao seu nível de tônus de repouso.

muscular. Um conjunto de filamentos de actina-miosina é chamado de *sarcômero*.

- A zona mais clara é conhecida como *banda I*, e a mais escura, *banda A*.
- A *linha Z* é uma linha fina e escura no ponto médio da banda I.
- Um *sarcômero* é definido como a seção de miofibrila entre linhas Z consecutivas.
- O centro da banda A contém a *zona H*.
- A *linha M* corta a zona H e delineia o centro do sarcômero.

Se uma força externa faz com que um músculo se estenda além do seu nível de tônus de repouso (a contração leve e contínua de um músculo, que auxilia na manutenção da postura), o efeito de interligação dos filamentos de actina e miosina que ocorre durante a contração é revertido. Inicialmente, os filamentos de actina e miosina acomodam o alongamento, mas, à medida que o alongamento prossegue, os filamentos de titina "compensam" cada vez mais a fim de absorver o deslocamento. Assim, é o filamento de titina que determina a extensibilidade e a resistência da fibra muscular ao alongamento.

Pesquisas indicam que uma fibra muscular (sarcômero) pode ser alongada em até 150% do seu comprimento normal de repouso.

Endomísio

Um delicado tecido conjuntivo chamado *endomísio* fica fora do sarcolema de cada fibra muscular, separando cada fibra das vizinhas, mas também conectando-as.

Fascículos

As fibras musculares são organizadas em feixes paralelos chamados *fascículos*.

Perimísio

Cada fascículo é delimitado por uma bainha colágena mais densa chamada *perimísio*.

Epimísio

O músculo como um todo, que é, portanto, um conjunto de fascículos, é envolto por uma bainha fibrosa chamada *epimísio*; esse arranjo facilita a transmissão de força.

Fáscia profunda

Uma camada mais espessa de tecido conjuntivo fibroso fica fora do epimísio, unindo músculos individuais em grupos funcionais. Essa fáscia profunda se estende de modo a envolver outras estruturas adjacentes.

Fáscia superficial

Embora sua anatomia e topografia difiram de uma região para outra, conferindo especialização, a fáscia superficial é essencialmente uma camada de gordura que contém septos oblíquos e que conecta a pele à fáscia profunda. Foi descrita a presença de fibras contráteis na fáscia superficial, particularmente no pescoço.

Inserção muscular

Um músculo se liga ao osso ou a outros tecidos por uma inserção direta ou indireta. Uma *inserção direta* ou *muscular* ocorre quando o perimísio e o epimísio do músculo se unem e se fundem ao periósteo do osso, ao pericôndrio da cartilagem, a uma cápsula articular ou ao tecido conjuntivo subjacente à pele, como em alguns músculos da expressão facial. Uma *inserção indireta* ocorre quando os componentes do tecido conjuntivo de um músculo se fundem em feixes de fibras colágenas formando um tendão interveniente. Inserções

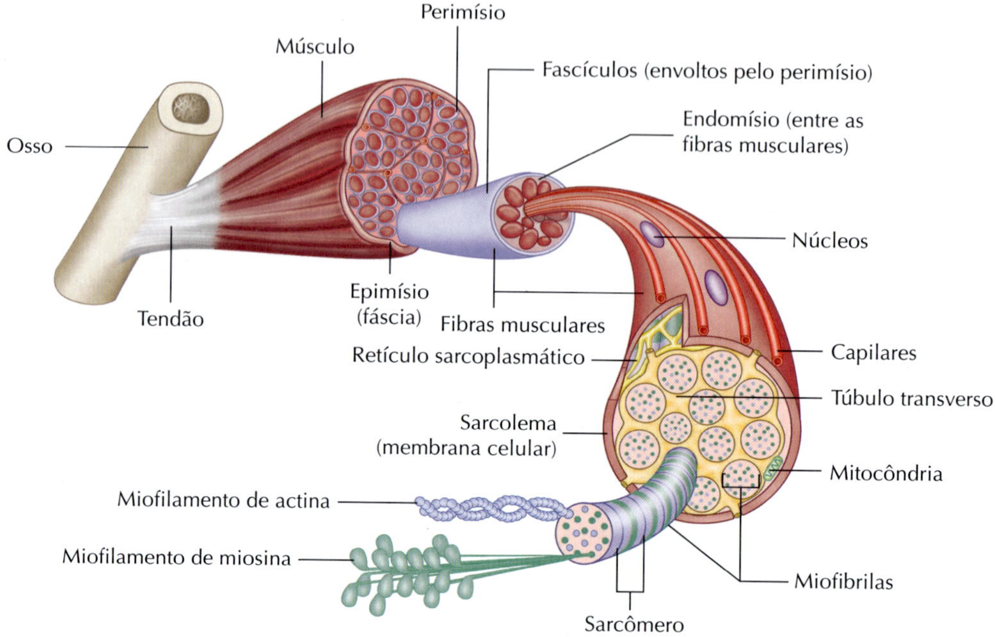

Figura 8.2 Estrutura do tecido muscular, da anatomia microscópica à macroscópica.

indiretas são muito mais comuns. Os diferentes tipos de inserção indireta incluem: tendões e aponeuroses, septos intermusculares e ossos sesamoides.

Tendões e aponeuroses

Quando os componentes de tecido conjuntivo de um músculo se combinam e se estendem além da extremidade do músculo como cordões arredondados ou faixas planas, a inserção tendínea é chamada de *tendão*; se eles se estendem como um material fino, plano e largo, semelhante a uma lâmina, a inserção é chamada de *aponeurose*. O tendão ou aponeurose fixa o músculo ao osso ou à cartilagem, à fáscia de outros músculos ou a uma costura de tecido fibroso conhecida como *rafe*. Placas planas de tendão podem se formar no corpo de um músculo nos pontos em que ele é exposto a atrito. Isso pode ocorrer, por exemplo, na superfície profunda do músculo trapézio, no ponto em que ele atrita contra a espinha da escápula.

Septos intermusculares

Em alguns casos, camadas planas de tecido conjuntivo denso, conhecidas como *septos intermusculares*, penetram entre os músculos, fornecendo outra estrutura na qual as fibras musculares podem se inserir.

Ossos sesamoides

Se um tendão for submetido a atrito, pode, embora não em todos os casos, desenvolver um osso sesamoide em sua substância. O maior osso sesamoide do corpo humano é a patela.

Entretanto, ossos sesamoides também podem aparecer em tendões não sujeitos a atrito.

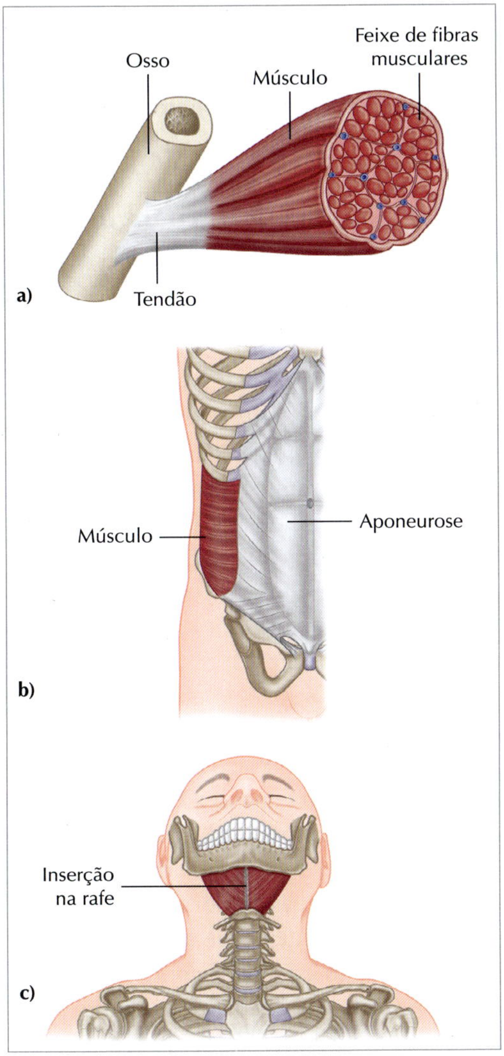

Figura 8.3 (a) Inserção tendínea. (b) Inserção por aponeurose. (c) Rafe milo-hióidea.

Múltiplas inserções

Muitos músculos têm apenas duas inserções, uma em cada extremidade. Músculos mais complexos, por outro lado, frequentemente se inserem em múltiplas estruturas diversas em suas origens e/ou inserções. Se essas inserções forem separadas, de modo que haja dois ou mais tendões e/ou aponeuroses se inserindo em locais diferentes, diz-se que o músculo tem duas ou mais cabeças. Por exemplo, o músculo bíceps braquial tem duas cabeças em sua origem: uma que se insere no processo coracoide da escápula e outra que se insere no tubérculo supraglenoidal. O músculo tríceps braquial tem três cabeças e o quadríceps femoral tem quatro.

Fibras musculares vermelhas e brancas

Distinguiram-se três tipos de fibras musculares esqueléticas: (1) fibras vermelhas de contração lenta; (2) fibras brancas de contração rápida; e (3) fibras intermediárias de contração rápida. Todo músculo conta sempre com uma mistura desses tipos de fibras, que lhes confere uma gama de resistência à fadiga e velocidades de contração.

1. *Fibras vermelhas de contração lenta*: Essas fibras são células finas que se contraem lentamente. A cor vermelha se deve ao seu teor de mioglobina, uma substância semelhante à hemoglobina, que armazena oxigênio e aumenta sua taxa de difusão no interior das fibras musculares. Desde que o suprimento de oxigênio seja abundante, as fibras vermelhas podem se contrair por períodos prolongados e, portanto, são muito resistentes à fadiga. Corredores de maratona bem-sucedidos tendem a ter uma alta porcentagem dessas fibras vermelhas.
2. *Fibras brancas de contração rápida*: Essas fibras são células grandes que se contraem rapidamente. São pálidas em razão do seu menor teor de mioglobina. As fibras brancas se fadigam rapidamente, pois dependem das reservas de glicogênio de curta duração na fibra para se contrair. No entanto, são capazes de produzir contrações muito mais potentes do que as fibras vermelhas, possibilitando-lhes realizar movimentos rápidos e vigorosos por curtos pe-

ríodos. Velocistas bem-sucedidos têm uma proporção maior dessas fibras brancas.

3. *Fibras intermediárias de contração rápida*: Essas fibras vermelhas ou rosadas são um meio-termo em tamanho e atividade entre as fibras vermelhas e brancas.

Suprimento sanguíneo

Em geral, todo músculo conta com um suprimento arterial para levar nutrientes para o músculo pelo sangue; contém ainda diversas veias que levam os subprodutos metabólicos liberados pelo músculo no sangue. Esses vasos sanguíneos em geral entram pela parte central do músculo, mas também podem entrar em direção a uma extremidade. Posteriormente, eles se ramificam em um plexo capilar, que se espalha pelos septos intermusculares, por fim penetrando no endomísio ao redor de cada fibra muscular. Durante o exercício físico, os capilares se dilatam, aumentando o fluxo sanguíneo no músculo em até 800 vezes. No entanto, um tendão muscular, que é composto por um tecido relativamente inativo, tem um suprimento sanguíneo muito menos extenso.

Suprimento nervoso

O suprimento nervoso para um músculo comumente chega pelo mesmo ponto que o suprimento sanguíneo, em um feixe neurovascular; ele se ramifica ao longo dos septos do tecido conjuntivo até o endomísio de maneira semelhante. Cada fibra muscular esquelética é suprida por uma única terminação nervosa. Isso contrasta com outros tecidos musculares, que são capazes de se contrair sem qualquer estimulação nervosa.

O nervo que entra no músculo em geral contém proporções aproximadamente iguais de fibras nervosas sensitivas e motoras, embora alguns músculos possam receber ramos sensitivos distintos.

À medida que a fibra nervosa se aproxima da fibra muscular, ela se divide em vários ramos terminais, coletivamente conhecidos como *placa motora*.

Unidade motora de um músculo esquelético

Uma unidade motora consiste em uma única célula nervosa motora e as fibras musculares que ela estimula. As unidades motoras têm tamanhos diversos, variando de cilindros de músculo de 5 a 7 mm de diâmetro no membro superior a 7 a 10 mm de diâmetro no membro inferior. A quantidade média de fibras musculares em uma unidade é 150, mas esse valor pode variar de menos de dez a algumas centenas. Quando são necessárias gradações finas do movimento, como nos músculos do bulbo do olho ou dos dedos, a quantidade de fibras musculares inervadas por uma única célula nervosa é pequena. Por outro lado, quando são necessários movimentos em massa, como nos músculos do membro inferior, cada célula nervosa pode suprir uma unidade motora de várias centenas de fibras.

As fibras musculares de uma dada unidade motora estão espalhadas por todo o músculo, em vez de agrupadas. Isso significa que a estimulação de uma única unidade motora fará com que todo o músculo apresente uma contração fraca.

Os músculos esqueléticos atuam segundo o princípio do "tudo ou nada": em outras palavras, grupos de células musculares, ou fascículos, se contraem totalmente ou nem se contraem. Dependendo da força de contração necessária, uma determinada quantidade de células musculares se contrairá totalmente, enquanto outras não. Quando for necessário um esforço muscular maior, a maioria das unidades motoras pode ser estimulada simultaneamente. No entanto, em condições normais, as unidades motoras

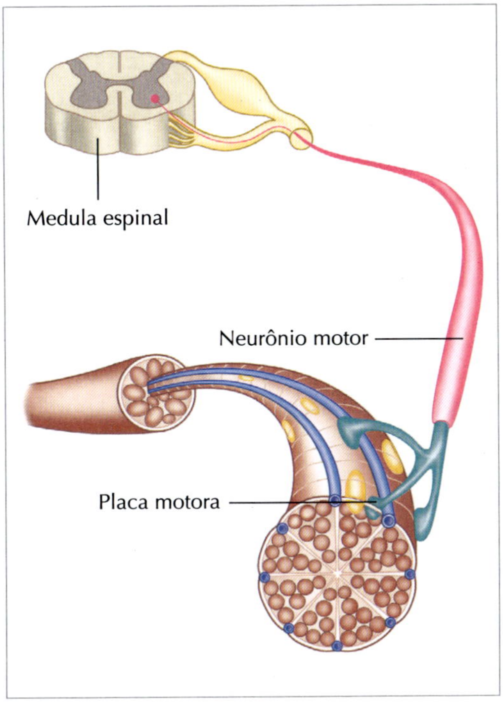

Figura 8.4 Unidade motora de um músculo esquelético.

tendem a funcionar em revezamentos, de modo que, durante contrações prolongadas, algumas são inibidas enquanto outras se contraem – isso é conhecido como *incrementos graduais de contração (CGI)*.

Reflexos musculares

Nos músculos esqueléticos, existem dois tipos especializados de receptores nervosos capazes de detectar tensão (comprimento ou alongamento): fusos musculares e órgãos tendinosos de Golgi (OTG). Os *fusos musculares* têm o formato de um charuto e consistem em pequenas fibras musculares modificadas, chamadas *fibras intrafusais*, e terminações nervosas, encapsuladas em uma bainha de tecido conjuntivo; situam-se entre e paralelamente às fibras musculares principais. Os OTG localizam-se principalmente nas junções entre os músculos e seus tendões ou aponeuroses.

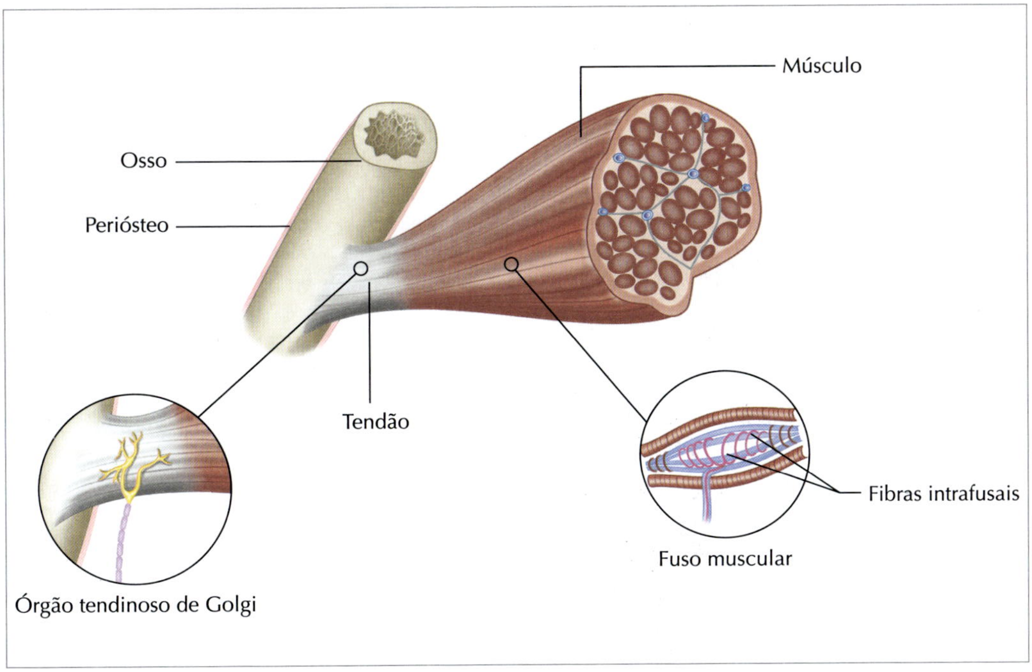

Figura 8.5 Anatomia do fuso muscular e do órgão tendinoso de Golgi.

Reflexo de estiramento

O *reflexo de estiramento* ajuda a controlar a postura, mantendo o tônus muscular. Também ajuda a evitar lesões, possibilitando que o músculo responda a um aumento repentino ou inesperado de comprimento. Funciona assim:

1. Quando um músculo é estirado, os fusos musculares são excitados, fazendo com que cada fuso envie um impulso nervoso comunicando a velocidade do estiramento à medula espinal.
2. Ao receber esse impulso, a medula espinal imediatamente envia de volta um impulso proporcional às fibras musculares estiradas, fazendo com que elas se contraiam, a fim de desacelerar o movimento. Esse processo circular é conhecido como *arco reflexo*.
3. Um impulso é enviado simultaneamente da medula espinal para o antagonista do músculo em contração (i.e., o músculo que se opõe à contração), inibindo a ação do antagonista de modo que ele não consiga resistir à contração do músculo estirado. Esse processo é conhecido como *inibição recíproca*.
4. Simultaneamente a esse reflexo espinal, a medula espinal também envia impulsos

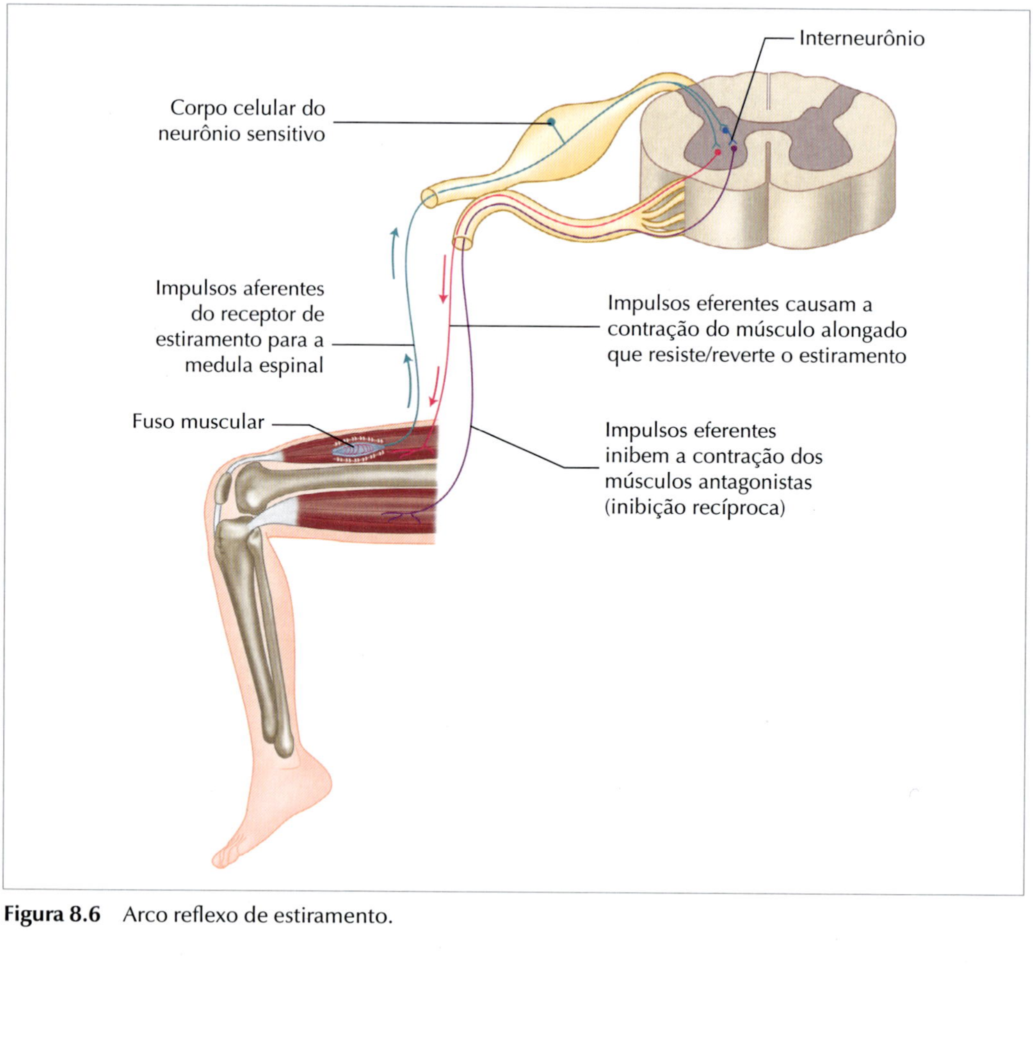

Figura 8.6 Arco reflexo de estiramento.

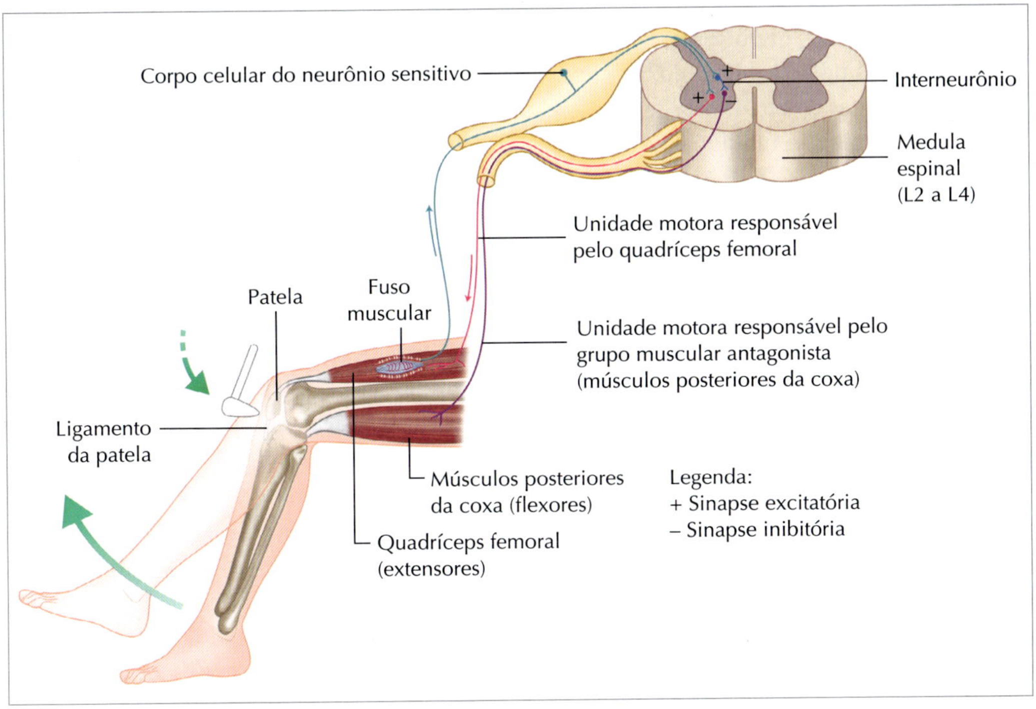

Figura 8.7 Reflexo patelar.

nervosos ao encéfalo, que transmitem informações sobre o comprimento e a velocidade da contração muscular. Um reflexo no encéfalo realimenta os impulsos nervosos para os músculos, a fim de garantir a manutenção do tônus muscular adequado para atender às necessidades de postura e movimento.

5. Enquanto isso, a sensibilidade ao estiramento das minúsculas fibras musculares intrafusais no interior do fuso muscular é equilibrada e regulada por fibras nervosas eferentes gama,** originárias de neurônios motores da medula espinal. Assim, um arco reflexo do neurônio motor gama garante a uniformidade da contração muscular, que de outra forma seria irregular se o tônus muscular dependesse apenas do reflexo de estiramento.

O exemplo clínico clássico do reflexo de estiramento sendo utilizado na prática clínica é o *reflexo patelar*, em que o ligamento da patela é levemente golpeado com um pequeno martelo de borracha. Isso resulta nesta sequência de eventos:

1. O estiramento repentino do ligamento da patela faz com que o músculo quadríceps femoral seja estirado; ou seja, a percussão vigorosa no ligamento da patela causa um estiramento repentino do tendão.
2. Esse estiramento rápido é registrado pelos fusos musculares do quadríceps, que faz com que este se contraia. Isso causa um pequeno chute quando o joelho se estende repentinamente, aliviando a tensão dos fusos musculares.

** A função dessas fibras nervosas é regular a sensibilidade do fuso e a tensão total no músculo.

3. Simultaneamente, impulsos nervosos para os músculos posteriores da coxa, que são os antagonistas do quadríceps femoral, resultam em inibição funcional de sua ação.

Outro exemplo bem conhecido do reflexo de estiramento em ação ocorre quando uma pessoa adormece na posição sentada: sua cabeça relaxa para a frente e depois se move bruscamente para cima, porque os fusos musculares estirados na parte de trás do pescoço ativaram um arco reflexo.

O reflexo de estiramento também atua continuamente a fim de manter o tônus dos músculos posturais; em outras palavras, possibilita-nos permanecer em pé sem esforço consciente e sem cair para a frente. A sequência de eventos que impede esse colapso para a frente ocorre em uma fração de segundo, da seguinte maneira:

1. Ao ficarmos em pé, naturalmente começamos a nos inclinar para a frente.
2. Isso leva os músculos da panturrilha a uma posição alongada, ativando o reflexo de estiramento.
3. Consequentemente, os músculos da panturrilha se contraem para nos puxar de volta à posição ereta.

Reflexo tendinoso profundo (inibição autogênica)

Em contraste com o reflexo de estiramento, que envolve a resposta dos fusos musculares

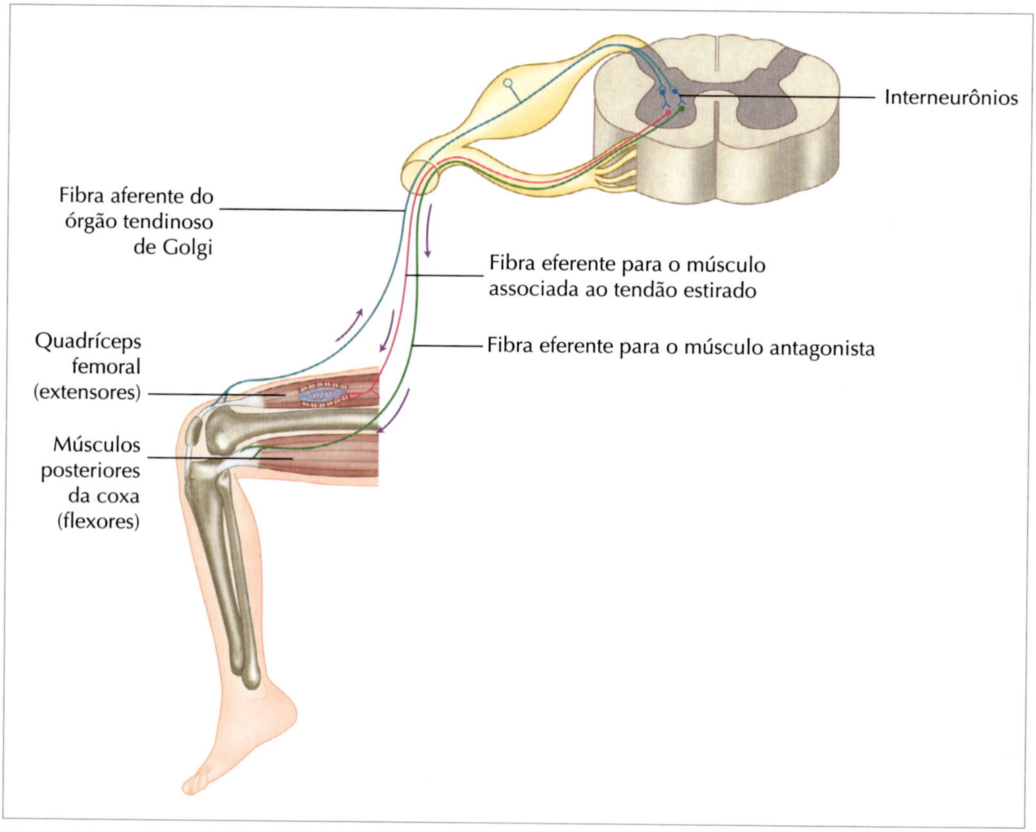

Figura 8.8 Reflexo tendinoso profundo.

ao estiramento das fibras musculares, o *reflexo tendinoso profundo* envolve a reação dos OTG à contração muscular ou a um aumento indevido de tensão.

Assim, o reflexo tendinoso profundo cria o efeito oposto ao do reflexo de estiramento. Funciona assim:

1. Quando um músculo se contrai, ele traciona os tendões que estão situados em ambas as extremidades.
2. A tensão no tendão faz com que os OTG transmitam impulsos à medula espinal. Alguns impulsos continuam até o cerebelo.
3. À medida que esses impulsos chegam à medula espinal, eles inibem os nervos motores que inervam o músculo em contração, reduzindo assim o tônus.
4. Simultaneamente, os nervos motores que inervam o músculo antagonista são ativados, causando sua contração. Esse processo é chamado de *ativação recíproca*.
5. Enquanto isso, as informações que chegam ao cerebelo são processadas e realimentadas a fim de ajudar a reajustar a tensão muscular.

O reflexo tendinoso profundo tem uma função protetora: impede que o músculo se contraia com força excessiva a ponto de romper sua inserção no osso. Portanto, é especialmente importante durante atividades que envolvem alternância rápida entre flexão e extensão, como a corrida.

Observe, no entanto, que, em movimentos cotidianos normais, a tensão muscular não é suficiente para ativar os OTG e desencadear um reflexo tendinoso profundo. Em contraste, o limiar do reflexo de estiramento do fuso muscular é muito mais baixo, pois ele precisa manter constantemente um tônus suficiente nos músculos posturais a fim de manter o corpo ereto.

Contrações isométricas e isotônicas

Um músculo se contrairá mediante estimulação na tentativa de aproximar suas inserções, mas isso não necessariamente resulta em um encurtamento do músculo. Se a contração de um músculo não resultar em movimento, essa contração é chamada de *isométrica*; se resultar em algum tipo de movimento, é chamada de *isotônica*.

Contração isométrica

Uma contração *isométrica* ocorre quando há um aumento da tensão em um músculo, mas seu comprimento permanece inalterado. Em outras palavras, embora o músculo fique tenso, a articulação que ele cruza não se move. Um exemplo disso é segurar um objeto pesado na mão com o cotovelo estacionário e flexionado a 90 graus. Tentar levantar algo que se mostra pesado demais para ser movido é outro exemplo.

Observe também que alguns músculos posturais trabalham em grande parte isometricamente por reflexo automático. Por exemplo, na posição ereta, o corpo tem uma tendência natural a cair para a frente na altura do tornozelo; isso é evitado pela contração isométrica dos músculos da panturrilha. Da mesma maneira, o centro de gravidade do crânio faria a cabeça inclinar-se para a frente se os músculos da nuca não se contraíssem isometricamente a fim de manter a cabeça centralizada.

Contração isotônica

As contrações musculares *isotônicas* nos possibilitam movimentar-nos. Elas podem ser de dois tipos: concêntricas e excêntricas.

Na contração *concêntrica*, as inserções musculares se aproximam, causando um movimento na articulação. No exemplo de segurar um objeto na mão, se o músculo bíceps braquial se contrair concentricamente, a articulação do cotovelo se flexionará e a mão se moverá em direção ao ombro. Da mesma forma, se olharmos para o teto, os músculos da nuca precisam se contrair concentricamente a fim de inclinar a cabeça para trás e estender o pescoço.

A contração *excêntrica* significa que as fibras musculares "se desdobram" de maneira controlada a fim de desacelerar os movimentos em situações em que a gravidade, se não controlada, faria com que ocorressem muito rapidamente, por exemplo, ao abaixar um objeto que seguramos na mão até a lateral do corpo. Outro exemplo cotidiano é o simples ato de sentar-se em uma cadeira. Portanto, a diferença entre as contrações concêntrica e excêntrica é que na primeira o músculo encurta, enquanto na segunda ele se alonga.

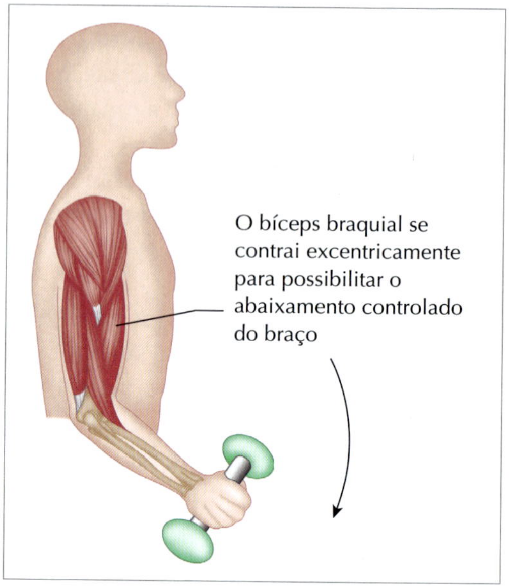

Figura 8.11 Contração isotônica excêntrica.

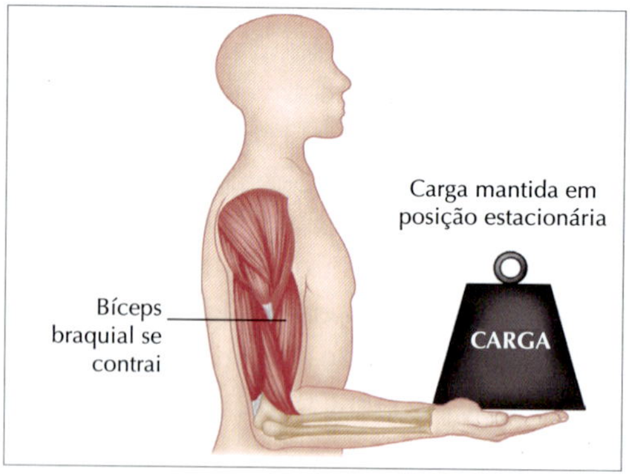

Figura 8.9 Contração isométrica.

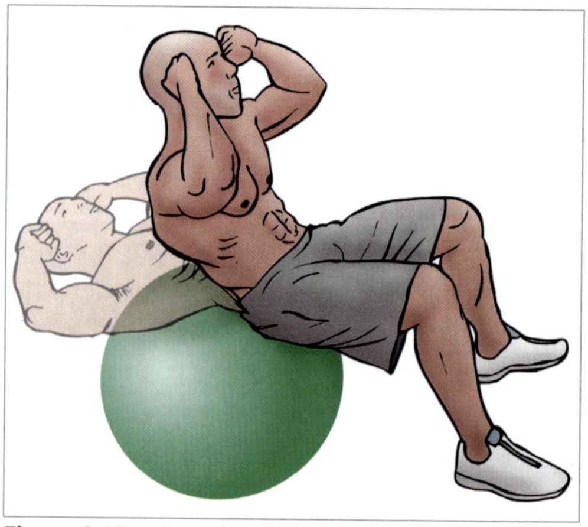

Figura 8.10 Os músculos abdominais se contraem concentricamente a fim de elevar o tronco.

Formato do músculo (arranjo dos fascículos)

Os músculos apresentam uma variedade de formas, de acordo com a disposição de seus fascículos. A razão para essa variação é proporcionar a eficiência mecânica ideal para um músculo em relação à sua posição e ação. A disposição mais comum dos fascículos produz formas musculares que podem ser descritas como paralelas, penadas, convergentes e circulares. Cada uma dessas formas tem outras subcategorias. As diferentes formas são ilustradas na Figura 8.12.

Paralelas

Nesse arranjo, os fascículos estão dispostos paralelamente ao eixo longitudinal do músculo. Se os fascículos se estendem por todo o comprimento do músculo, ele é conhecido

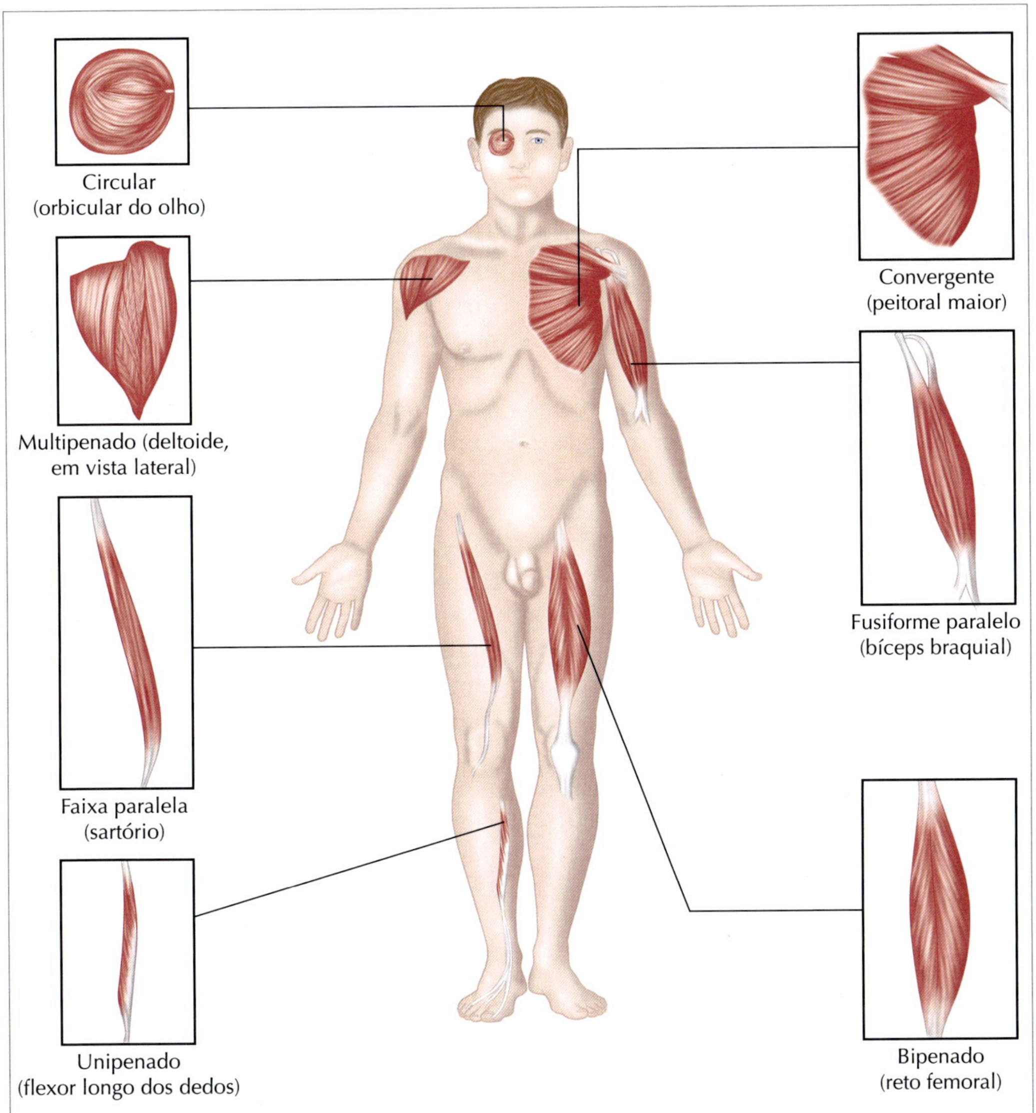

Figura 8.12 Formas dos músculos.

como *músculo em faixa*, como, por exemplo, o sartório. Se o músculo também tem um ventre expandido e tendões em ambas as extremidades, é chamado de *músculo fusiforme*, como, por exemplo, o bíceps braquial. Uma variação desse tipo de músculo tem um ventre muscular em cada extremidade, com um tendão no meio; como no caso do músculo digástrico.

Penadas

Os *músculos penados* são assim chamados porque seus fascículos curtos estão fixados obliquamente ao tendão, de maneira semelhante à estrutura de uma pena (do latim *penna* = "pena"). Se o tendão se desenvolve em um lado do músculo, ele é chamado de *unipenado*, por exemplo, no caso do flexor longo dos dedos do membro inferior. Se o tendão está no meio e as fibras estão fixadas obliquamente de ambos os lados, é chamado de *bipenado*, sendo o músculo reto femoral um bom exemplo. Se houver múltiplas intrusões tendíneas no músculo, com fibras se fixando obliquamente a partir de várias direções (assemelhando-se, portanto, a muitas penas lado a lado), o músculo é chamado de *multipenado*; o melhor exemplo é o músculo deltoide.

Convergentes

Músculos que têm uma origem ampla, com fascículos convergindo para um único tendão, conferindo-lhe um formato triangular, são chamados de *músculos convergentes*. O melhor exemplo é o músculo peitoral maior.

Circulares

Quando os fascículos de um músculo estão dispostos em anéis concêntricos, o músculo é denominado *circular*. Todos os músculos esfincterianos esqueléticos do corpo são desse tipo; eles circundam aberturas, que fecham por contração. Um exemplo é o músculo orbicular do olho.

Amplitude de movimento versus *potência*

Quando um músculo se contrai, ele pode encurtar em até 70% do seu comprimento original; portanto, quanto mais longas as fibras, maior a amplitude de movimento.

Por outro lado, a força de um músculo depende da quantidade total de fibras musculares que ele contém, e não do comprimento das fibras. Portanto:

1. Músculos com fibras longas e paralelas produzem a maior amplitude de movimento, mas em geral não são muito potentes.
2. Músculos com padrão penado (especialmente os multipenados) concentram mais fibras. Eles encurtam menos do que os músculos longos paralelos, mas tendem a ser muito mais potentes.

Características funcionais de um músculo esquelético

Tudo o que foi dito sobre os músculos até o momento neste livro nos possibilita formular uma lista de características funcionais do músculo esquelético.

Excitabilidade

Excitabilidade é a capacidade de receber e responder a um estímulo. No caso de um músculo, quando um impulso nervoso do encéfalo chega até ele, é liberada uma substância química conhecida como *acetilcolina*. Essa substância produz uma alteração no equilíbrio elétrico da fibra muscular que, como resultado, gera uma corrente elétrica conhecida como *potencial de ação*. Este conduz a corrente elétrica de uma extremidade a outra da célula muscular, resultando na contração da célula muscular, ou fibra muscular (lembre-se de que uma célula muscular = uma fibra muscular).

Contratilidade

Contratilidade é a capacidade do músculo de encurtar com força quando estimulado. Os músculos em si só têm a capacidade de se contrair; eles em geral não se alongam além do seu comprimento normal de repouso (ver "tônus" a seguir), exceto por meios externos (p. ex., manualmente). Em outras palavras, os músculos só são capazes de aproximar suas extremidades (contrair), não de separá-las.

Extensibilidade

Extensibilidade é a capacidade de um músculo de ser estendido ou retornar ao seu comprimento de repouso (que é um estado semicontraído) ou um pouco além. Por exemplo, se, a partir da posição ortostática, nos inclinarmos para a frente na altura dos quadris, os músculos das costas (como o eretor da espinha) alongam-se excentricamente (ver p. 139) a fim de abaixar o tronco. Eles se estendem um pouco além do seu comprimento normal de repouso, de modo que, na prática, eles são "alongados".

Elasticidade

A *elasticidade* descreve a capacidade de uma fibra muscular de se retrair depois de ser alongada e, portanto, retornar ao seu comprimento de repouso quando relaxada. Em um músculo inteiro, o efeito elástico é complementado pelas importantes propriedades elásticas das bainhas de tecido conjuntivo (endomísio e epimísio). Os tendões também contribuem com algumas propriedades elásticas. Um exemplo desse efeito de retração elástica pode ser experimentado ao retornar de uma flexão anterior de tronco, conforme descrito antes. Inicialmente não há contração muscular; em vez disso, o movimento ascendente é iniciado puramente pela retração elástica dos músculos das costas, após a qual a contração dos músculos das costas completa o movimento.

Tônus

Tônus muscular é o termo usado para descrever o estado de leve contração ao qual os músculos retornam durante o repouso. O tônus muscular não produz movimentos ativos, mas mantém os músculos firmes, saudáveis e prontos para responder à estimulação. É o tônus dos músculos esqueléticos que também ajuda a estabilizar e manter a postura. *Músculos hipertônicos* são aqueles cujo estado "normal" de repouso é a hipercontração.

Funções gerais dos músculos esqueléticos

- **Possibilitar o movimento:** Os músculos esqueléticos são responsáveis por toda a locomoção e manipulação, e possibilitam que se responda rapidamente.
- **Manter a postura:** Os músculos esqueléticos sustentam uma postura ereta contra a força da gravidade.
- **Estabilizar articulações:** Os músculos esqueléticos e seus tendões estabilizam as articulações.
- **Gerar calor:** Os músculos esqueléticos (assim como os músculos liso e cardíaco) produzem calor, o que é importante para manter a temperatura corporal normal.

Mecânica musculoesquelética

Origens e inserções

Na maior parte dos movimentos, uma das inserções de um músculo permanece relativamente estacionária, enquanto a da outra extremidade se move. A inserção mais estacionária é chamada de *origem* (ou *inserção proximal*) do músculo, e a outra, de *inserção* (ou *inserção distal*). Pode-se dizer que uma mola que fecha um portão tem sua origem no poste do portão e sua inserção no portão em si.

Contudo, no corpo, o arranjo origem-inserção raramente é tão óbvio, porque, dependendo da atividade em que se está envolvido, as extremidades fixa e móvel do músculo podem ser invertidas. Por exemplo, os músculos que prendem o membro superior ao tórax normalmente movem o braço em relação ao tronco, o que significa que suas origens estão no tronco e suas inserções estão no membro superior. No entanto, na escalada, os braços estão fixos, enquanto o tronco se move para cima à medida que é puxado em direção aos membros fixos. Nesse tipo de situação, em que a inserção fica fixa e a origem se move, diz-se que o músculo realiza uma ação reversa. Como há muitas situações em que os músculos estão atuando em ações reversas, às vezes é menos confuso simplesmente falar de inserções, sem referência a origem e inserção.

Na prática, uma inserção muscular que se encontra mais proximalmente (mais em direção ao tronco ou nele) é geralmente chamada de *origem* (ou *inserção proximal)*. Uma inserção que se encontra mais distalmente (afastada da extremidade de conexão de um membro ou do tronco) é chamada de *inserção* (ou *inserção distal)*.

Ação em grupo dos músculos

Os músculos trabalham juntos ou em oposição a fim de realizar uma ampla variedade de movimentos; portanto, o que um músculo pode fazer, há outro que pode desfazer. Os músculos também podem ser necessários para fornecer suporte ou estabilidade adicional a fim de permitir que certos movimentos ocorram em outras partes.

Os músculos são classificados em quatro grupos funcionais:

- Motor primário, ou agonista.
- Antagonista.
- Sinergista.
- Fixador.

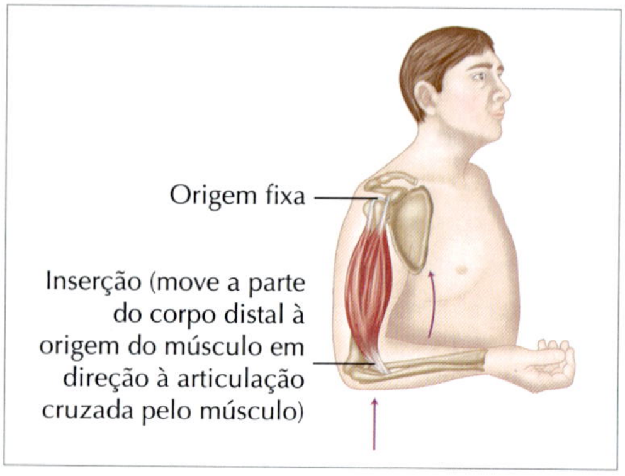

Figura 8.13 Músculo trabalhando com a origem fixa e a inserção móvel.

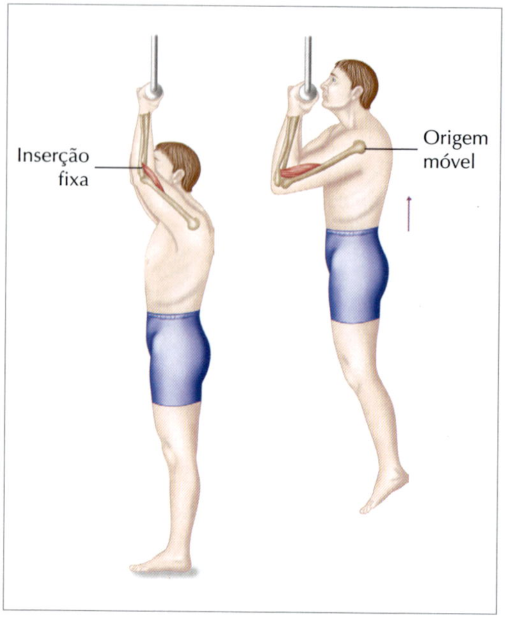

Figura 8.14 Escalada: Os músculos trabalham com a inserção fixa e a origem móvel (ação reversa).

Motor primário ou agonista

Um *motor primário* (também chamado de agonista) é um músculo que se contrai para produzir um movimento específico. Um exemplo é o músculo bíceps braquial, que é o motor primário na flexão do cotovelo. Outros músculos podem auxiliar o motor primário a realizar o mesmo movimento, embora com menor efeito: esses músculos são chamados de motores assistentes ou secundários. Por exemplo, o músculo braquial auxilia o bíceps braquial na flexão do cotovelo e, portanto, é um motor secundário.

Antagonista

O músculo localizado no lado oposto de uma articulação ao motor primário – e que precisa relaxar para permitir que este se contraia – é chamado de *antagonista*. Por exemplo, quando o bíceps braquial (da parte frontal do braço) se contrai para flexionar o cotovelo, o tríceps braquial (da parte posterior do braço) precisa relaxar para permitir que esse movimento ocorra. No movimento contrário (i.e., quando o cotovelo é estendido), o tríceps braquial torna-se o motor primário e o bíceps braquial assume o papel de antagonista.

Sinergista

Os *sinergistas* impedem quaisquer movimentos indesejados que possam ocorrer quando o músculo motor primário se contrai. Isso é especialmente importante quando um músculo motor primário cruza duas articulações, pois, ao se contrair, causa movimento em ambas, a menos que outros músculos atuem para estabilizar uma dessas articulações. Por exemplo, os músculos que flexionam os dedos não cruzam apenas as articulações dos dedos, mas também a do punho, potencialmente causando movimento em ambas as articulações. No entanto, como existem outros músculos atuando sinergicamente para estabilizar a articulação do punho, é possível flexionar os dedos fechando a mão sem flexionar o punho ao mesmo tempo.

Um músculo motor primário pode ter mais de uma ação e, portanto, os sinergistas também atuam eliminando movimentos indesejados. Por exemplo, o músculo bíceps braquial flexionará o cotovelo, mas sua linha de tração também supinará o antebraço (torcerá o antebraço, como ao apertar um parafuso). Se você deseja que a flexão ocorra sem supinação, outros músculos precisam se contrair para evitar essa supinação. Nesse contexto, esses sinergistas às vezes são chamados de *neutralizadores*.

Fixador

Um sinergista é mais especificamente chamado de *fixador* ou *estabilizador* quando imobiliza o osso de onde se origina o músculo motor primário, fornecendo assim uma base estável para a ação desse músculo. Os músculos que estabilizam (fixam) a escápula durante os movimentos do membro superior são bons exemplos. O exercício abdominal é outro exemplo adequado. Os músculos ab-

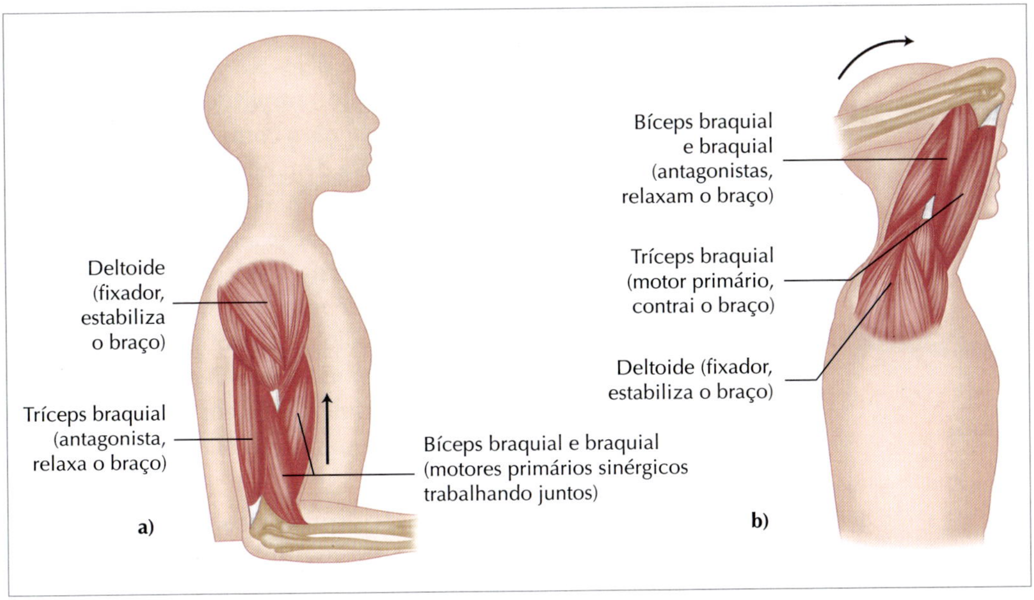

Figura 8.15 Atuação em grupo dos músculos: (a) flexão do braço no cotovelo; (b) extensão do braço no cotovelo (mostrando os papéis invertidos de motor primário e antagonista).

dominais se inserem na caixa torácica e na pelve; quando se contraem ao realizar um exercício abdominal clássico, os músculos flexores do quadril se contraem sinergicamente como fixadores para evitar que os músculos abdominais inclinem a pelve, possibilitando assim que a parte superior do corpo se curve anteriormente enquanto a pelve permanece estacionária.

Alavanca

Na biomecânica clássica, juntos, os ossos, articulações e músculos formam um sistema de alavancas no corpo destinado otimizar a força, amplitude e velocidade relativas necessárias para os movimentos. As articulações

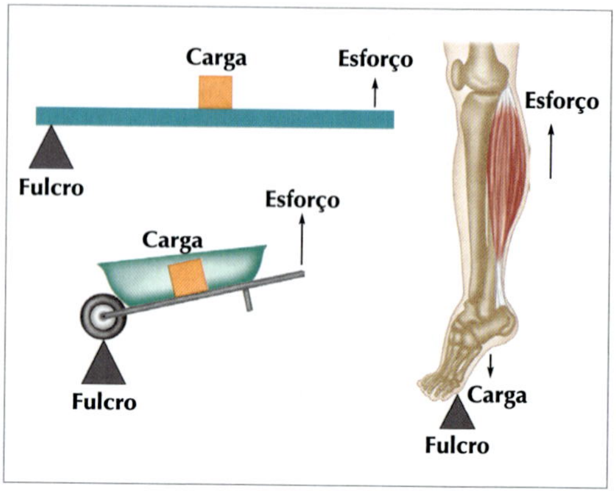

Figura 8.17 Alavanca de segunda classe: A posição relativa dos componentes é fulcro-carga-esforço. O melhor exemplo é um carrinho de mão. No corpo, um exemplo é a capacidade de elevar os calcanhares do chão quando em pé: neste caso, a planta do pé é o fulcro, o peso do corpo é a carga e os músculos da panturrilha realizam o esforço. Nas alavancas de segunda classe, a velocidade e a amplitude de movimento são sacrificadas em prol da força.

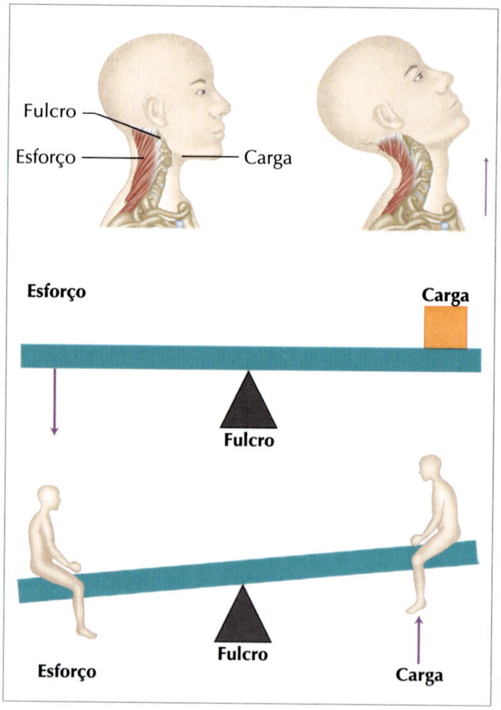

Figura 8.16 Alavanca de primeira classe: A posição relativa dos componentes é carga-fulcro-esforço. Exemplos incluem uma gangorra e uma tesoura. No corpo, um exemplo é a capacidade de estender a cabeça e o pescoço: aqui, as estruturas da face são a carga, a articulação atlantoccipital é o fulcro e os músculos posteriores do pescoço realizam o esforço.

atuam como fulcros, os músculos aplicam o esforço e os ossos suportam o peso da parte do corpo a ser movida.

Um músculo inserido próximo ao fulcro será mais fraco do que se estivesse inserido mais distante dele. No entanto, é capaz de produzir maior amplitude e velocidade de movimento, pois o comprimento da alavanca amplifica a distância percorrida por sua inserção móvel. A Figura 8.19 ilustra esse princípio em relação aos adutores da articulação do quadril. O músculo assim posicionado a fim de mover a maior carga (neste caso, o músculo adutor longo) é considerado em *vantagem mecânica*. O músculo inserido próximo ao fulcro atua em *desvantagem mecânica* e tem uma ação mais fraca.

Fatores dos músculos que limitam o movimento esquelético

A incapacidade de um músculo de se contrair ou alongar além de um certo ponto pode

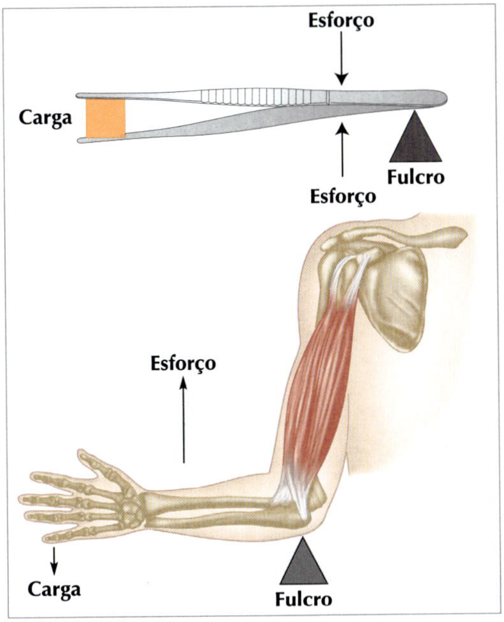

Figura 8.18 Alavanca de terceira classe: A posição relativa dos componentes é carga-esforço-fulcro. Uma pinça é um exemplo disso. No corpo, a maioria dos músculos esqueléticos atua dessa maneira. Um exemplo é a flexão do antebraço: neste caso, um objeto segurado na mão é a carga, o bíceps braquial realiza o esforço e a articulação do cotovelo é o fulcro. Nas alavancas de terceira classe, a força é sacrificada em prol da velocidade e da amplitude de movimento.

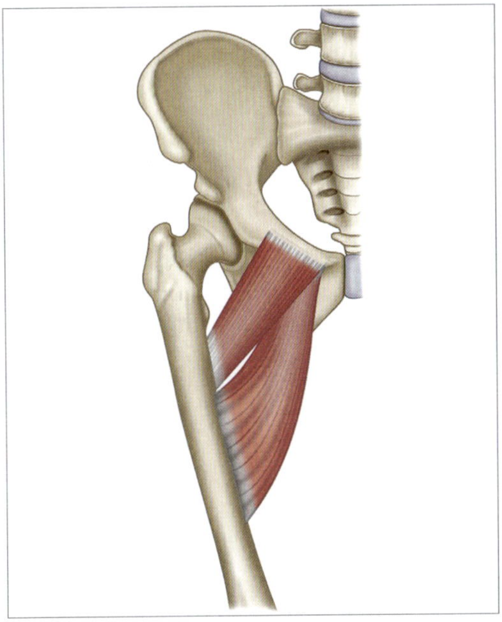

Figura 8.19 O músculo pectíneo está inserido mais próximo do eixo de movimento do que o músculo adutor longo. Portanto, o pectíneo é o adutor mais fraco do quadril, mas é capaz de produzir um movimento maior do membro inferior por centímetro de contração.

causar alguns obstáculos práticos ao movimento corporal. Esses obstáculos são descritos a seguir.

Insuficiência passiva

Músculos que se estendem por duas articulações são chamados biarticulares. Eles podem ser incapazes de se "desdobrar" o suficiente para permitir o movimento completo de ambas as articulações simultaneamente, a menos que tenham sido treinados para relaxar. Por exemplo, a maioria das pessoas precisa flexionar os joelhos para tocar os dedos das mãos nos pés; isso ocorre porque os músculos posteriores da coxa (que cruzam as articulações do quadril e do joelho) não são capazes de se alongar o suficiente para pos-

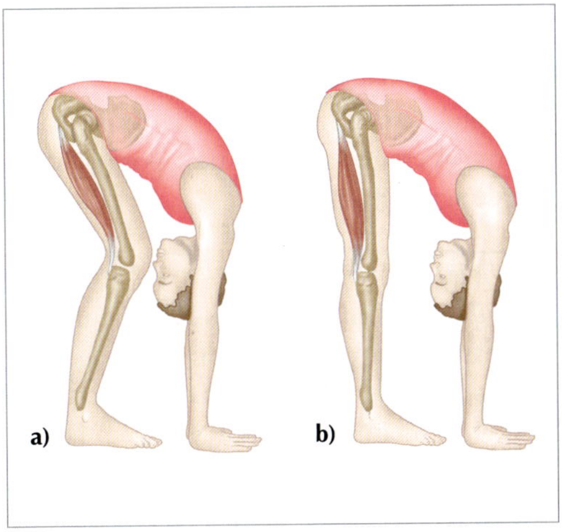

Figura 8.20 Exemplo 1 de insuficiência passiva: (a) ter que flexionar os joelhos para tocar os dedos dos pés significa que há insuficiência passiva dos músculos posteriores da coxa; (b) conseguir tocar os dedos dos pés com os joelhos estendidos significa que há muito menos insuficiência passiva dos músculos posteriores da coxa.

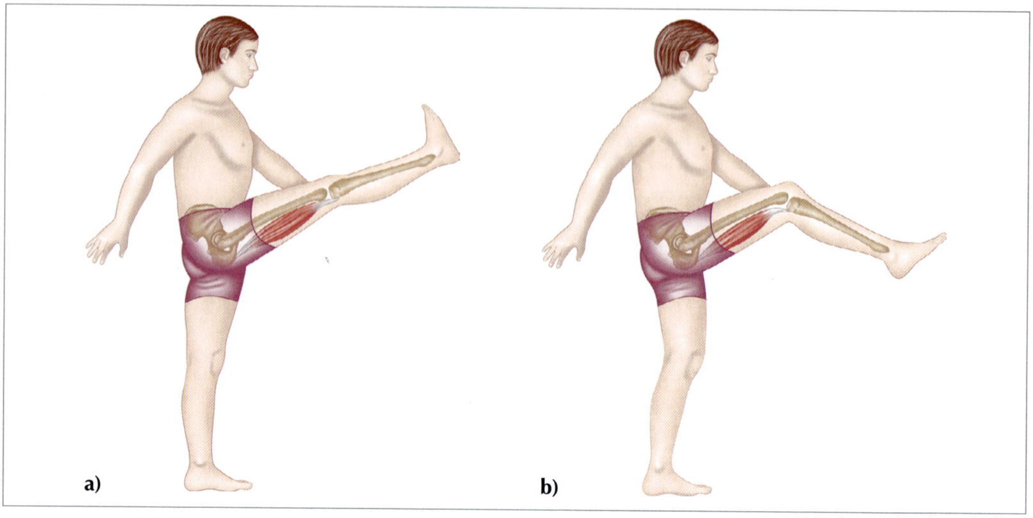

Figura 8.21 Exemplo 2 de insuficiência passiva: (a) um chute alto com o joelho estendido só é possível se os músculos posteriores da coxa tiverem sido treinados para superar sua insuficiência passiva; (b) para a maioria das pessoas, a tentativa de executar um chute alto será restringida pela insuficiência passiva dos músculos posteriores da coxa, que causam flexão do joelho.

sibilitar a flexão completa da articulação do quadril sem também tracionar a articulação do joelho em flexão. Pelo mesmo motivo, é mais fácil levar a coxa em direção ao tórax se o joelho estiver flexionado do que com ele estendido. Essa limitação é chamada de *insuficiência passiva*. A insuficiência passiva é, portanto, a incapacidade de um músculo de se alongar em mais do que uma porcentagem fixa de seu comprimento.

Insuficiência ativa

A *insuficiência ativa* é o oposto da insuficiência passiva. Enquanto a insuficiência passiva resulta da incapacidade de um músculo de se alongar além de uma porcentagem fixa de seu comprimento, a insuficiência ativa resulta da incapacidade de um músculo de se contrair além de uma quantidade fixa. Por exemplo, a maior parte das pessoas é capaz de flexionar o joelho de modo a trazer o calcanhar para perto da nádega quando o quadril está flexionado, porque a parte superior dos músculos posteriores da coxa está em uma posição alongada e a parte inferior está em uma posição encurtada. No entanto, normalmente não é possível flexionar totalmente o joelho quando o quadril está estendido; isso ocorre porque, com o quadril estendido, os músculos posteriores da coxa já estão encurtados, o que significa que esses músculos não são capazes de "encurtar" ainda mais para flexionar totalmente o joelho.

Movimento concorrente

Se for necessária a extensão de quadril simultaneamente à extensão de joelho, como na fase de impulsão no solo da corrida, o fenômeno conhecido como *movimento concorrente* se aplica e se mostra muito útil. Para compreender o conceito de movimento concorrente, lembre-se primeiro de que, quando os músculos posteriores da coxa se contraem, eles são capazes de estender a articulação do quadril e flexionar a articulação do joelho de maneira isolada ou simultânea. Ao analisar o exemplo da corrida em mais detalhes, pode-se observar o seguinte:

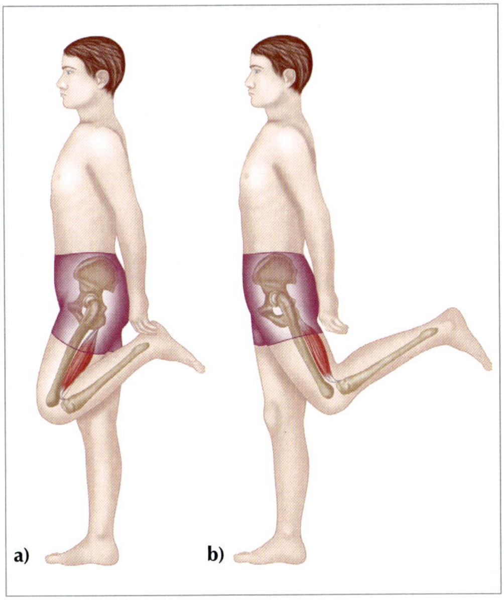

Figura 8.22 Insuficiência ativa: (a) com o quadril flexionado, os músculos posteriores da coxa estão em uma posição alongada no quadril, possibilitando que sua contração flexione totalmente o joelho; (b) com o quadril estendido, os músculos posteriores da coxa encurtados não são capazes de se contrair adicionalmente a fim de flexionar totalmente o joelho.

- À medida que o pé empurra o chão, os músculos posteriores da coxa se contraem para estender o quadril.
- Enquanto isso, os músculos fixadores impedem que os músculos posteriores da coxa flexionem o joelho.
- Consequentemente, os músculos posteriores da coxa são encurtados apenas na inserção proximal (origem), mas permanecem alongados em sua inserção distal (inserção).
- O antagonista dos músculos posteriores da coxa na extensão do quadril é o reto femoral, que relaxa em razão da inibição recíproca a fim de permitir que os músculos posteriores da coxa se contraiam.
- Quando o quadril está totalmente estendido, o músculo reto femoral já estendido não é capaz de se alongar ainda mais, o que faz com que ele tracione o joelho em extensão.
- Assim, o músculo reto femoral é alongado em sua inserção proximal e encurtado em sua inserção distal.

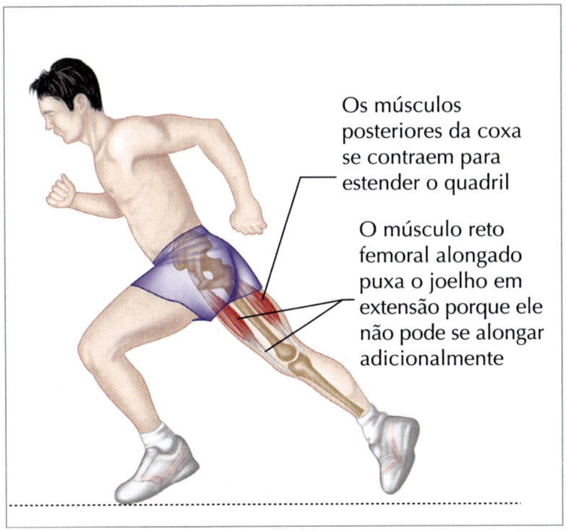

Figura 8.23 Movimento concorrente.

O movimento simultâneo, portanto, evita a insuficiência passiva e ativa dos músculos posteriores da coxa e do reto femoral, não encurtando nem alongando ambas as inserções de nenhum dos músculos; em vez disso, uma extremidade se alonga enquanto a outra encurta, e vice-versa no outro músculo. A Figura 8.23 ilustra esse conceito.

Movimento contracorrente

Se for necessária uma flexão de quadril simultaneamente à extensão de joelho, como ao chutar uma bola, ocorre um movimento contracorrente. Ao analisar o exemplo do chute em mais detalhes, observa-se o seguinte:

- Na ação de chutar uma bola, o músculo reto femoral atua como motor primário, flexionando o quadril e estendendo o joelho.
- Desse modo, tanto a inserção proximal quanto a distal do músculo reto femoral são encurtadas.

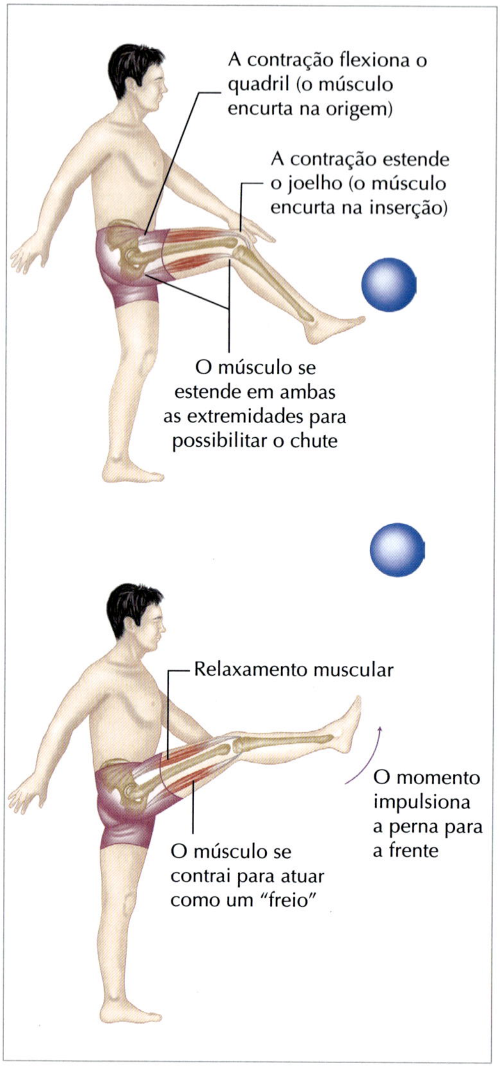

Figura 8.24 Movimento contracorrente.

- Os músculos posteriores da coxa relaxam em razão da inibição recíproca, de modo que podem se estender em ambas as inserções e permitir que o chute ocorra.
- O músculo reto femoral relaxa depois que o movimento é feito, mas o momento do movimento ainda propele a perna para a frente.
- Nessa fase, os músculos posteriores da coxa se contraem para atuar como um "freio" para a perna, enquanto ela se precipita à frente.

Portanto, os movimentos contracorrentes evitam lesões ao garantir que o antagonista relaxe primeiro e depois se contraia no momento certo para evitar que as forças de momento estirem demais os músculos e ligamentos.

Os chamados movimentos *balísticos* baseiam-se nesse princípio, mas muitas vezes são realizados com tanta força que a força do momento é maior do que a capacidade do antagonista de "quebrá-la". Nesses casos, frequentemente ocorrem danos musculares e ligamentares.

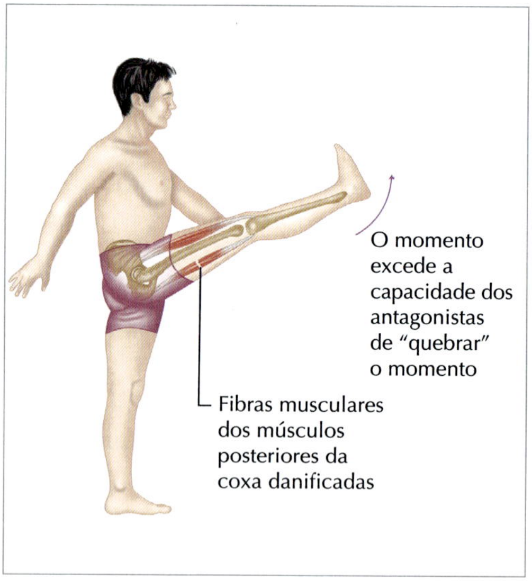

Figura 8.25 Danos que podem ser causados por um alongamento balístico exagerado.

Biblioteca de músculos

Músculos da cabeça e do pescoço

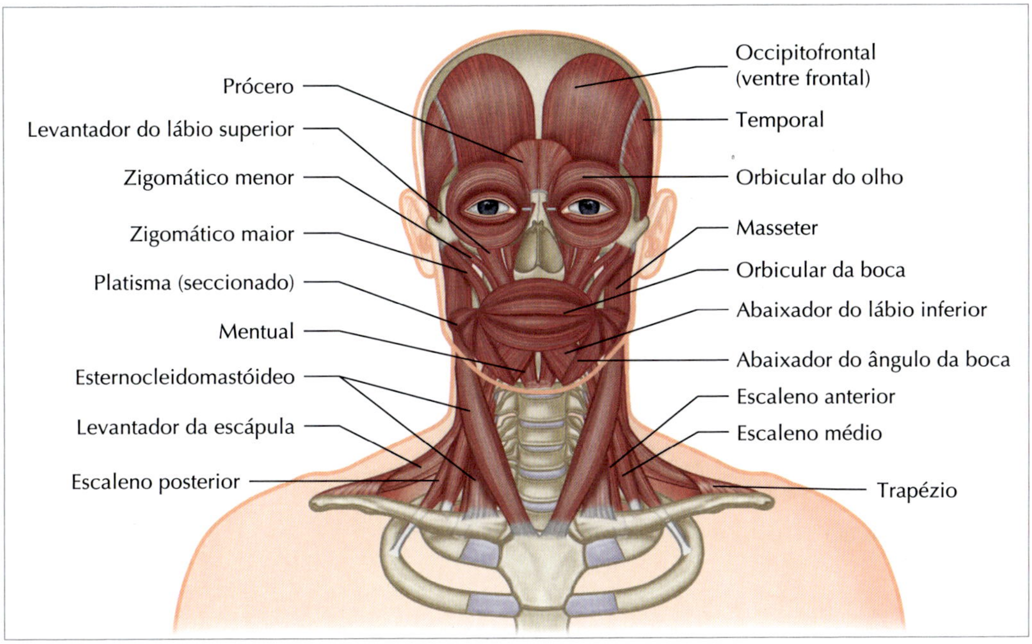

Músculos da face e do couro cabeludo (vista anterior).

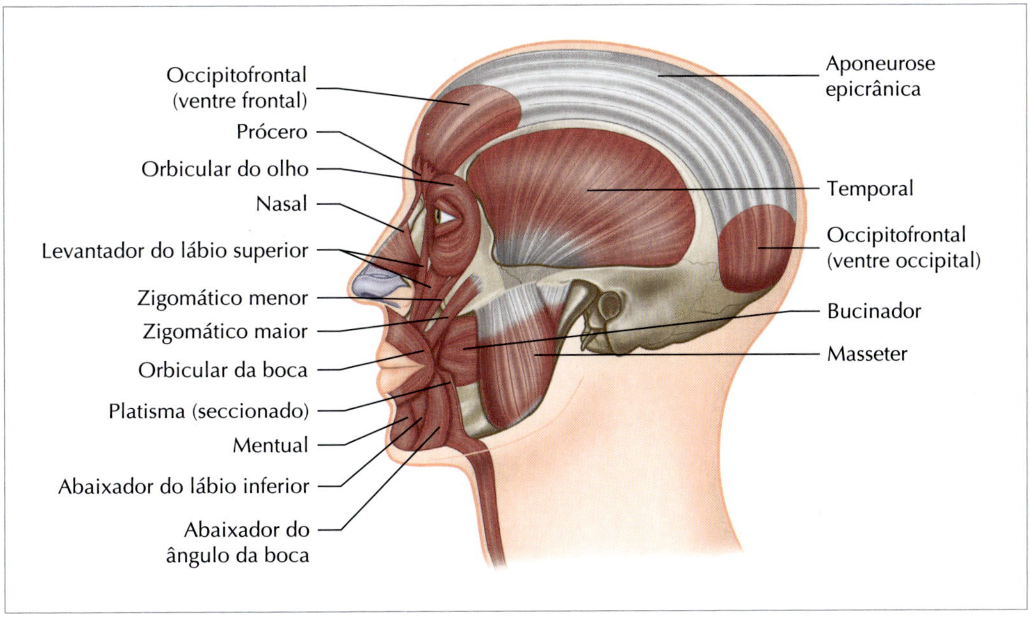

Músculos da face e do couro cabeludo (vista lateral).

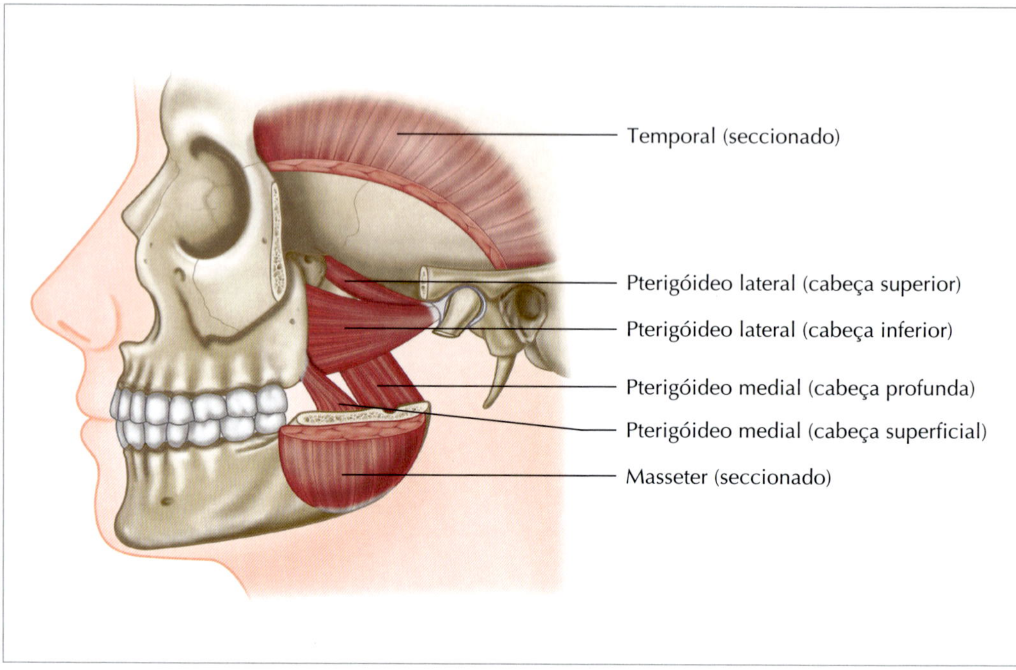

Músculos da mastigação (vista lateral).

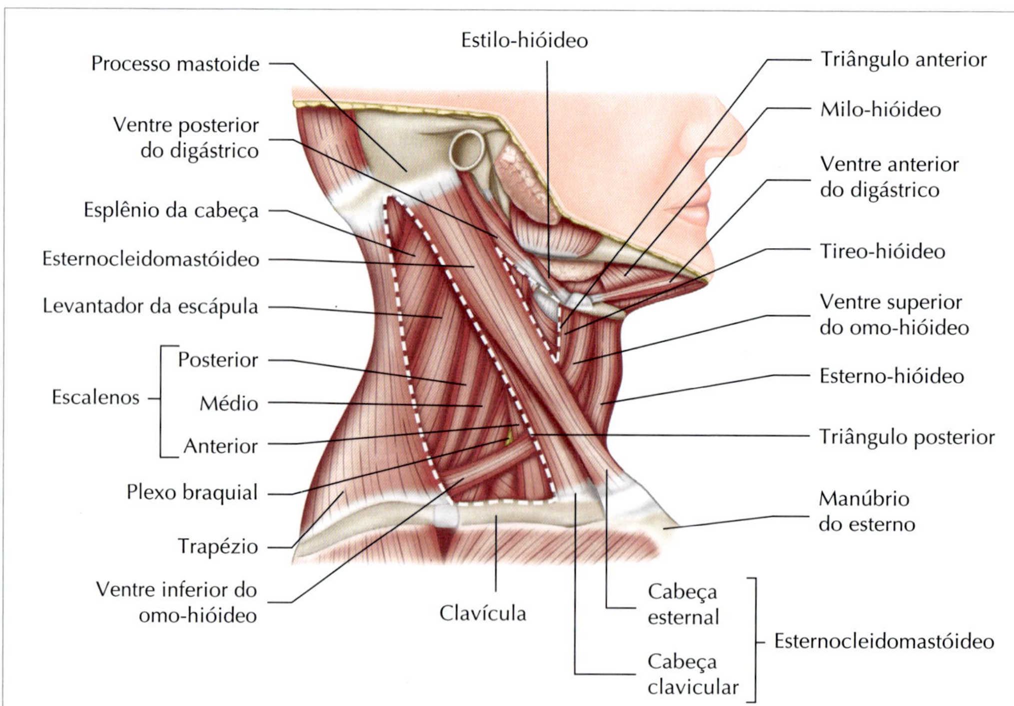

Músculos do pescoço (vista lateral).

Músculos superficiais e intermediários da parte superior do corpo (vista anterior)

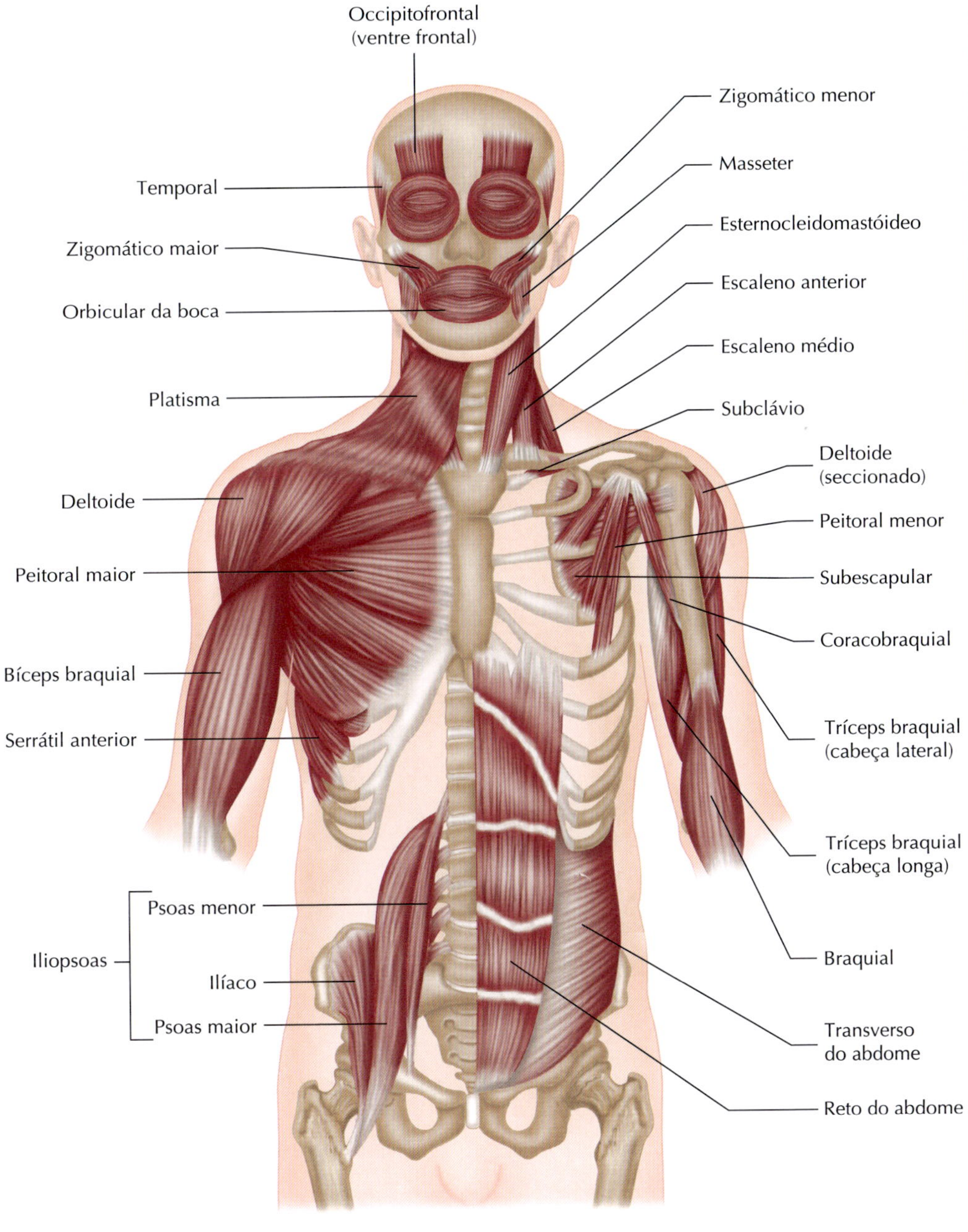

Músculos superficiais e intermediários da parte superior do corpo (vista posterior)

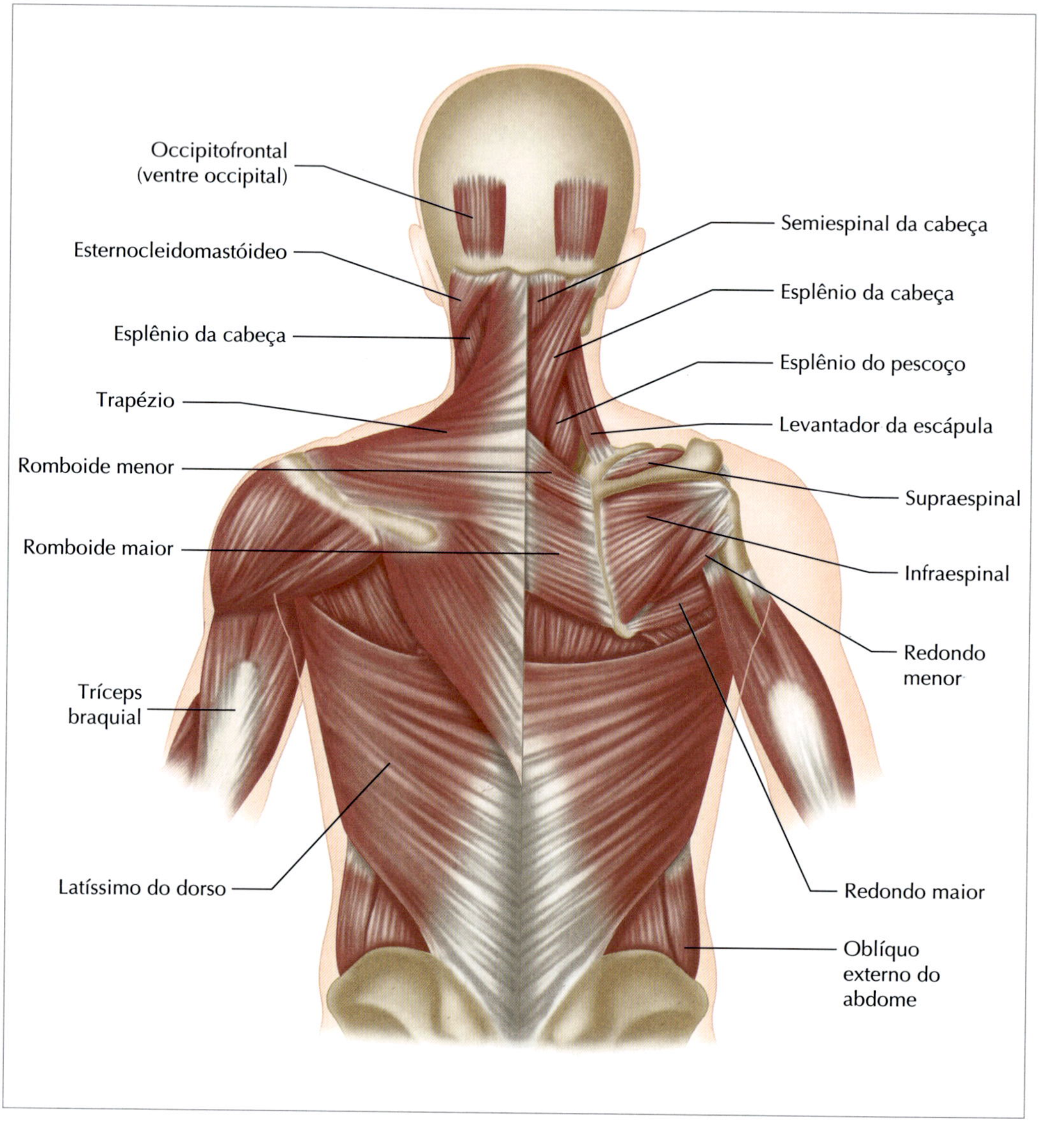

Músculos profundos das costas

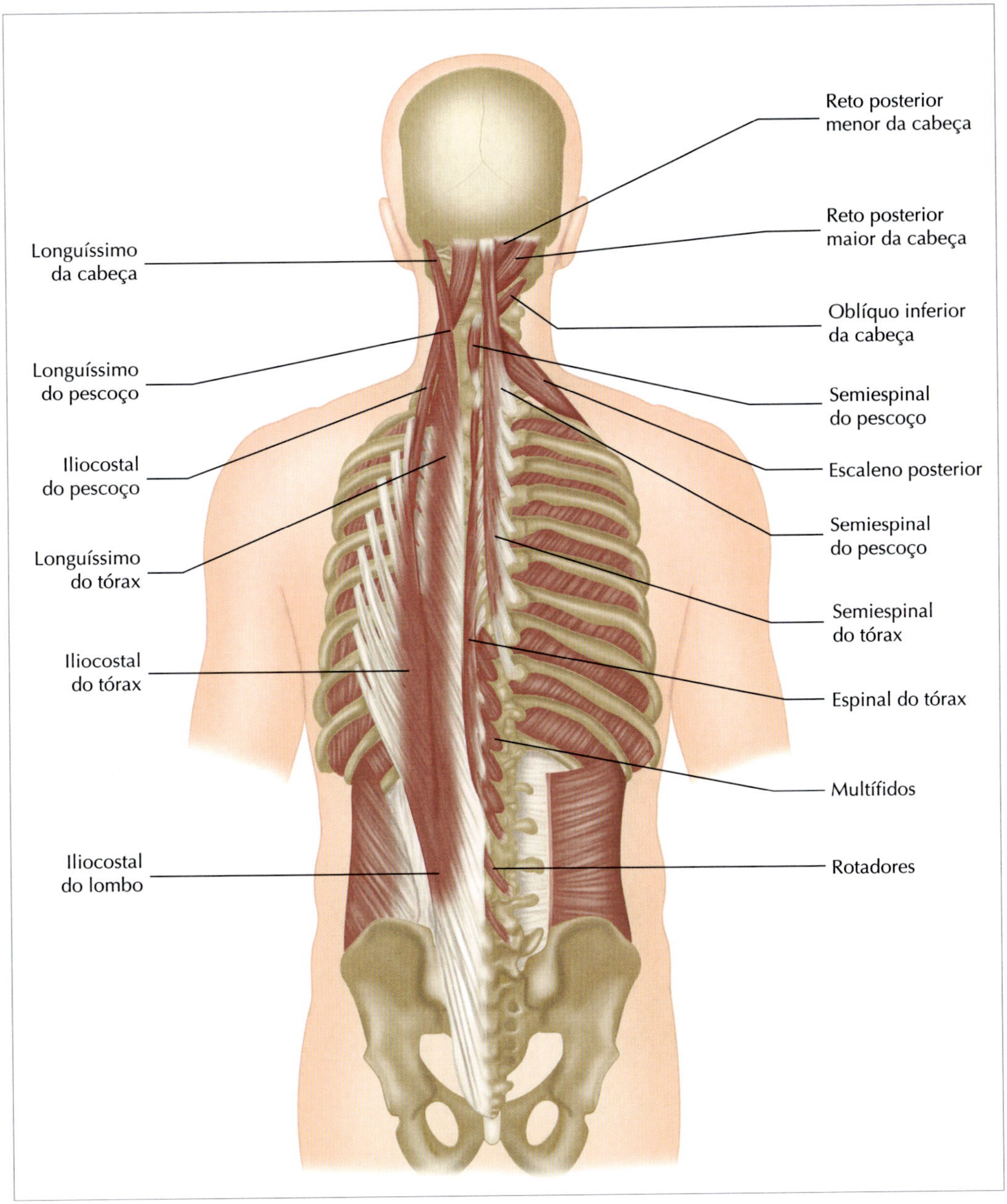

Músculos da mão

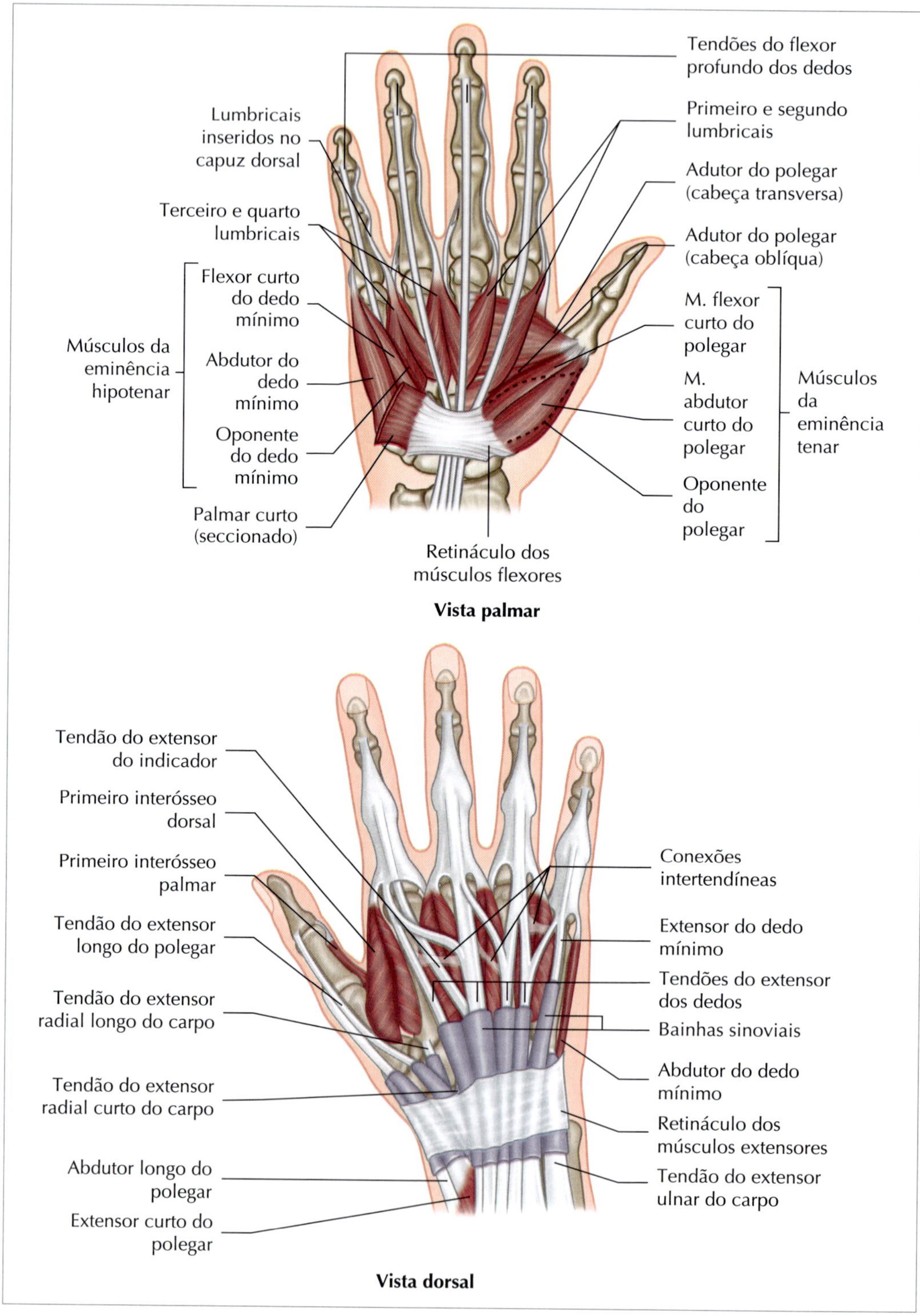

Músculos do membro superior (vista anterior)

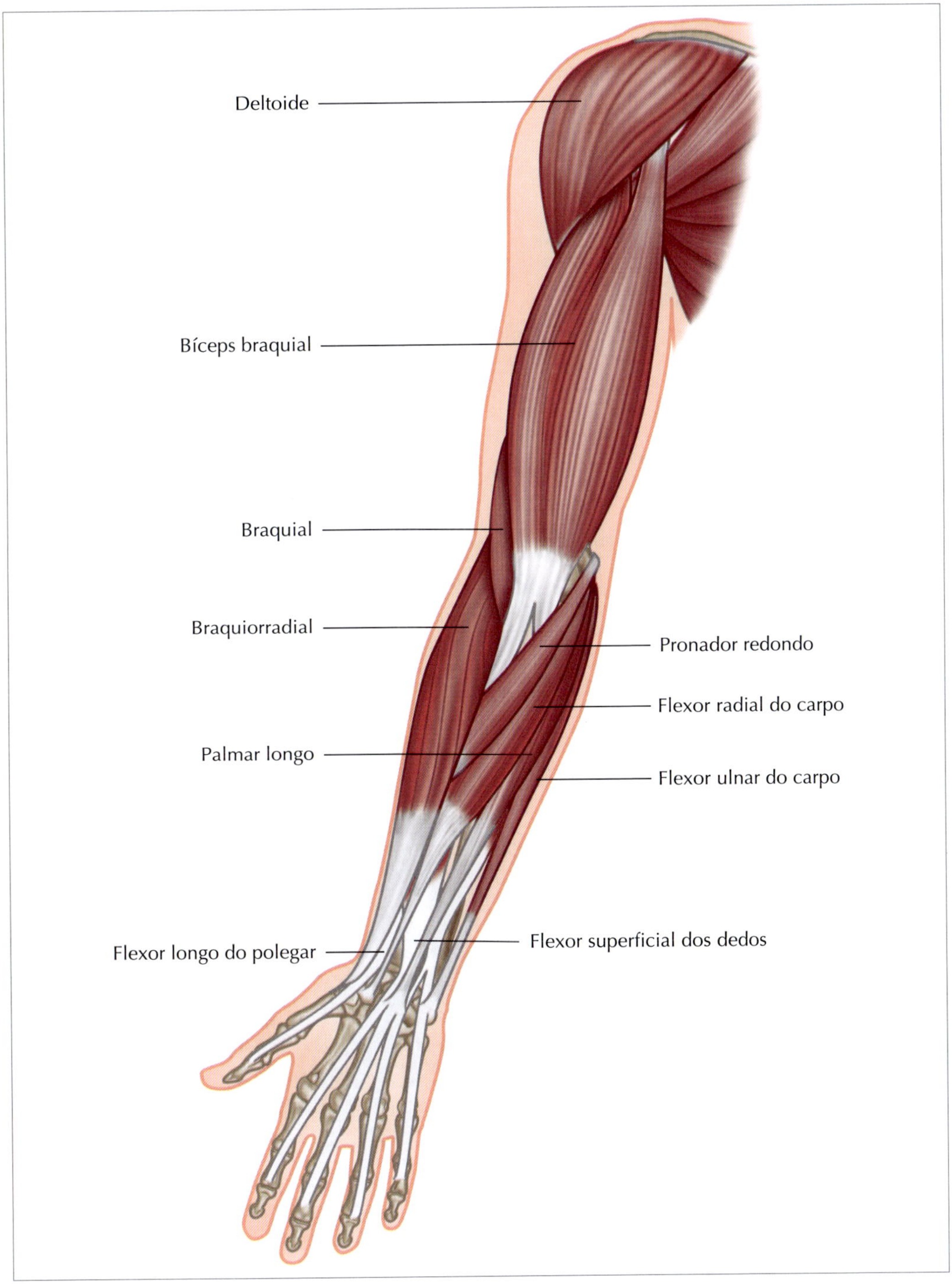

Músculos do membro superior (vista posterior)

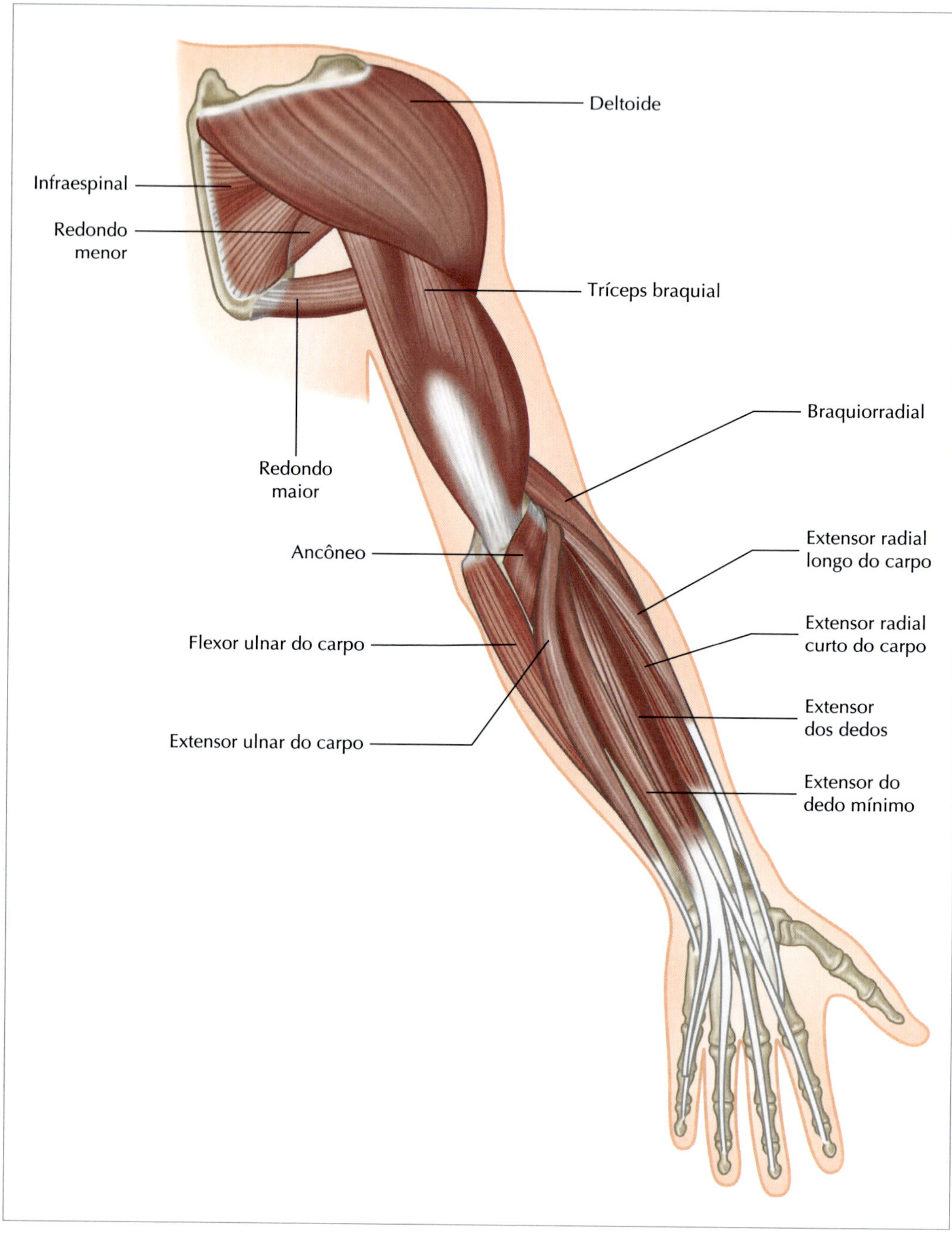

Músculos do membro inferior (vista anterior)

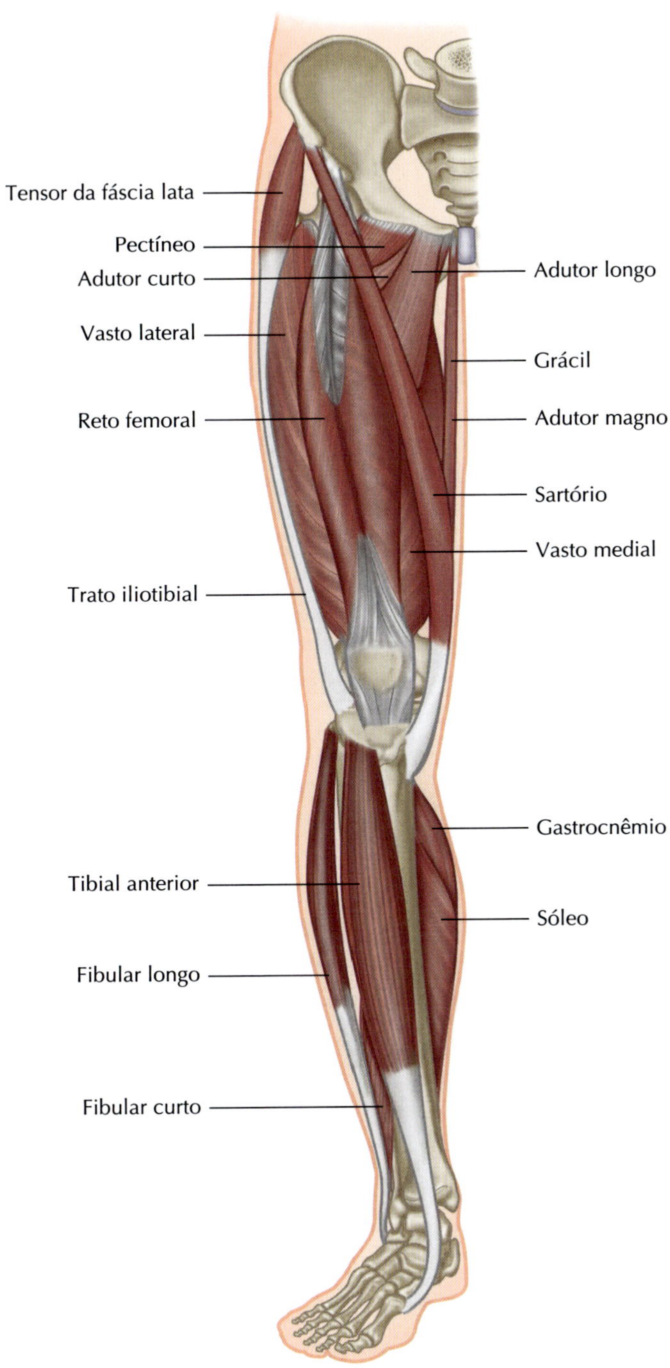

Músculos do membro inferior (vista posterior)

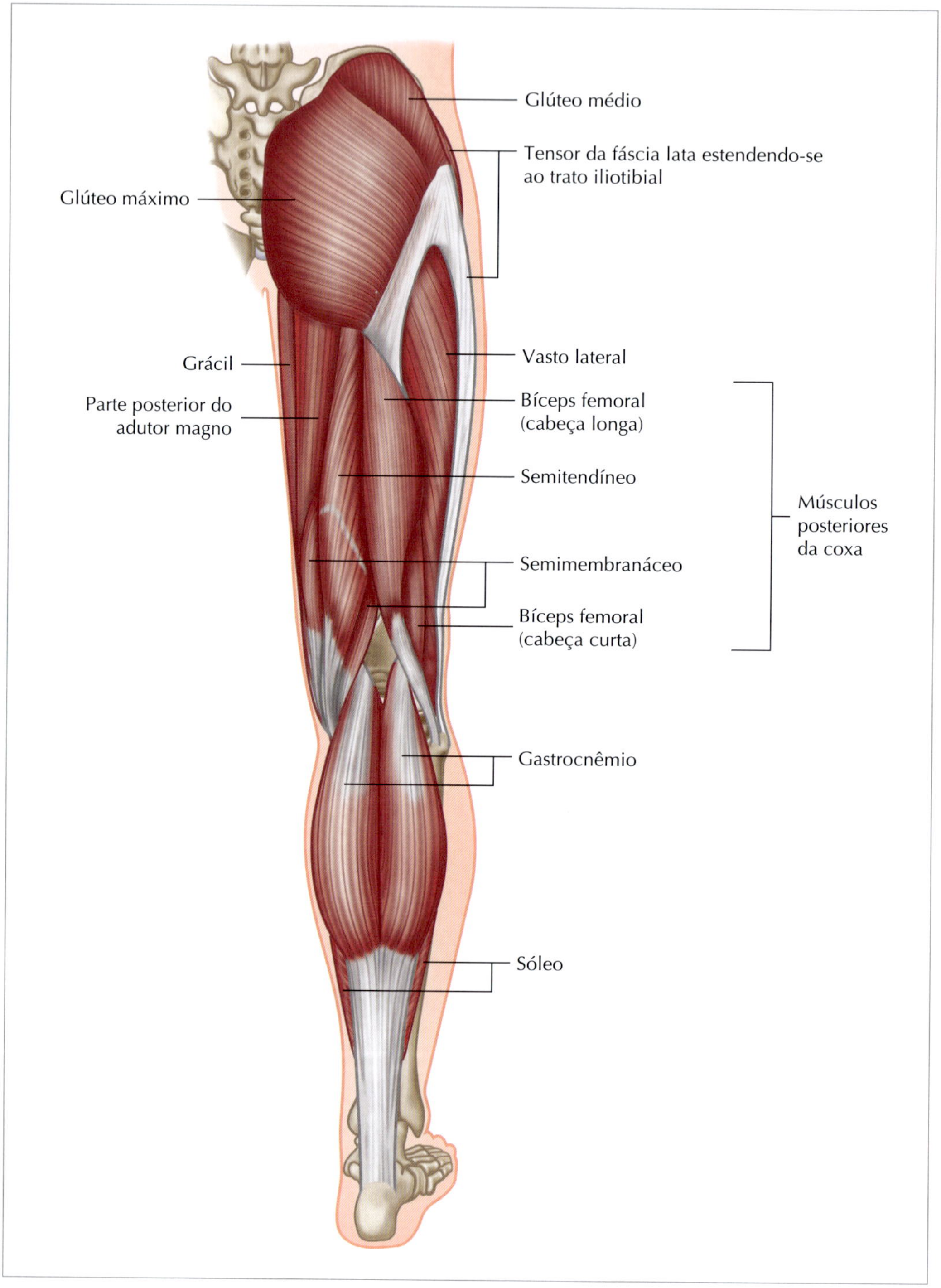

Músculos da perna (vista lateral)

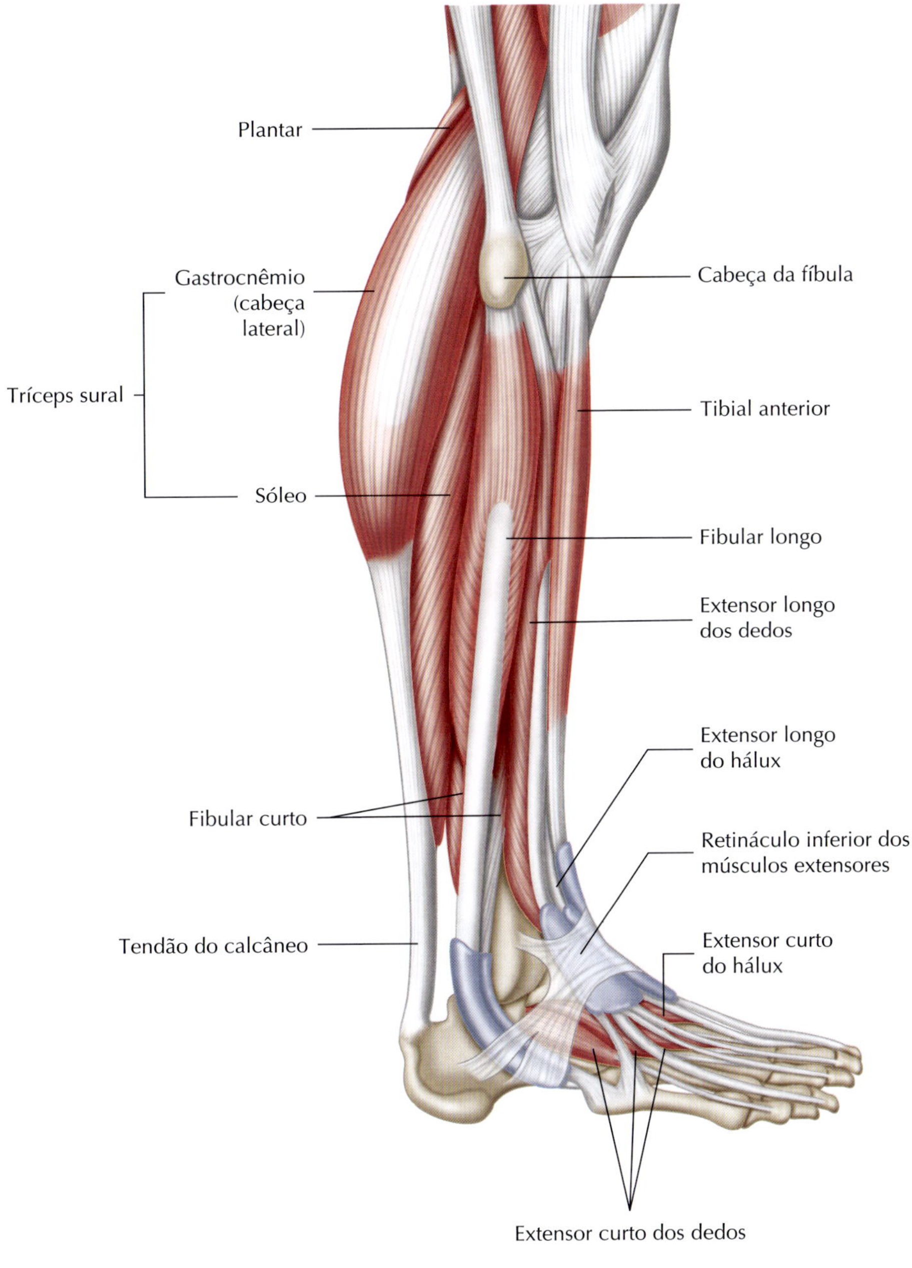

Músculos do pé

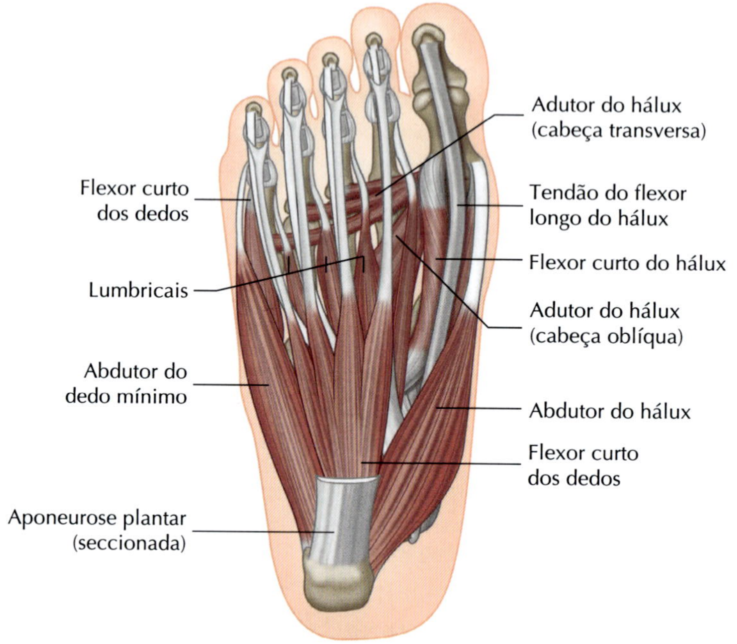

Vista plantar

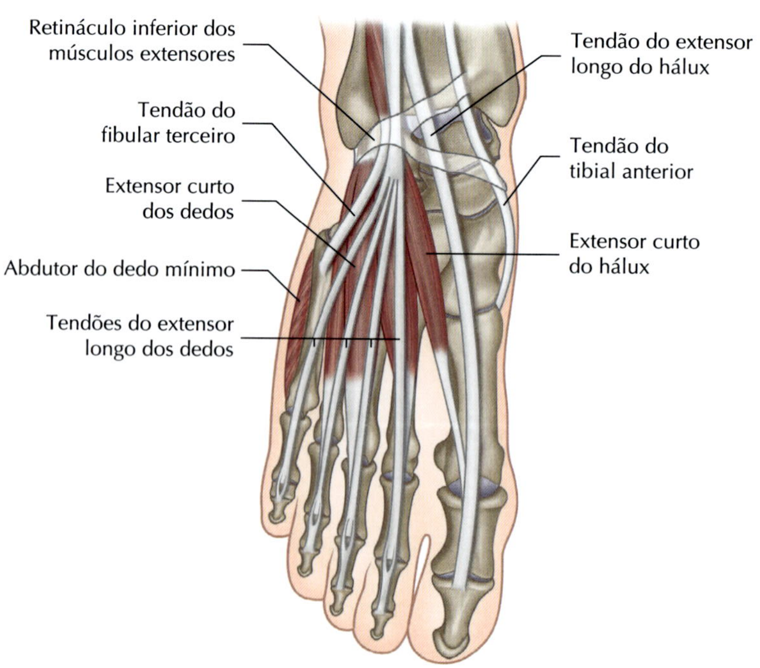

Vista dorsal

Músculos	Origem	Inserção	Inervação	Ação
Músculos da face e do couro cabeludo				
Couro cabeludo				
Occipitofrontal	*Ventre frontal*: pele das sobrancelhas. *Ventre occipital*: dois terços laterais da linha nucal superior do osso occipital. Processo mastoide do osso temporal.	Aponeurose epicrânica.	Nervo facial (VII).	*Ventre frontal*: levanta as sobrancelhas e enruga a pele da testa horizontalmente. *Ventre occipital*: traciona o couro cabeludo para trás.
Temporoparietal	Fáscia acima da orelha.	Borda lateral da aponeurose epicrânica.	Nervo facial (VII).	Firma o couro cabeludo. Levanta as orelhas.
Orelha				
Auricular superior	Fáscia na região temporal acima da orelha.	Parte superior da orelha.	Nervo facial (VII).	Eleva a orelha.
Auricular anterior	Parte anterior da fáscia temporal.	Na hélice da orelha.	Nervo facial (VII).	Puxa a orelha para a frente e para cima.
Auricular posterior	Processo mastoide do osso temporal.	Parte posterior da orelha.	Nervo facial (VII).	Puxa a orelha para trás e para cima.
Pálpebras				
Orbicular do olho	*Parte orbital*: osso frontal. Processo frontal da maxila. Ligamento palpebral medial. *Parte palpebral*: ligamento palpebral medial.	*Parte orbital*: trajeto circular ao redor da órbita, retornando à origem. *Parte palpebral*: ligamento palpebral lateral.	Nervo facial (VII).	*Parte orbital*: fecha as pálpebras com força. *Parte palpebral*: fecha delicadamente as pálpebras.
Levantador da pálpebra superior	Raiz da órbita (asa menor do osso esfenoide).	Pele da pálpebra superior.	Nervo oculomotor (III).	Levanta a pálpebra superior.
Corrugador do supercílio	Extremidade medial do arco superciliar do osso frontal.	Superfície profunda da pele sob a metade medial das sobrancelhas.	Nervo facial (VII).	Traciona as sobrancelhas medial e inferiormente.
Nariz				
Prócero	Fáscia sobre o osso nasal. Parte superior da cartilagem nasal lateral.	Pele entre as sobrancelhas.	Nervo facial (VII).	Produz rugas sobre a ponte do nariz.
Nasal	*Parte transversa*: maxila, imediatamente lateral ao nariz. *Parte alar*: maxila sobre o incisivo lateral.	*Parte transversa*: une-se ao músculo do lado oposto recobrindo a ponte do nariz. *Parte alar*: cartilagem alar do nariz.	Nervo facial (VII).	*Parte transversa*: comprime a abertura nasal. *Parte alar*: puxa a cartilagem inferior e lateralmente.
Abaixador do septo nasal	Maxila acima do incisivo medial.	Septo e asa do nariz.	Nervo facial (VII).	Puxa o nariz para baixo.

Músculos	Origem	Inserção	Inervação	Ação
Músculos da face e do couro cabeludo *(continuação)*				
Boca				
Abaixador do ângulo da boca	Linha oblíqua da mandíbula.	Pele no canto da boca.	Nervo facial (VII).	Puxa o canto da boca inferior e lateralmente.
Abaixador do lábio inferior	Parte anterior da linha oblíqua da mandíbula.	Pele do lábio inferior.	Nervo facial (VII).	Puxa o lábio inferior para baixo e lateralmente.
Mentual	Mandíbula, inferiormente aos dentes incisivos.	Pele do queixo.	Nervo facial (VII).	Projeta o lábio inferior e puxa a pele do queixo para cima.
Risório	Fáscia sobre o músculo masseter.	Pele no canto da boca.	Nervo facial (VII).	Retrai o canto da boca.
Zigomático maior	Parte posterior da superfície lateral do osso zigomático.	Pele do canto da boca.	Nervo facial (VII).	Puxa o canto da boca superior e lateralmente.
Zigomático menor	Parte anterior da superfície lateral do osso zigomático.	Lábio superior imediatamente medial ao canto da boca.	Nervo facial (VII).	Eleva o lábio superior.
Levantador do lábio superior	*Cabeça angular:* osso zigomático e processo frontal da maxila. *Cabeça infraorbital*: borda inferior da órbita.	*Cabeça angular*: cartilagem alar maior, lábio superior e pele do nariz. *Cabeça infraorbital*: músculos do lábio superior.	Nervo facial (VII).	Levanta o lábio superior. Dilata a narina.
Levantador do ângulo da boca	Fossa canina da maxila.	Pele do canto da boca.	Nervo facial (VII).	Eleva o canto da boca.
Orbicular da boca	Fibras musculares que circundam a abertura da boca.	Pele e fáscia no canto da boca.	Nervo facial (VII).	Fecha os lábios e projeta-os.
Bucinador	Partes posteriores da maxila e da mandíbula; rafe pterigomandibular.	Mescla-se ao músculo orbicular da boca e aos lábios.	Nervo facial (VII).	Pressiona a bochecha contra os dentes. Comprime bochechas distendidas.
Mastigação				
Masseter	Arco zigomático e processo maxilar do osso zigomático.	Superfície lateral do ramo da mandíbula.	Nervo trigêmeo (V).	Elevação da mandíbula.
Temporal	Osso da fossa temporal. Fáscia temporal.	Processo coronoide da mandíbula. Margem anterior do ramo da mandíbula.	Nervo trigêmeo (V).	Elevação e retração da mandíbula.
Pterigóideo lateral	*Cabeça superior*: teto da fossa infratemporal. *Cabeça inferior*: superfície lateral da lâmina lateral do processo pterigoide.	*Cabeça superior*: cápsula e disco articular da articulação temporomandibular. *Cabeça inferior*: colo da mandíbula.	Nervo trigêmeo (V).	Protrusão e movimentos laterais da mandíbula.

Músculos	Origem	Inserção	Inervação	Ação
Músculos da face e do couro cabeludo *(continuação)*				
Mastigação *(continuação)*				
Pterigóideo medial	*Cabeça profunda*: superfície medial da lâmina lateral do processo pterigoide. Processo piramidal do osso palatino. *Cabeça superficial*: tuberosidade da maxila e processo piramidal do osso palatino.	Superfície medial do ramo e ângulo da mandíbula.	Nervo trigêmeo (V).	Elevação e movimento lateral da mandíbula.
Músculos do pescoço				
Platisma	Fáscia subcutânea do quarto superior do tórax.	Fáscia subcutânea e músculos do queixo e da mandíbula. Borda inferior da mandíbula.	Nervo facial (VII).	Puxa o lábio inferior do canto da boca para baixo e lateralmente. Puxa a pele do tórax para cima.
Triângulo anterior – músculos supra-hióideos				
Milo-hióideo	Linha milo-hióidea na superfície interna da mandíbula.	Rafe fibrosa mediana e parte adjacente do osso hioide.	Nervo milo--hióideo do ramo alveolar inferior do nervo mandibular (V3).	Abaixa a mandíbula quando o hioide está fixo. Eleva e traciona o hioide para a frente quando a mandíbula está fixa. Suporta e eleva o assoalho da cavidade oral.
Genio-hióideo	Espinha geniana inferior na superfície interna da mandíbula.	Osso hioide.	Ramo ventral de C1, que é levado pelo nervo hipoglosso (XII).	Protusa e eleva o osso hioide. Abaixa a mandíbula se o osso hioide estiver fixo.
Estilo-hióideo	Base do processo estiloide do osso temporal.	Osso hioide.	Nervo facial (VII).	Puxa o osso hioide para cima e para trás, elevando assim a língua.
Digástrico	*Ventre anterior*: fossa digástrica no aspecto interno da borda inferior da mandíbula. *Ventre posterior*: incisura mastoide no aspecto medial do processo mastoide do osso temporal.	Corpo do osso hioide por meio de uma tipoia fascial sobre um tendão intermediário.	*Ventre anterior*: nervo milo--hióideo, do nervo mandibular (V3). *Ventre posterior*: nervo facial (VII).	*Ventre anterior:* eleva o osso hioide. Abre a boca abaixando a mandíbula. *Ventre posterior*: puxa o hioide para cima e para trás.

Músculos	Origem	Inserção	Inervação	Ação
Músculos do pescoço *(continuação)*				
Triângulo anterior – músculos infra-hióideos				
Esterno-hióideo	Aspecto posterior da articulação esternoclavicular e manúbrio do esterno adjacente.	Borda inferior do osso hioide (medial à inserção do músculo omo-hióideo).	Ramos ventrais de C1 a 3 via alça cervical.	Deprime o osso hioide após a deglutição.
Esternotireóideo	Superfície posterior do manúbrio do esterno.	Linha oblíqua na superfície externa da cartilagem tireóidea.	Ramos ventrais de C1 a 3 via alça cervical.	Puxa a laringe para baixo.
Tireo-hióideo	Linha oblíqua da superfície externa da cartilagem tireóidea.	Borda inferior do corpo e corno maior do osso hioide.	Fibras do ramo ventral de C1, levadas pelo nervo hipoglosso (XII).	Eleva a tireoide e deprime o osso hioide.
Omo-hióideo	*Ventre inferior*: borda superior da escápula, medial à incisura da escápula. *Ventre superior*: tendão intermediário.	*Ventre inferior*: tendão intermediário. *Ventre superior*: borda inferior do osso hioide, lateral à inserção do músculo esterno-hióideo.	Ramos ventrais de C1 a C3 por meio da alça cervical.	Abaixa e fixa o osso hioide.
Músculos pré-vertebrais e vertebrais laterais				
Longo do pescoço	*Oblíquo superior*: processos transversos de C3-5. *Oblíquo inferior*: superfície anterior dos corpos de T1, T2, às vezes T3. *Vertical*: superfície anterior dos corpos de T1-3 e C5-7.	*Oblíquo superior*: arco anterior do atlas. *Oblíquo inferior*: processos transversos de C5-6. *Vertical:* processos transversos de C2-4.	Ramos ventrais dos nervos cervicais C2-6.	Flexiona o pescoço anterior e lateralmente e faz uma leve rotação para o lado oposto.
Longo da cabeça	Processos transversos de C3-6.	Superfície inferior da parte basilar do osso occipital.	Ramos ventrais dos nervos cervicais C1-3, (C4).	Flexiona a cabeça.
Reto anterior da cabeça	Superfície anterior da massa lateral do atlas e seu processo transverso.	Superfície inferior da parte basilar do osso occipital.	Ramos ventrais dos nervos cervicais C1, 2.	Flexiona a cabeça na articulação atlantoccipital.
Reto lateral da cabeça	Processo transverso do atlas.	Processo jugular do osso occipital.	Ramos ventrais dos nervos cervicais C1, 2.	Flexiona a cabeça para o mesmo lado. Estabiliza a articulação atlantoccipital.

Músculos	Origem	Inserção	Inervação	Ação
Músculos do pescoço *(continuação)*				
Triângulo posterior				
Escalenos	*Anterior*: tubérculos anteriores dos processos transversos de C3-6. *Médio*: processos transversos de C2-7. *Posterior*: tubérculos posteriores dos processos transversos de C4-6.	*Anterior*: tubérculo do músculo escaleno anterior e superfície superior da 1ª costela. *Médio*: superfície superior da 1ª costela, atrás do sulco da artéria subclávia. *Posterior*: superfície superior da 2ª costela.	*Anterior*: ramos ventrais dos nervos cervicais C4-7. *Médio*: ramos ventrais dos nervos cervicais C3-7. *Posterior*: ramos ventrais dos nervos cervicais inferiores C5-7.	*Atuando bilateralmente:* flexiona o pescoço; eleva a 1ª ou 2ª costela durante a inspiração ativa. *Atuando unilateralmente:* flexão lateral e rotação do pescoço.
Esternocleido-mastóideo	*Cabeça esternal*: parte superior da superfície anterior do manúbrio do esterno. *Cabeça clavicular*: superfície superior do terço medial da clavícula.	*Cabeça esternal*: metade lateral da linha nucal superior do osso occipital. *Cabeça clavicular*: superfície externa do processo mastoide do osso temporal.	Nervo acessório (XI) e ramos ventrais dos nervos cervicais C2, 3 (C4).	*Contração bilateral*: puxa a cabeça para a frente (protrai); levanta o esterno e, consequentemente, as costelas, durante a inspiração profunda. *Contração unilateral*: flexiona a cabeça para o mesmo lado; roda a cabeça para o lado oposto.
Músculos do tórax, da parte anterior do abdome e dos ombros				
Músculos do tórax				
Intercostais	*Externos*: borda inferior de uma costela. *Internos*: borda superior de uma costela e cartilagem costal. *Íntimos:* borda superior de cada costela.	*Externos*: borda superior da costela abaixo. *Internos*: borda inferior da costela acima. *Íntimos:* borda inferior da costela precedente.	Nervos intercostais correspondentes.	Contraem-se para estabilizar a caixa torácica durante movimentos do tronco. Evitam que o espaço intercostal se projete para fora ou para dentro durante a respiração. Atuam fixando a posição das costelas durante a respiração (apenas os intercostais íntimos).
Diafragma	*Porção esternal*: parte posterior do processo xifoide. *Porção costal*: superfícies internas das 6 costelas inferiores e suas cartilagens costais. *Porção lombar*: L1-3. Arcos lombocostais medial e lateral.	Todas as fibras convergem para, e se inserem em, um tendão central.	Nervo frênico (ramos ventrais) C3-5.	Forma o assoalho da cavidade torácica. Traciona o tendão central para baixo durante a inspiração.

Músculos	Origem	Inserção	Inervação	Ação
Músculos do tórax, da parte anterior do abdome e dos ombros *(continuação)*				
Músculos da parede abdominal anterior				
Oblíquos	*Externo do abdome*: deslizamentos musculares das superfícies externas das 8 costelas inferiores. *Interno do abdome*: crista ilíaca. Dois terços laterais do ligamento inguinal. Fáscia toracolombar.	*Externo do abdome*: lábio lateral da crista ilíaca. Aponeurose que termina na linha alba. *Interno do abdome*: bordas inferiores das três ou quatro costelas inferiores. Linha alba via aponeurose abdominal. Crista púbica e linha pectínea.	*Externo do abdome*: ramos ventrais de T5-12. *Interno do abdome*: ramos ventrais de T7-12 e L1.	Os dois juntos: comprimem o abdome, ajudando a sustentar as vísceras abdominais contra a força da gravidade. A contração unilateral, isoladamente, flexiona o tronco para o mesmo lado e o roda para o lado oposto. Interno: a contração unilateral flexiona lateralmente e roda o tronco.
Transverso do abdome	Dois terços anteriores da crista ilíaca. Terço lateral do ligamento inguinal. Fáscia toracolombar. Cartilagens costais das 6 costelas inferiores.	Aponeurose que termina na linha alba. Crista púbica e linha pectínea do púbis.	Ramos ventrais de T7-12 e L1.	Comprime o abdome.
Reto do abdome	Crista púbica, tubérculo púbico e sínfise púbica.	Superfície anterior do processo xifoide. Quinta a sétima cartilagens costais.	Ramos ventrais de T5-12.	Flexiona a coluna lombar e traciona a caixa torácica para baixo. Estabiliza a pelve durante a marcha.
Músculos que conectam o membro superior ao tronco				
Trapézio	Terço medial da linha nucal superior do osso occipital. Protuberância occipital externa. Ligamento nucal. Processos espinhosos e ligamentos supraespinais de C7 e T1-12.	Borda superior da crista da espinha da escápula. Borda medial do acrômio. Borda posterior do terço lateral da clavícula.	*Inervação motora:* nervo acessório (XI). *Inervação sensitiva (propriocepção):* ramos ventrais dos nervos cervicais C3 e 4.	Potente levantador da escápula; roda a escápula durante a abdução do úmero acima da horizontal. As fibras transversas retraem a escápula. As fibras ascendentes abaixam a escápula.
Levantador da escápula	Processos transversos de C1, 2 e tubérculos posteriores dos processos transversos de C3, 4.	Superfície posterior da borda medial da escápula, do ângulo superior até a raiz da espinha da escápula.	Ramos ventrais dos nervos espinais C3 e C4 e nervo dorsal da escápula (C5).	Eleva a escápula e ajuda a retrai-la. Auxilia na flexão lateral do pescoço.
Romboides	*Menor*: processos espinhosos de C7, T1. Parte inferior do ligamento nucal. *Maior*: processos espinhosos de T2-5 e ligamentos supraespinais intervenientes.	*Menor*: superfície posterior da borda medial da escápula na raiz da espinha da escápula. *Maior*: superfície posterior da borda medial da escápula, da raiz da espinha até o ângulo inferior da escápula.	Nervo dorsal da escápula C4, 5.	Eleva e retrai a escápula.

Músculos	Origem	Inserção	Inervação	Ação
Músculos do tórax, da parte anterior do abdome e dos ombros *(continuação)*				
Músculos que conectam o membro superior ao tronco *(continuação)*				
Serrátil anterior	Superfícies laterais das 8 ou 9 costelas superiores e fáscia profunda que recobre os espaços intercostais relacionados.	Superfície anterior da borda medial da escápula.	Nervo torácico longo C5-7.	Roda a escápula para a abdução e flexão do braço. Protrai a escápula.
Peitoral menor	Superfícies externas da 3ª à 5ª costelas e fáscia dos espaços intercostais correspondentes.	Processo coracoide da escápula.	Nervo peitoral medial C5, (6), 7, 8, T1.	Traciona a ponta do ombro para baixo. Protrai a escápula. Eleva as costelas durante a inspiração forçada.
Subclávio	1ª costela na junção entre a costela e a cartilagem costal.	Sulco na superfície inferior do terço médio da clavícula.	Nervo subclávio C5, 6.	Traciona a ponta do ombro para baixo. Puxa a clavícula medialmente a fim de estabilizar a articulação esternoclavicular.
Peitoral maior	*Cabeça clavicular*: superfície anterior da metade medial da clavícula. *Cabeça esternocostal*: superfície anterior do esterno. Sete primeiras cartilagens costais. Extremidade esternal da 6ª costela. Aponeurose do oblíquo externo do abdome.	Lábio lateral do sulco intertubercular do úmero.	Nervos peitorais medial e lateral; *cabeça clavicular*: C5, 6; *cabeça esternocostal*: C6-8, T1.	Flexão, adução e rotação medial do braço na articulação glenoumeral. *Cabeça clavicular*: flexão do braço estendido. *Cabeça esternocostal*: extensão do braço flexionado.
Latíssimo do dorso	Processos espinhosos das 6 vértebras torácicas inferiores e ligamentos interespinais relacionados; via fáscia toracolombar aos processos espinhosos das vértebras lombares, ligamentos interespinais relacionados e crista ilíaca. Três ou quatro costelas inferiores.	Torce-se de modo a se inserir no assoalho do sulco intertubercular do úmero, logo abaixo da articulação do ombro.	Nervo toracodorsal C6-8.	Adução, rotação medial e extensão do braço na articulação glenoumeral. Auxilia na inspiração forçada ao elevar as costelas inferiores.
Músculos da articulação do ombro				
Deltoide	*Fibras claviculares*: borda anterior do terço lateral da clavícula. *Fibras acromiais*: margem lateral do acrômio. *Fibras espinais*: borda inferior da crista da espinha da escápula.	Tuberosidade para o músculo deltoide do úmero.	Nervo axilar C5, 6.	Principal abdutor do braço. As fibras anteriores auxiliam na flexão do braço; as fibras posteriores auxiliam em sua extensão.
Supraespinal	Dois terços mediais da fossa supraespinal da escápula e fáscia profunda que recobre o músculo.	Faceta mais superior do tubérculo maior do úmero.	Nervo supraescapular C5, 6.	Inicia a abdução do braço a 15 graus na articulação glenoumeral.

Músculos	Origem	Inserção	Inervação	Ação
Músculos do tórax, da parte anterior do abdome e dos ombros *(continuação)*				
Músculos da articulação do ombro *(continuação)*				
Infraespinal	Dois terços mediais da fossa infraespinal da escápula e fáscia profunda que recobre o músculo.	Faceta média na superfície posterior do tubérculo maior do úmero.	Nervo supraescapular C5, 6.	Rotação lateral do braço na articulação glenoumeral.
Redondo menor	Dois terços superiores de uma faixa de osso na superfície posterior da escápula, imediatamente adjacente à borda lateral da escápula.	Faceta inferior do tubérculo maior do úmero.	Nervo axilar C5, 6.	Rotação lateral do braço na articulação glenoumeral.
Subescapular	Dois terços mediais da fossa subescapular.	Tubérculo menor do úmero.	Nervos subescapulares superior e inferior C5, 6, (7).	Rotação medial do braço na articulação glenoumeral.
Redondo maior	Área oval no terço inferior da superfície posterior do ângulo inferior da escápula.	Lábio medial do sulco intertubercular na superfície anterior do úmero.	Nervo subescapular inferior C5-7.	Rotação medial e extensão do braço na articulação glenoumeral.
Músculos que movem a coluna vertebral				
Eretor da espinha – porção iliocostal				
Iliocostal	*Do lombo*: sacro, processos espinhosos de L1-5 e T11-12 e seus ligamentos supraespinais. Crista ilíaca. *Do tórax*: ângulos das 6 costelas inferiores. *Do pescoço*: ângulos das costelas 3 a 6.	*Do lombo*: ângulos das 6 ou 7 costelas inferiores. *Do tórax*: ângulos das 6 costelas superiores e processo transverso de C7. *Do pescoço*: processos transversos de C4-6.	Ramos dorsais de nervos espinais cervicais, torácicos e lombares.	Estende e flexiona lateralmente a coluna vertebral. Traciona as costelas para baixo para uma inspiração forçada (somente a parte do tórax).
Eretor da espinha – porção do longuíssimo				
Longuíssimo	*Do tórax*: funde-se ao iliocostal na região lombar e está inserido nos processos transversos das vértebras lombares. *Do pescoço*: processos transversos de T1-5. *Da cabeça*: processos transversos de T1-5. Processos articulares de C4-7.	*Do tórax*: processos transversos de T1 a 12. Área entre os tubérculos e os ângulos das 9 ou 10 costelas inferiores. *Do pescoço*: processos transversos de C2-6. *Da cabeça*: margem posterior do processo mastoide do osso temporal.	Ramos dorsais de C1-S1.	Estende e flexiona lateralmente a coluna vertebral. Traciona as costelas para baixo para uma inspiração forçada (somente a parte do tórax). Estende e roda a cabeça (somente a parte da cabeça).

Músculos	Origem	Inserção	Inervação	Ação
Músculos que movem a coluna vertebral *(continuação)*				
Eretor da espinha – porção espinal				
Espinal	*Do tórax*: processos espinhosos de T11-12 e L1-2. *Do pescoço*: ligamento nucal. Processo espinhoso de C7. *Da cabeça*: em geral se mescla com o espinal da cabeça.	*Do tórax*: processos espinhosos de T1-8. *Do pescoço*: processo espinhoso de C2. *Da cabeça*: com o músculo semiespinal da cabeça.	Ramos dorsais dos nervos espinais C2-L3.	Estende a coluna vertebral. Ajuda a manter a curvatura correta da coluna nas posições em pé e sentado. Estende a cabeça (apenas a parte da cabeça).
Grupo espinotransversal				
Esplênio da cabeça e esplênio do pescoço	*Da cabeça*: parte inferior do ligamento nucal. Processos espinhosos de C7 e T1-4. *Do pescoço*: processos espinhosos de T3-6.	*Da cabeça*: aspecto posterior do processo mastoide do osso temporal. Parte lateral da linha nucal superior, profundamente à inserção do músculo esternocleidomastóideo. *Do pescoço*: tubérculos posteriores dos processos transversos de C1-3.	*Da cabeça*: ramos dorsais dos nervos cervicais médios. *Do pescoço*: ramos dorsais dos nervos cervicais inferiores.	*Atuando bilateralmente:* estende a cabeça e o pescoço. *Atuando unilateralmente:* flexiona lateralmente o pescoço; roda a cabeça ipsilateralmente ao músculo em contração.
Grupo transversoespinal				
Semiespinal	*Do tórax*: processos transversos de T6-10. *Do pescoço*: processos transversos de T1-6. *Da cabeça*: processos transversos de C4-T7.	*Do tórax*: processos espinhosos de C6-T4. *Do pescoço*: processos espinhosos de C2-5. *Da cabeça*: entre as linhas nucais superior e inferior do osso occipital.	Ramos dorsais dos nervos espinais torácicos e cervicais.	Estende as partes torácica e cervical da coluna vertebral. Auxilia na rotação das vértebras torácicas e cervicais. O músculo semiespinal da cabeça estende e auxilia na rotação da cabeça.
Multífidos	Sacro, origem do músculo eretor da espinha, EIPS, processos mamilares de todas as vértebras lombares. Processos transversos de todas as vértebras torácicas. Processos articulares das 4 vértebras cervicais inferiores.	Base dos processos espinhosos de todas as vértebras de L5-C2.	Ramos dorsais dos nervos espinais.	Extensão, flexão lateral e rotação da coluna vertebral.
Rotadores	Processo transverso de cada vértebra.	Base do processo espinhoso da vértebra adjacente acima.	Ramos dorsais. dos nervos espinais.	Roda e auxilia na extensão da coluna vertebral.

Músculos	Origem	Inserção	Inervação	Ação
Músculos do braço				
Músculos do braço – compartimento anterior				
Bíceps braquial	*Cabeça longa*: tubérculo supraglenoidal da escápula. *Cabeça curta*: ponta do processo coracoide.	Tuberosidade radial.	Nervo musculocutâneo C5, 6.	Potente flexor do antebraço na articulação do cotovelo. Supina o antebraço.
Braquial	Aspecto anterior do úmero (superfícies medial e lateral) e septos intermusculares adjacentes.	Tuberosidade da ulna.	Nervo musculocutâneo C5, 6.	Flexor do antebraço na articulação do cotovelo.
Coracobraquial	Ponta do processo coracoide.	Aspecto medial do úmero na metade da diáfise.	Nervo musculocutâneo C5-7.	Flexor do braço na articulação glenoumeral.
Músculos do braço – compartimento posterior				
Tríceps braquial	*Cabeça longa*: tubérculo infraglenoidal da escápula. *Cabeças medial e lateral*: Superfície posterior do úmero.	Parte posterior do olécrano da ulna.	Nervo radial C6-8.	Estende o antebraço na articulação do cotovelo.
Músculos do antebraço				
Músculos do compartimento anterior do antebraço – camada superficial				
Flexor ulnar do carpo	*Cabeça umeral*: epicôndilo medial. *Cabeça ulnar*: olécrano e borda posterior da ulna.	Pisiforme. Gancho do hamato. Base do metacarpal V.	Nervo ulnar C7, 8, T1.	Flexiona e aduz o punho.
Palmar longo	Epicôndilo medial do úmero.	Aponeurose palmar da mão.	Nervo mediano C(6), 7, 8.	Flexiona a articulação do punho. Tensiona a fáscia palmar.
Flexor radial do carpo	Epicôndilo medial do úmero.	Bases dos metacarpais II e III.	Nervo mediano C6, 7.	Flexiona e abduz a articulação do punho.
Pronador redondo	*Cabeça umeral*: epicôndilo medial e crista supraepicondilar adjacente. *Cabeça ulnar*: borda medial do processo coronoide.	Superfície médio-lateral do rádio.	Nervo mediano C6, 7.	Prona o antebraço.
Músculos do compartimento anterior do antebraço – camada intermediária				
Flexor superficial dos dedos	*Cabeça umeral-ulnar*: epicôndilo medial. Borda adjacente do processo coronoide. *Cabeça radial*: linha oblíqua do rádio.	Quatro tendões que se inserem nas laterais das falanges médias dos quatro dedos.	Nervo mediano C8, T1.	Flexiona as articulações interfalângicas proximais do segundo, terceiro, quarto e quinto dedos.

Músculos	Origem	Inserção	Inervação	Ação
Músculos do antebraço *(continuação)*				
Músculos do compartimento anterior do antebraço – camada profunda				
Flexor profundo dos dedos	Superfícies medial e anterior da ulna. Metade medial da membrana interóssea.	Quatro tendões que se inserem nas superfícies palmares das falanges distais do segundo, terceiro, quarto e quinto dedos.	Metade medial: nervo ulnar C8, T1. Metade lateral: ramo interósseo anterior do nervo mediano C8, T1.	Flexiona as articulações interfalângicas distais do segundo, terceiro, quarto e quinto dedos.
Flexor longo do polegar	Superfície anterior da diáfise do rádio. Metade radial da membrana interóssea.	Superfície palmar da base da falange distal do polegar.	Ramo interósseo anterior do nervo mediano C(6), 7, 8.	Flexiona a articulação interfalângica do polegar.
Pronador quadrado	Crista linear na superfície anterior distal da ulna.	Superfície anterior do rádio distal.	Ramo interósseo anterior do nervo mediano C7, 8.	Pronação.
Músculos do compartimento posterior do antebraço – camada superficial				
Braquiorradial	Parte proximal da crista supraepicondilar lateral e septo intermuscular adjacente.	Superfície inferior da extremidade distal do rádio.	Nervo radial C5, 6.	Flexor acessório da articulação do cotovelo quando o antebraço está em pronação média.
Extensor radial longo do carpo	Parte distal da crista supraepicondilar lateral e septo intermuscular adjacente.	Superfície dorsal da base do metacarpal II.	Nervo radial C6, 7.	Estende e abduz o punho.
Extensor radial curto do carpo	Epicôndilo lateral e septo intermuscular adjacente.	Superfície dorsal da base dos metacarpais II e III.	Nervo radial C7, 8.	Estende e abduz o punho.
Extensor dos dedos	Epicôndilo lateral e septo intermuscular adjacente, e fáscia profunda.	Quatro tendões, que se inserem por meio de capuzes extensores nos aspectos dorsais das bases das falanges média e distal do segundo, terceiro, quarto e quinto dedos.	Nervo interósseo posterior C7, 8.	Estende o segundo, terceiro, quarto e quinto dedos.
Extensor do dedo mínimo	Epicôndilo lateral e septo intermuscular adjacente, junto com o músculo extensor dos dedos.	Capuz extensor do dedo mínimo.	Nervo interósseo posterior C6, 7, 8.	Estende o dedo mínimo.
Extensor ulnar do carpo	Epicôndilo lateral e borda posterior da ulna.	Tubérculo na base do aspecto medial do metacarpal V.	Nervo interósseo posterior C6, 7, 8.	Estende e aduz o punho.
Ancôneo	Epicôndilo lateral.	Olécrano e superfície posterior proximal da ulna.	Nervo radial C6, 7, 8.	Abdução da ulna na pronação. Extensor acessório da articulação do cotovelo.

Músculos	Origem	Inserção	Inervação	Ação
Músculos do antebraço *(continuação)*				
Músculos do compartimento posterior do antebraço – camada profunda				
Supinador	*Parte superficial*: epicôndilo lateral. Ligamentos colateral radial e anular. *Parte profunda*: crista do músculo supinador da ulna.	Superfície lateral do rádio, superior à linha oblíqua anterior.	Ramo profundo do nervo radial C7, 8.	Supinação.
Abdutor longo do polegar	Superfícies posteriores da ulna e do rádio. Membrana interóssea interveniente.	Aspecto lateral da base do metacarpal I.	Nervo interósseo posterior C7, 8.	Abduz a articulação carpometacarpal do polegar; extensor acessório do polegar.
Extensor curto do polegar	Superfície posterior do rádio. Membrana interóssea adjacente.	Base da superfície dorsal da falange proximal do polegar.	Nervo interósseo posterior C7, 8.	Estende a articulação metacarpofalângica do polegar.
Extensor longo do polegar	Superfície posterior da ulna. Membrana interóssea adjacente.	Superfície dorsal da base da falange distal do polegar.	Nervo interósseo posterior C7, 8.	Estende a articulação interfalângica do polegar.
Extensor do indicador	Superfície posterior da ulna. Membrana interóssea adjacente.	Capuz extensor do dedo indicador.	Nervo interósseo posterior C7, 8.	Estende o dedo indicador.
Músculos da mão				
Palmar curto	Aponeurose palmar. Retináculo dos músculos flexores.	Pele na borda ulnar da mão.	Ramo superficial do nervo ulnar C(7), 8, T1.	Melhora a preensão.
Interósseos dorsais	Aspectos adjacentes dos metacarpais.	Capuz extensor e base das falanges proximais do segundo, terceiro e quarto dedos.	Ramo profundo do nervo ulnar C8, T1.	Abdução do segundo, terceiro e quarto dedos nas articulações metacarpofalângicas.
Interósseos palmares	Laterais dos metacarpais.	Capuzes extensores do primeiro, segundo, quarto e quinto dedos e falange proximal do polegar.	Ramo profundo do nervo ulnar C8, T1.	Adução do primeiro, segundo, quarto e quinto dedos nas articulações metacarpofalângicas.
Adutor do polegar	*Cabeça transversa*: superfície palmar do metacarpal III. *Cabeça oblíqua*: capitato e bases dos metacarpais II e III.	Base da falange proximal do polegar e capuz extensor do polegar.	Ramo profundo do nervo ulnar C8, T1.	Aduz o polegar.
Lumbricais	Tendões do flexor profundo dos dedos.	Capuzes extensores do segundo, terceiro, quarto e quinto dedos.	*Lumbricais laterais*: ramos digitais do nervo mediano. *Lumbricais mediais*: ramo profundo do nervo ulnar.	Estende as articulações interfalângicas e simultaneamente flexiona as articulações metacarpofalângicas.

Músculos	Origem	Inserção	Inervação	Ação
Músculos da mão *(continuação)*				
Músculos da mão – eminência hipotenar				
Abdutor do dedo mínimo	Pisiforme, ligamento piso-hamato e tendão do flexor ulnar do carpo.	Falange proximal do dedo mínimo.	Ramo profundo do nervo ulnar C(7), 8, T1.	Abduz o dedo mínimo na articulação metacarpofalângica.
Oponente do dedo mínimo	Gancho do hamato. Retináculo dos músculos flexores.	Todo o comprimento da borda medial do metacarpal V.	Ramo profundo do nervo ulnar C(7), 8, T1.	Roda lateralmente o metacarpal V.
Flexor do dedo mínimo	Gancho do hamato. Retináculo dos músculos flexores.	Falange proximal do dedo mínimo.	Ramo profundo do nervo ulnar C(7), 8, T1.	Flexiona o dedo mínimo na articulação metacarpofalângica.
Músculos da mão – eminência tenar				
Abdutor curto do polegar	Tubérculos do trapézio e do escafoide e retináculo dos músculos flexores adjacente.	Falange proximal e capuz extensor do polegar.	Ramo recorrente do nervo mediano C8, T1.	Abduz o polegar na articulação metacarpofalângica.
Oponente do polegar	Retináculo dos músculos flexores. Tubérculo do trapézio.	Todo o comprimento da borda radial do metacarpal I.	Ramo recorrente do nervo mediano C8, T1.	Roda o polegar medialmente.
Flexor curto do polegar	Retináculo dos músculos flexores. Tubérculo do trapézio.	Falange proximal do polegar.	Ramo recorrente do nervo mediano C8, T1.	Flexiona o polegar na articulação metacarpofalângica.
Músculos do quadril e da coxa				
Músculos da região glútea				
Glúteo máximo	Superfície externa do ílio e superfície posterior do sacro e do cóccix (sobre a articulação sacroilíaca).	Aspecto posterior do TIT. Tuberosidade glútea do fêmur proximal.	Nervo glúteo inferior L5, S1, 2.	Potente extensor do fêmur flexionado na articulação do quadril. Estabilizador lateral das articulações do quadril e do joelho. Rotação lateral e abdução da coxa.
Tensor da fáscia lata	Aspecto lateral da crista ilíaca entre a EIAS e o tubérculo da crista.	Trato iliotibial.	Nervo glúteo superior L4, 5, S1.	Estabiliza o joelho em extensão.
Glúteo médio	Superfície externa do ílio entre as linhas glúteas anterior e posterior.	Crista oblíqua na superfície lateral do trocanter maior.	Nervo glúteo superior L4, 5, S1.	Abduz o fêmur na articulação do quadril. Roda a coxa medialmente.
Glúteo mínimo	Superfície externa do ílio entre as linhas glúteas anterior e inferior.	Borda anterolateral do trocanter maior.	Nervo glúteo superior L4, 5, S1.	Abduz, roda medialmente e pode auxiliar na flexão da articulação do quadril.
Piriforme	Superfície anterior do sacro entre os forames sacrais anteriores.	Aspecto medial da borda superior do trocanter maior.	Ramos dos nervos sacrais S1, 2.	Roda lateralmente o fêmur estendido na articulação do quadril. Abduz o fêmur flexionado na articulação do quadril.

Músculos	Origem	Inserção	Inervação	Ação
Músculos do quadril e da coxa *(continuação)*				
Músculos da região glútea *(continuação)*				
Rotadores laterais profundos do quadril	*Obturador interno*: superfície interna do ísquio, púbis e ílio. *Gêmeo superior*: superfície externa da espinha isquiática. *Gêmeo inferior*: aspecto superior da tuberosidade isquiática. *Quadrado femoral*: borda lateral do ísquio imediatamente anterior à tuberosidade isquiática.	Trocanter maior do fêmur (exceto o músculo quadrado femoral, que se insere ligeiramente atrás e abaixo dos outros).	*Obturador interno e gêmeo superior*: nervo para o obturador interno, L5, S1. *Gêmeo inferior e quadrado femoral*: nervo para o quadrado femoral, L5, S1, (2)	Roda lateralmente a articulação do quadril. Abduz o fêmur flexionado na articulação do quadril. Ajuda a manter a cabeça do fêmur no acetábulo.
Músculos do compartimento anterior da coxa				
Sartório	Espinha ilíaca anterossuperior.	Superfície medial da tíbia imediatamente inferomedial à tuberosidade da tíbia.	Nervo femoral L2, 3, (4).	Flexiona a coxa na articulação do quadril. Flexiona a perna na articulação do joelho.
Quadríceps femoral	*Reto femoral*: cabeça reta: EIAI; cabeça reflexa: sulco acima do acetábulo (no ílio). *Grupo dos vastos*: metade superior da diáfise do fêmur.	Patela, depois via ligamento da patela, na tuberosidade da tíbia.	Nervo femoral L2, 3, 4.	*Reto femoral*: flexiona a coxa na articulação do quadril e estende a perna na articulação do joelho. *Grupo dos vastos*: estende a perna na articulação do joelho.
Músculos do compartimento medial da coxa				
Grácil	Uma linha nas superfícies externas do púbis, do ramo inferior do púbis e do ramo do ísquio.	Superfície medial da diáfise proximal da tíbia.	Nervo obturatório L2, 3.	Aduz a coxa na articulação do quadril. Flexiona a perna na articulação do joelho.
Pectíneo	Linha pectínea do púbis e osso adjacente da pelve.	Linha oblíqua, da base do trocanter menor até a linha áspera do fêmur.	Nervo femoral L2, 3.	Aduz e flexiona a coxa na articulação do quadril.
Obturador externo	Superfície externa da membrana obturadora e osso adjacente.	Fossa trocantérica.	Divisão posterior do nervo obturatório L3, 4.	Roda lateralmente a coxa na articulação do quadril.
Adutores	Parte anterior (ramo) do púbis. O músculo adutor magno também se origina da tuberosidade isquiática.	Todo o comprimento do fêmur, ao longo da linha áspera e da linha supracondilar medial até o tubérculo do adutor no epicôndilo medial do fêmur.	*Magno*: nervo obturatório L2, 3, 4. Nervo isquiático L2, 3, 4. *Curto:* nervo obturatório L2, 3. *Longo:* nervo obturatório L2, 3, 4.	Aduz e roda medialmente a coxa na articulação do quadril.

Músculos	Origem	Inserção	Inervação	Ação
Músculos do quadril e da coxa *(continuação)*				
Músculos do compartimento posterior da coxa				
Músculos posteriores da coxa	Tuberosidade isquiática. Bíceps femoral (apenas cabeça curta): lábio lateral da linha áspera.	*Semimembranáceo*: sulco e osso adjacente na superfície medial e posterior do côndilo medial da tíbia. *Semitendíneo*: superfície medial da tíbia proximal. *Bíceps femoral:* cabeça da fíbula.	Nervo isquiático L5, S1, 2.	Flexiona a perna na articulação do joelho. Os músculos semimembranáceo e semitendíneo estendem a coxa na articulação do quadril e rodam medialmente a coxa na articulação do quadril e a perna na articulação do joelho. O músculo bíceps femoral estende e roda lateralmente a coxa na articulação do quadril e roda lateralmente a perna na articulação do joelho.
Músculos da perna				
Músculos do compartimento anterior da perna				
Tibial anterior	Superfície lateral da tíbia e membrana interóssea adjacente.	Superfícies medial e inferior do cuneiforme medial e superfícies adjacentes na base do metatarsal I.	Nervo fibular profundo L4, 5.	Dorsiflexão do pé na articulação do tornozelo. Inversão do pé.
Extensor longo dos dedos	Metade proximal da superfície medial da fíbula e superfície relacionada do côndilo tibial lateral.	Ao longo da superfície dorsal dos 4 dedos laterais. Cada tendão se divide a fim de se inserir às bases das falanges média e distal.	Nervo fibular profundo L5, S1.	Estende os quatro dedos laterais e faz a dorsiflexão do pé.
Extensor longo do hálux	Metade média da superfície medial da fíbula e membrana interóssea adjacente.	Base da falange distal do hálux.	Nervo fibular profundo L5, S1.	Estende o hálux. Dorsiflexiona o pé.
Fibular terceiro	Parte distal da superfície medial da fíbula.	Superfície dorsomedial da base do metatarsal V.	Nervo fibular profundo L5, S1.	Dorsiflexiona e everte o pé.
Músculos do compartimento posterior da perna – camada superficial				
Gastrocnêmio	*Cabeça medial*: superfície posterior do fêmur distal, imediatamente superior ao côndilo medial. *Cabeça lateral*: superfície posterolateral superior do côndilo femoral lateral.	Superfície posterior do calcâneo via tendão do calcâneo.	Nervo tibial S1, 2.	Flexão plantar do pé. Flexão do joelho.

Músculos	Origem	Inserção	Inervação	Ação
Músculos da perna *(continuação)*				
Músculos do compartimento posterior da perna – camada superficial *(continuação)*				
Sóleo	Aspecto posterior da cabeça da fíbula e superfícies adjacentes do colo e diáfise proximal da fíbula. Linha para o músculo sóleo e borda medial da tíbia. Arco tendíneo entre as inserções tibial e fibular.	Superfície posterior do calcâneo via tendão do calcâneo.	Nervo tibial S1, 2.	Flexão plantar do pé.
Plantar	Parte inferior da linha supracondilar lateral do fêmur e ligamento poplíteo oblíquo da articulação do joelho.	Superfície posterior do calcâneo via tendão do calcâneo.	Nervo tibial S1, 2.	Flexão plantar do pé. Flexão do joelho.
Músculos do compartimento posterior da perna – camada intermediária				
Flexor longo dos dedos	Aspecto medial da superfície posterior da tíbia, abaixo da linha para o músculo sóleo.	Superfícies plantares das bases das falanges distais dos 4 dedos laterais.	Nervo tibial S2, 3.	Flexiona os quatro dedos laterais do pé.
Flexor longo do hálux	Dois terços inferiores da superfície posterior da fíbula e membrana interóssea adjacente.	Superfície plantar da base da falange distal do hálux.	Nervo tibial S2, 3.	Flexiona o hálux e é importante no impulso propulsor final do pé durante a marcha.
Músculos do compartimento posterior da perna – camada profunda				
Tibial posterior	Superfícies posteriores da membrana interóssea e regiões adjacentes da tíbia e da fíbula.	Principalmente na tuberosidade do navicular e região adjacente do cuneiforme medial.	Nervo tibial L4, 5.	Inverte e realiza flexão plantar do pé.
Poplíteo	Côndilo femoral lateral.	Superfície posterior da tíbia proximal.	Nervo tibial L4, 5, S1.	Estabiliza e desbloqueia a articulação do joelho.
Músculos do compartimento lateral da perna				
Fibular longo	Dois terços superiores da superfície lateral da cabeça da fíbula, fíbula e, ocasionalmente, côndilo tibial lateral.	Aspecto lateral da extremidade distal do cuneiforme medial. Base do metatarsal I.	Nervo fibular superficial L5, S1, 2.	Everte e realiza flexão plantar do pé.
Fibular curto	Dois terços inferiores da superfície lateral da diáfise da fíbula.	Tubérculo lateral na base do metatarsal V.	Nervo fibular superficial L5, S1, 2.	Everte o pé.
Músculos do pé				
Músculos da planta do pé – primeira camada				
Abdutor do hálux	Processo medial da tuberosidade do calcâneo.	Aspecto medial da base da falange proximal do hálux.	Nervo plantar medial do nervo tibial S1-3.	Abduz e flexiona o hálux na articulação metatarsofalângica.

Músculos	Origem	Inserção	Inervação	Ação
Músculos do pé *(continuação)*				
Músculos da planta do pé – primeira camada *(continuação)*				
Flexor curto dos dedos	Processo medial da tuberosidade do calcâneo e aponeurose plantar.	Laterais das superfícies plantares das falanges médias dos 4 dedos laterais.	Nervo plantar medial do nervo tibial S1-3.	Flexiona os quatro dedos laterais do pé na articulação interfalângica proximal.
Abdutor do dedo mínimo	Processos lateral e medial da tuberosidade do calcâneo e faixa de tecido conjuntivo que conecta o calcâneo à base do metatarsal V.	Aspecto lateral da base da falange proximal do dedo mínimo.	Nervo plantar lateral do nervo tibial S1-3.	Abduz o dedo mínimo na articulação metatarsofalângica.
Músculos da planta do pé – segunda camada				
Quadrado plantar	Superfície medial do calcâneo e processo lateral da tuberosidade do calcâneo.	Borda lateral do tendão do flexor longo dos dedos na região proximal da planta do pé.	Nervo plantar lateral do nervo tibial S1-3.	Flexiona as falanges distais do 2º ao 5º dedos.
Lumbricais	*1º lumbrical*: aspecto medial do tendão do flexor longo dos dedos associado ao 2º dedo. *2º a 4º lumbricais:* tendões adjacentes do flexor longo dos dedos.	Margens livres mediais dos capuzes extensores do 2º ao 5º dedos.	*1º lumbrical*: nervo plantar medial do nervo tibial. *Três lumbricais laterais*: nervo plantar lateral do nervo tibial S2, 3.	Flexiona a articulação metatarsofalângica e estende as articulações interfalângicas.
Músculos da planta do pé – terceira camada				
Flexor curto do hálux	Parte medial da superfície plantar do cuboide e parte adjacente do cuneiforme lateral. Tendão do tibial posterior.	Aspectos lateral e medial da base da falange proximal do hálux.	Nervo plantar medial do nervo tibial S1, 2.	Flexiona a articulação metatarsofalângica do hálux.
Adutor do hálux	*Cabeça transversa:* ligamentos associados às articulações metatarsofalângicas dos 3 dedos laterais. *Cabeça oblíqua:* bases dos metatarsais II a IV; bainha que recobre o tendão do fibular longo.	Aspecto lateral da base da falange proximal do hálux.	Nervo plantar lateral do nervo tibial S2, 3.	Aduz o hálux na articulação metatarsofalângica.
Flexor do dedo mínimo	Base do metatarsal V e bainha do tendão do fibular longo.	Aspecto lateral da base da falange proximal do dedo mínimo.	Nervo plantar lateral do nervo tibial S2, 3.	Flexiona o dedo mínimo na articulação metatarsofalângica.

Músculos	Origem	Inserção	Inervação	Ação
Músculos do pé *(continuação)*				
Músculos da planta do pé – quarta camada				
Interósseos dorsais	Laterais dos metatarsais adjacentes.	Capuzes extensores e bases das falanges proximais do 2º ao 4º dedos.	Nervo plantar lateral do nervo tibial; 1º e 2º interósseos dorsais também inervados pelo nervo fibular profundo S2, 3.	Abduz do 2º ao 4º dedos nas articulações metatarsofalângicas. Resiste à extensão das articulações metatarsofalângicas e à flexão das articulações interfalângicas.
Interósseos plantares	Bases e aspectos mediais dos metatarsais III a V.	Capuzes extensores e bases das falanges proximais do 3º ao 5º dedos.	Nervo plantar lateral do nervo tibial S2, 3.	Aduz do terceiro ao quinto dedos nas articulações metatarsofalângicas. Resiste à extensão das articulações metatarsofalângicas e à flexão das articulações interfalângicas.
Músculos do aspecto dorsal do pé				
Extensor curto dos dedos	Superfície superolateral do calcâneo.	Aspectos laterais dos tendões do extensor longo dos dedos do 2º ao 4º dedos.	Nervo fibular profundo S1, 2.	Estende do 2º ao 4º dedos.
Extensor curto do hálux	Superfície superolateral do calcâneo.	Base da falange proximal do hálux.	Nervo fibular profundo S1, 2.	Estende a articulação metatarsofalângica do hálux.

CAPÍTULO 9

Sistema musculoesquelético na vida cotidiana

A capacidade de se movimentar é frequentemente subestimada, em especial quando se é jovem e não se tem nenhuma restrição ou deficiência. No entanto, os movimentos básicos necessários para as atividades cotidianas dependem de um sistema musculoesquelético em pleno funcionamento. Este capítulo examinará os fundamentos desses movimentos cotidianos.

Introdução

A maneira como sentamos, ficamos em pé e nos movimentamos depende da postura, tanto estática quanto dinâmica. Uma boa postura – seja estática ou dinâmica – visa minimizar o gasto energético. A quantidade de energia despendida depende da capacidade do corpo de minimizar a atividade muscular em qualquer tarefa específica.

A quantidade de atividade muscular depende de muitos fatores fora do escopo deste livro – mas, do ponto de vista musculoesquelético, a energia necessária aos músculos aumenta à medida que sua atividade aumenta. Uma postura é considerada boa quando há controle do equilíbrio (estabilidade) do corpo usando o mínimo de energia possível.

Para entender esse controle de equilíbrio, é necessário afirmar que:

- O **centro de massa (CdM)** é o ponto do corpo em que se supõe que toda a massa esteja concentrada.
- O **centro de gravidade (CdG)** é o ponto em que se supõe que o peso total esteja centralizado.

E que **peso = massa × gravidade (P = m × g)**.

Conceitualmente, para as discussões a seguir, peso e massa podem ser considerados a mesma coisa, embora matematicamente sejam distintos.

A **linha de gravidade** é uma linha imaginária traçada diretamente para baixo a partir do CdM. A **base de apoio** (BdA) é a área abaixo do corpo criada pelos pontos de contato com a superfície; na vida cotidiana, esses pontos em geral são os pés, mas podem incluir dispositivos auxiliares para a marcha, como muletas ou andadores (Fig. 9.1).

Em termos muito básicos, o equilíbrio pode ser descrito como a capacidade de manter a linha de gravidade dentro das bordas da BdA. Na vida cotidiana, é necessária atividade muscular para manter essa situação, caso contrário ficamos instáveis e caímos. Quanto mais instáveis somos, mais energia muscular é necessária para manter um equilíbrio estável (Fig. 9.2).

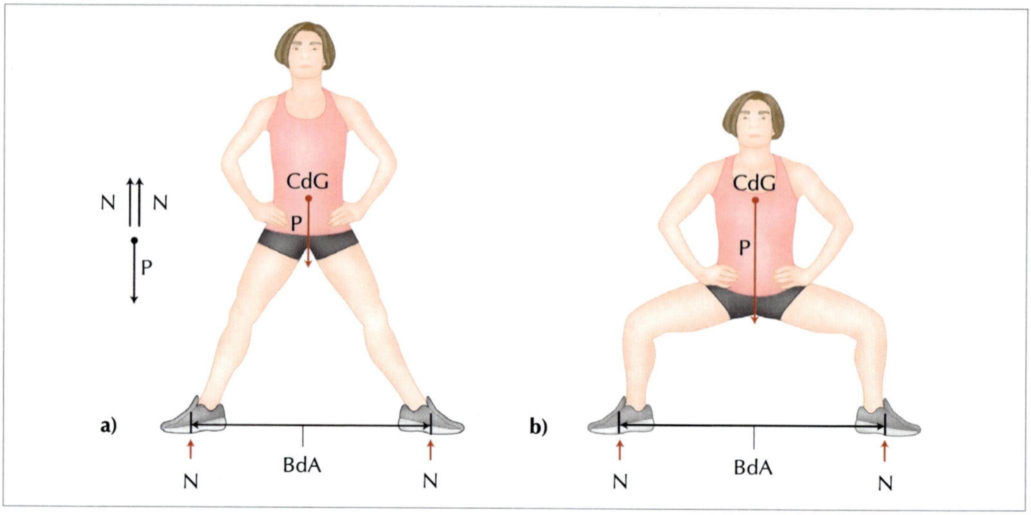

Figura 9.1 Base de apoio (BdA) em pé (a) e agachado (b). Um newton (N) é uma unidade de força que acelera um quilograma de massa a um metro por segundo ao quadrado.

Este capítulo analisará como realizamos movimentos cotidianos: sentar, passar da posição sentada para em pé, permanecer em pé, subir escadas, deambular e, por fim, correr.

Sentar

O Dr. James Levine, da Clínica Mayo, cunhou a frase "Ficar sentado é o novo fumar", sugerindo que ficar sentado faz mal à saúde.

É verdade? Bem, sim – mas, ao contrário de fumar, também é necessário e útil às vezes.

Levine afirma explicitamente que ele quer dizer que "ficar sentado por muito tempo" é o novo fumar, não apenas o ato de ficar sentado.

Para entender por que isso pode ser nocivo à saúde musculoesquelética, precisamos observar o que acontece com o corpo quando ficamos sentados por muito tempo.

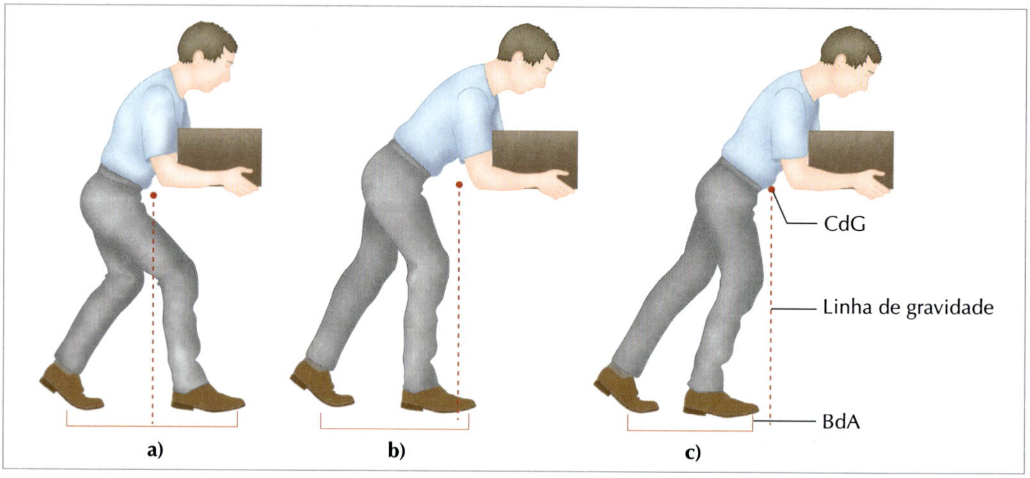

Figura 9.2 Mudança sequencial de estável para instável (a para c).

Quando estamos sentados, a coluna vertebral sustenta toda a parte superior do corpo. Isso significa que há uma força compressiva sobre ela, atuando diretamente para baixo. Isso comprime os discos e as articulações facetárias. Portanto, sentar é conhecido como "carga estática", enquanto "carga dinâmica" se refere à carga proveniente de movimentos ativos, como caminhar.

A compressão estática sustentada causada pela postura sentada reduz tanto o fluxo de nutrientes para os discos intervertebrais quanto a excreção de resíduos metabólicos, o que tem sido associado à desidratação e à degeneração discal. Diferentes posturas produzem graus variados de desidratação e força compressiva sobre o disco (Fig. 9.3).

Um disco saudável confere à coluna a capacidade de se mover com facilidade em múltiplas direções e ajuda a aliviar a carga em outras articulações da coluna. Por outro lado, um disco desidratado reduz o movimento e aumenta o estresse em outras estruturas. A força compressiva pode ser reduzida pela atividade de músculos lombopélvicos saudáveis; contudo, se você não se movimentar, eles podem enfraquecer e oferecer um suporte menos eficaz à coluna.

Atividade muscular na posição sentada estática

Em geral, a atividade muscular é muito baixa na posição sentada estática, especialmente quando usada uma cadeira com encosto (Fig. 9.4). Os músculos glúteos, os músculos posteriores da coxa e o quadríceps femoral apresentam um pouco de atividade.

No entanto, qualquer alteração na posição estática equilibrada envolverá outros músculos. Por exemplo, inclinar-se para a frente em direção à mesa tende a ativar o músculo iliocostal do lombo e do tórax, e o superficial multífido do lombo, enquanto uma postura mais ereta está associada a maior atividade dos músculos oblíquo interno do abdome e transverso do abdome.

Sentar-se em uma superfície instável, como uma bola terapêutica (Fig. 9.5), ativa mais os músculos eretores da espinha da re-

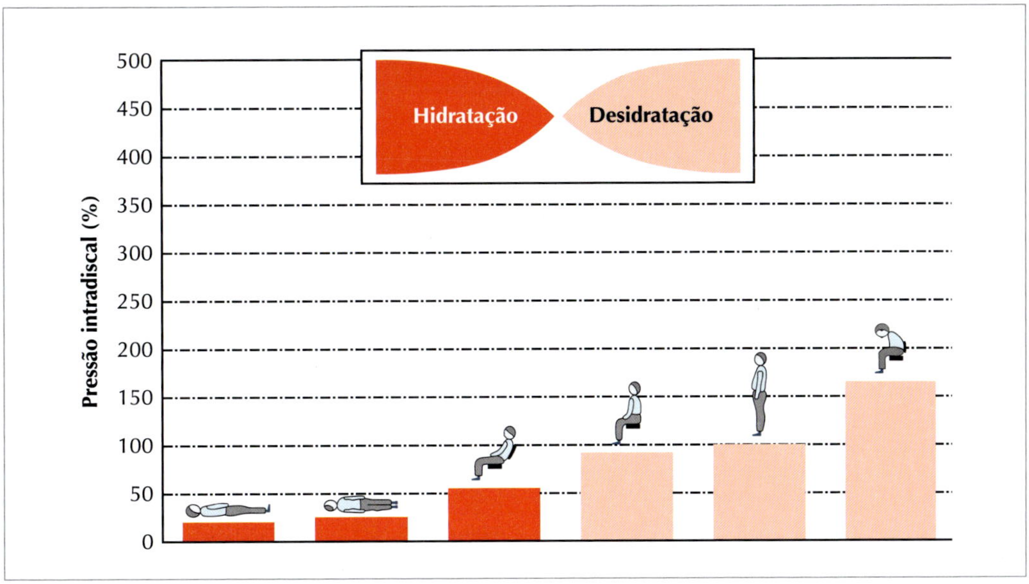

Figura 9.3 Pressão nos discos lombares.

gião lombar e os músculos oblíquos do abdome do que sentar-se em uma superfície estática, embora isso possa tornar a posição mais cansativa e não ajude em nada a aliviar a pressão sobre os discos intervertebrais. No entanto, estudos constataram que a atividade muscular total não difere significativamente entre sentar em uma cadeira estática ou em uma superfície instável (McGill et al., 2006; Kingma e Van Dieen, 2009).

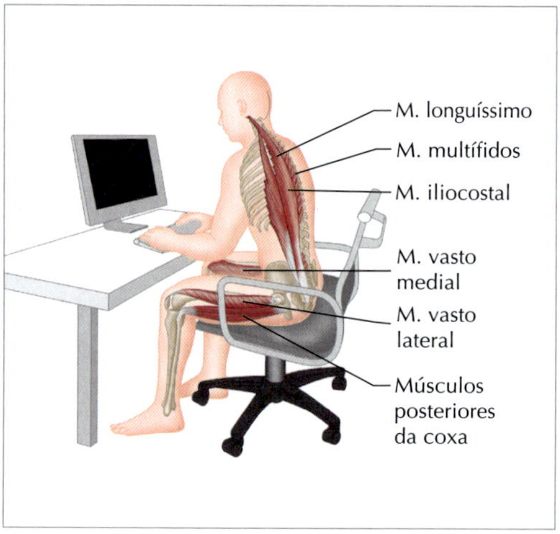

Figura 9.4 Atividade muscular enquanto sentado em uma cadeira estática.

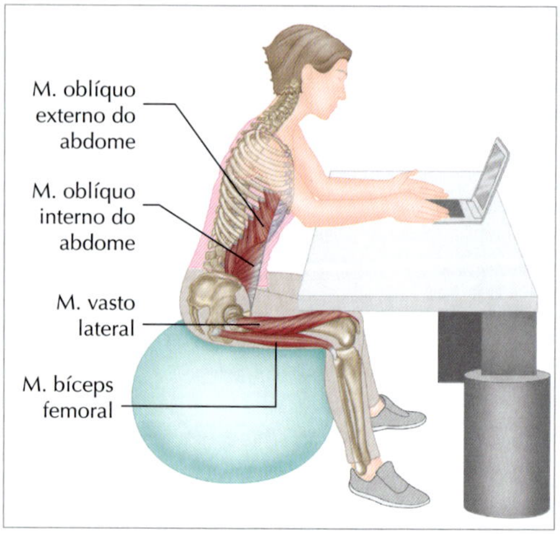

Figura 9.5 Atividade muscular enquanto sentado em uma superfície instável.

Articulações na posição sentada

Sentar-se em uma mesa de trabalho requer que os joelhos e os quadris sejam mantidos flexionados em aproximadamente 90 graus, o que pode levar ao encurtamento dos músculos flexores do quadril (reto femoral e iliopsoas) e dos músculos posteriores da coxa (Fig. 9.6). Se sentarmos com os quadris abaixo dos joelhos, isso leva a maior flexão do quadril e do joelho e encurta ainda mais os músculos, mas também abre as articulações sacroilíacas por meio da nutação, aumenta a flexão lombar e comprime ainda mais os discos lombares (Fig. 9.7). Essa compressão ocorre mais na porção anterior do disco, o que está associado

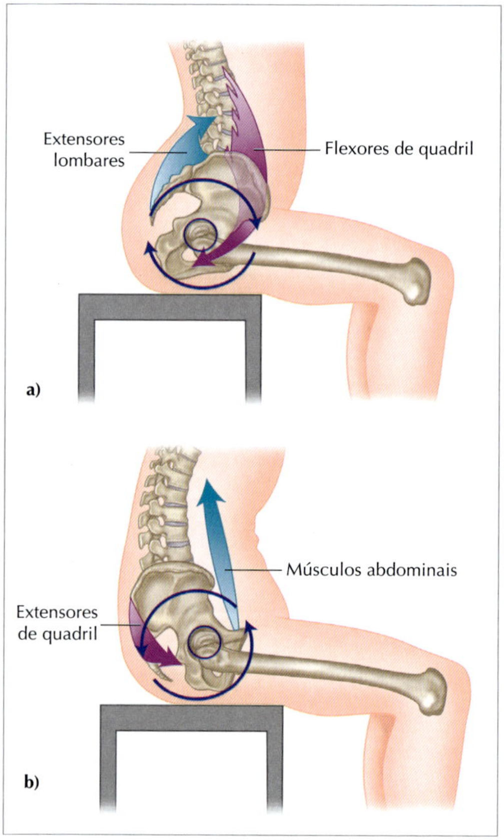

Figura 9.6 (a) Inclinação pélvica anterior à extensão lombar. (b) Inclinação pélvica posterior à flexão lombar.

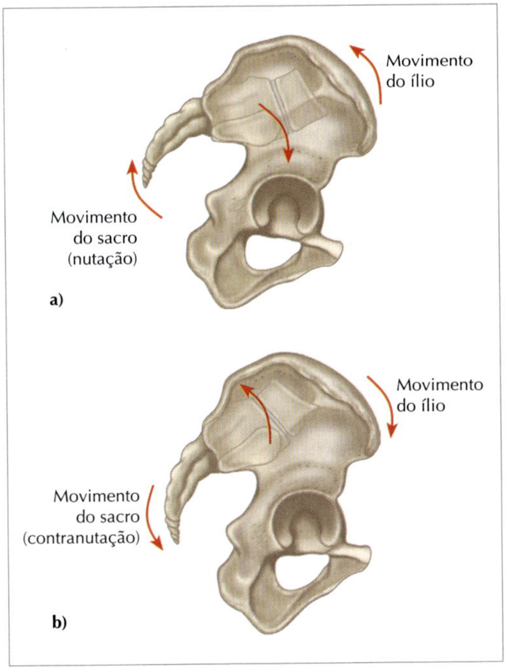

Figura 9.7 (a) Nutação sacral. (b) Contranutação sacral.

ao aumento do risco de prolapso discal e distensão dos ligamentos sacroilíacos posteriores.

Passar de sentado para em pé

Passar da posição sentada para em pé é essencial ao movimento humano, mas pode ser problemático em decorrência de diversas condições musculoesqueléticas, particularmente restrições articulares e fraqueza muscular. Pessoas mais jovens em geral se levantam de uma cadeira sem sequer se dar conta do ato, enquanto pessoas de mais idade às vezes têm dificuldade para realizar o mesmo movimento. No entanto, evidências sugerem que o problema com o envelhecimento costuma ser a fraqueza muscular ou as restrições articulares, e não simplesmente a idade (Ikeda et al., 1991; Van Lummel et al., 2018).

A seção a seguir descreve como fazemos esse movimento, com o sistema musculoesquelético trabalhando de modo a minimizar o uso de energia, e como isso pode mudar na presença de lesões ou com a idade.

Movimento articular ao passar de sentado para em pé

Em geral, para passar de sentado para em pé a partir de uma cadeira na altura dos joelhos e nivelada com o chão, a parte superior do corpo se inclina para a frente, depois os quadris e joelhos se flexionam e os tornozelos se dorsiflexionam de modo a deslocar o peso para a frente. Em seguida, para iniciar o movimento de ficar em pé, os tornozelos, joelhos, quadris e a coluna lombar se estendem (Fig. 9.8 e Tab. 9.1).

A **Fase 1**, a fase de **flexão-impulso**, é o movimento de passar de sentado para em pé e é ativado pelo tronco e pela pelve rodando em flexão e criando impulso com a parte superior do corpo, enquanto os membros inferiores e os pés permanecem estacionários.

A **Fase 2**, a fase de **impulso-transferência**, começa quando as nádegas são elevadas da cadeira e termina quando é alcançada a dorsiflexão máxima do tornozelo.

Quando o impulso da parte superior do corpo produzido na fase 1 é transferido, ele contribui para o movimento do corpo todo para cima e para a frente. Durante a fase 2, o CdM se desloca para a frente e para cima, tornando-se o mais anterior possível, enquanto flexiona os joelhos e move os pés posteriormente com dorsiflexão máxima do tornozelo.

A **Fase 3**, a fase de **extensão**, ocorre imediatamente depois da dorsiflexão máxima do tornozelo e termina com as articulações do quadril totalmente estendidas. Esse movimento final raramente é abrupto, mas consiste em pequenos movimentos entre a flexão e a extensão, à medida que o corpo se estabiliza, com a extensão do joelho e a flexão da cabeça chegando ao fim.

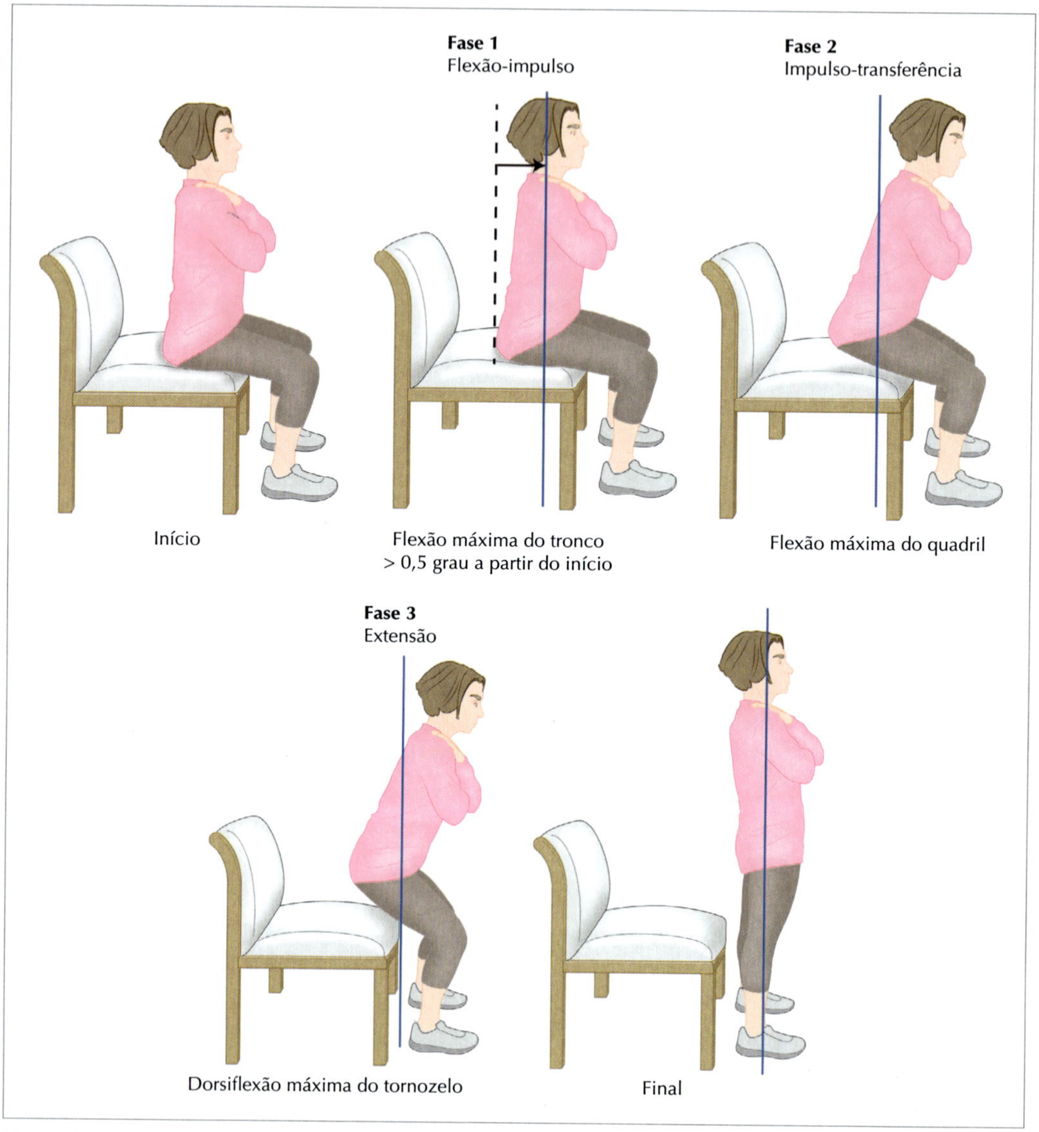

Figura 9.8 Movimento sequencial da posição sentada para em pé.

A **Fase 4**, a fase de **estabilização**, começa depois da extensão completa dos quadris e continua até a estabilização seguinte à elevação. A atividade articular nesta fase é discutida na seção sobre postura ereta.

Se houver restrições em alguma articulação dos membros inferiores, mover o CdG sobre a BdA ao passar de sentado para em pé exigirá mudanças nos movimentos naturais. Por exemplo, se você não é capaz de flexionar os quadris em relação à pelve, outro mecanismo é necessário. A abordagem adotada dependerá do funcionamento do restante da parte inferior do corpo.

Um método às vezes observado em pessoas idosas ou com lesão é lançar os braços para a frente a fim de auxiliar no impulso-transferência da fase 2. Por exemplo, quando senta-

Tabela 9.1 Amplitude de movimento articular no movimento de passar de sentado para em pé (adaptado de Schenkmann et al., 1990)

Movimento relativo das articulações no movimento de passar de sentado para em pé		
	Graus (típicos)	Amplitude
Fase 1: Flexão-impulso		
Flexão máxima do tronco em relação à pelve	15	0-40
Fase 2: Impulso-transferência		
Flexão máxima do quadril	104	90-129
Flexão máxima do tronco em relação ao chão	40	17-57
Extensão máxima da cabeça	39	24-61
Dorsiflexão máxima do tornozelo	27	20-32
Fase 3: Extensão		
Extensão total do joelho	105	95-119

do em uma cadeira baixa e macia, os joelhos ficam mais altos que os quadris, limitando a capacidade de flexionar o tronco sobre a pelve e, assim, iniciar o movimento de passar de sentado para em pé. Da mesma maneira, se houver uma restrição grave nos quadris, nos joelhos ou nos tornozelos, o movimento natural de passar de sentado para em pé pode ser impossível sem ajuda externa. Você já viu pessoas sendo puxadas para cima a partir da posição sentada ou sendo tracionadas para levantar de um *puff* no chão (Fig. 9.9)?

Atividade muscular no movimento de passar de sentado para em pé

Para realizar o movimento de passar de sentado para em pé, os músculos glúteo máximo e vasto lateral realizam grande parte da força exigida nas duas primeiras fases, enquanto o músculo reto femoral realiza uma força mais consistente nessas fases e muito maior do que a do bíceps femoral. O músculo sóleo – apesar de seu tamanho menor – é o mais ativo na última parte da fase 3 e, juntamente com o glúteo máximo, fornece a maior parte da aceleração vertical nas fases 2 e 3.

Trabalhando juntos durante toda a passagem de sentado para em pé, os músculos glúteo máximo, vasto lateral e sóleo são os mais relevantes, enquanto o glúteo máximo, o adutor magno, o bíceps femoral e os flexores plantares aceleram o CdM para cima e para a frente; ao mesmo tempo, o quadríceps femoral e o tibial anterior elevam e controlam o movimento para a frente do CdM, até o final da fase 2. Uma vez na posição em pé na fase 3, o glúteo máximo, o bíceps femoral, o adutor magno e os flexores plantares continuam elevando o CdM (Fig. 9.10).

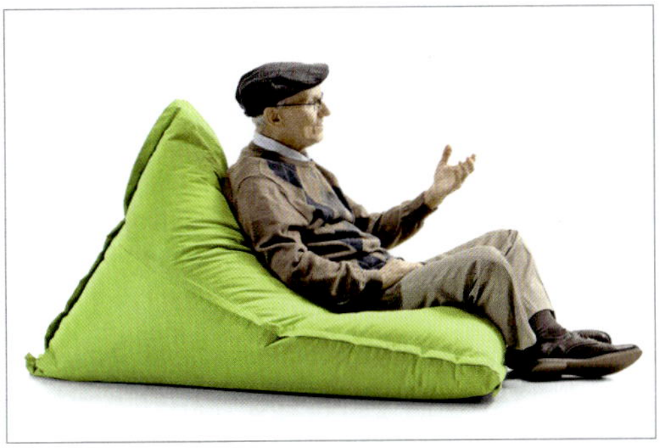

iStock

Figura 9.9 Homem idoso com os joelhos em posição mais alta que os quadris sendo puxado de um *puff* no chão.

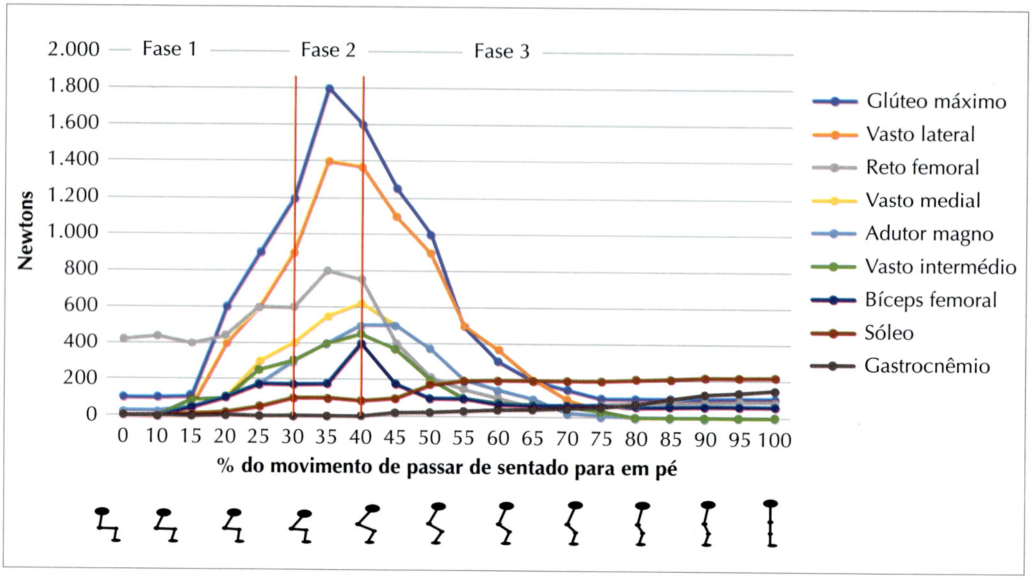

Figura 9.10 Atividade muscular no movimento de passar de sentado para em pé.

Permanecer em pé

A Fase 4 do movimento de passar de sentado para em pé ocorre quando estamos parados e imóveis, exceto pela oscilação postural natural – necessária para manter o equilíbrio –, antes de decidirmos qual outra ação será tomada. A melhor postura para ficar parado é aquela que minimiza a oscilação postural e o uso de energia muscular. O ato de permanecer em pé é um complexo mecanismo neurológico que não discutiremos, mas, do ponto de vista musculoesquelético, mantemos nossa linha de gravidade a partir do CdM dentro dos limites da nossa BdA (Fig. 9.11).

A linha de gravidade em uma postura ereta adequada encontra-se próxima ao centro de rotação de todas as principais articulações (Fig. 9.11) e permanece dentro da BdA. A atividade muscular é baixa, pois tecidos internos não contráteis (p. ex., ligamentos) fornecem grande parte da estabilidade passiva. O principal centro de atividade muscular está nos membros inferiores, particularmente nos músculos gastrocnêmio e sóleo. Sua função é controlar a oscilação postural normal. No entanto, fraqueza, desequilíbrio muscular, restrições articulares ou má postura alteram esse equilíbrio, e as necessidades energéticas do corpo mudam como resultado de uma maior ativação muscular.

O recente uso de *smartphones* levou as pessoas a uma postura em que a cabeça fica inclinada para a frente, afastando-se da linha de gravidade, conhecida como "pescoço tecnológico (ou de texto)". Isso aumenta a atividade dos músculos extensores cervicais. No caso de uma inclinação de 45 graus na cabeça, a sobrecarga sobre os músculos extensores cervicais é três vezes maior do que na postura em pé. Isso se correlaciona com um aumento na ocorrência de problemas cervicais (Fig. 9.12).

Deambular

Quando solicitados a pensar em uma atividade, a que vem à mente da maioria das pes-

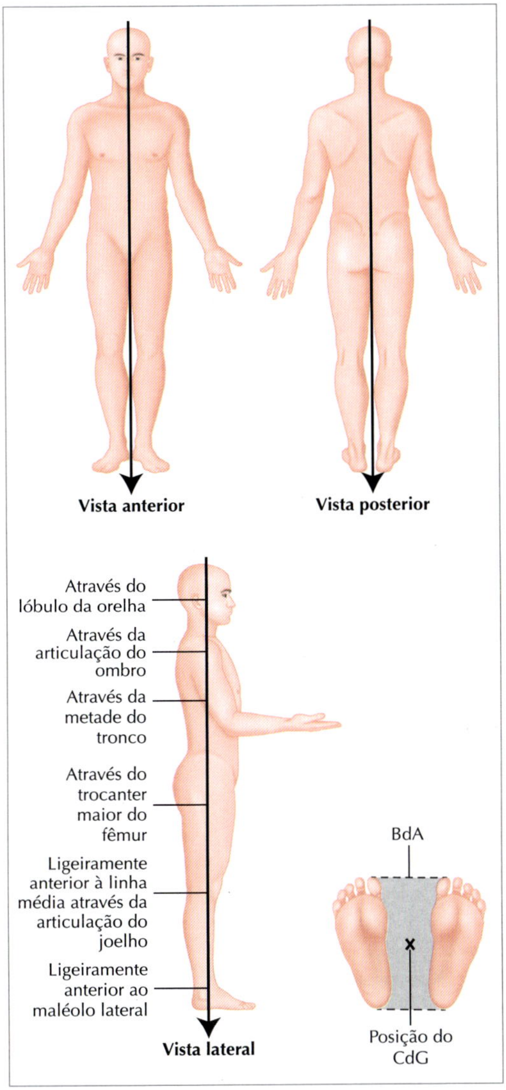

Figura 9.11 Equilíbrio em pé.

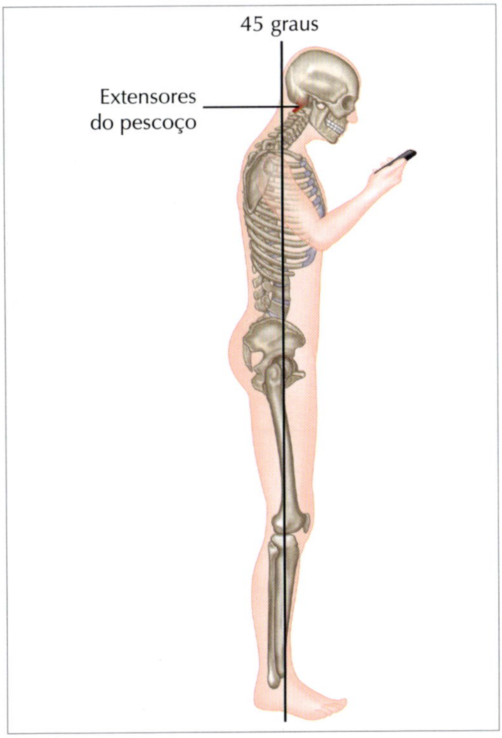

Figura 9.12 Pescoço tecnológico (ou de texto).

soas é a deambulação. Como humanos, somos bípedes, o que nos confere menos estabilidade em comparação aos animais de quatro patas. Isso significa que, enquanto caminhamos, há uma constante batalha entre manter a estabilidade e cair, o que exige que o CdG permaneça dentro da BdA o tempo todo. Por esse motivo, a deambulação tem sido chamada de "queda controlada".

A **marcha** consiste no modo como movemos nossos membros ao transferir o peso de um membro inferior para o outro, seja caminhando ou correndo. O **ciclo da marcha** detalha o ato de deambular. Começa com o calcanhar de um pé tocando o chão e termina no momento em que o mesmo calcanhar toca o chão novamente. Isso constitui uma **passada**. O ciclo da marcha é um padrão rítmico que consiste em passos e passadas. Um **passo** inclui o movimento de um calcanhar tocando o solo até o momento em que o calcanhar contralateral toca o solo. Cada passo consiste em uma **fase de apoio**, quando ambos os pés estão tocando o chão, e uma **fase de balanço**, quando um pé é levantado e se move para a frente (Fig. 9.13).

Do toque do calcanhar até a elevação dos dedos, a maior parte dos principais músculos do membro inferior foi ativada (consideran-

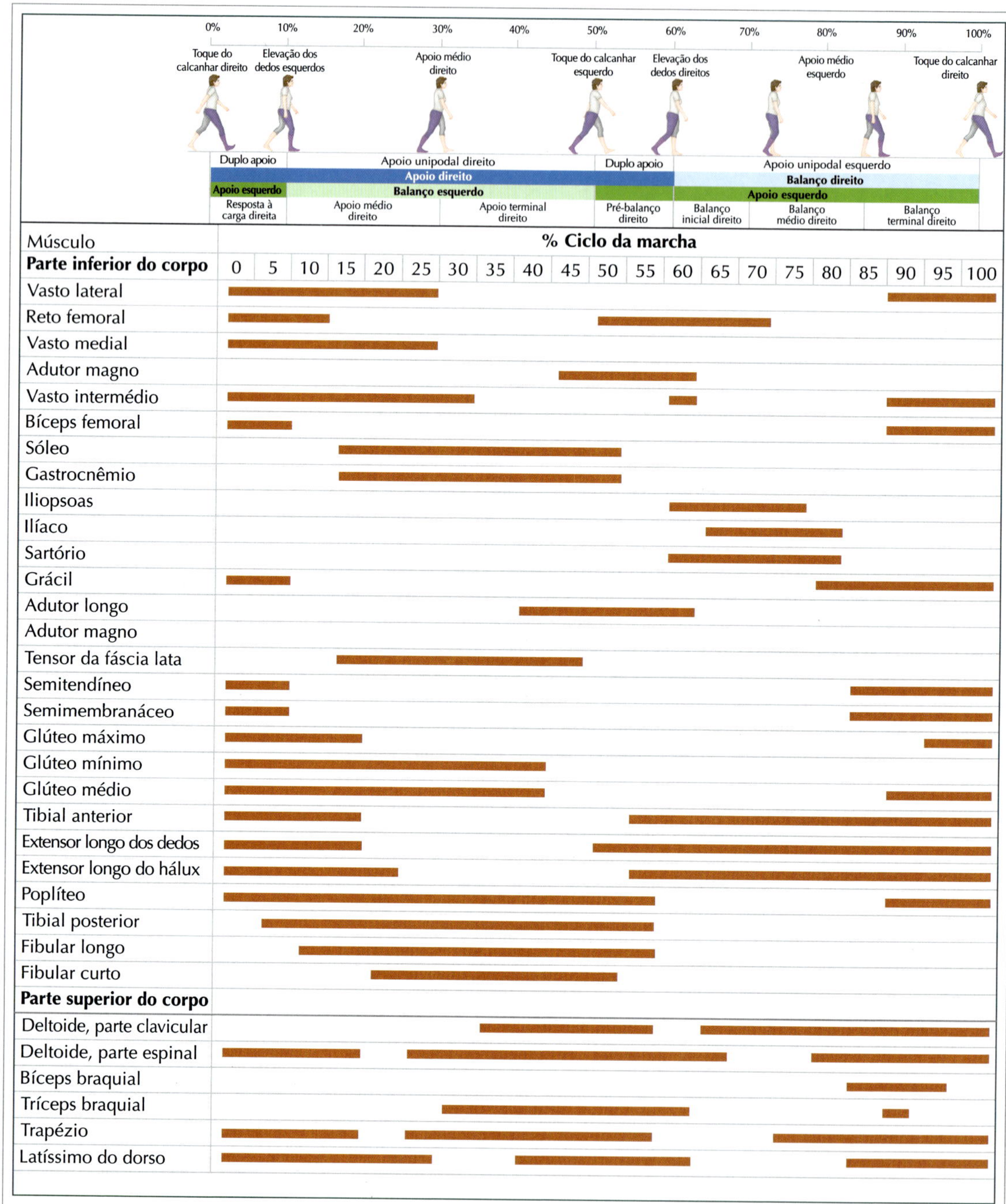

Figura 9.13 Atividade muscular ao longo do ciclo da marcha.

do o membro inferior direito na Fig. 9.14). À medida que o corpo se move à fase de apoio, essa atividade diminui, com o peso corporal sendo transferido de um pé para o outro. No entanto, no apoio médio, o músculo glúteo médio permanece ativo, pois ele controla a altura da pelve quando o membro inferior contralateral é elevado do chão e oscila.

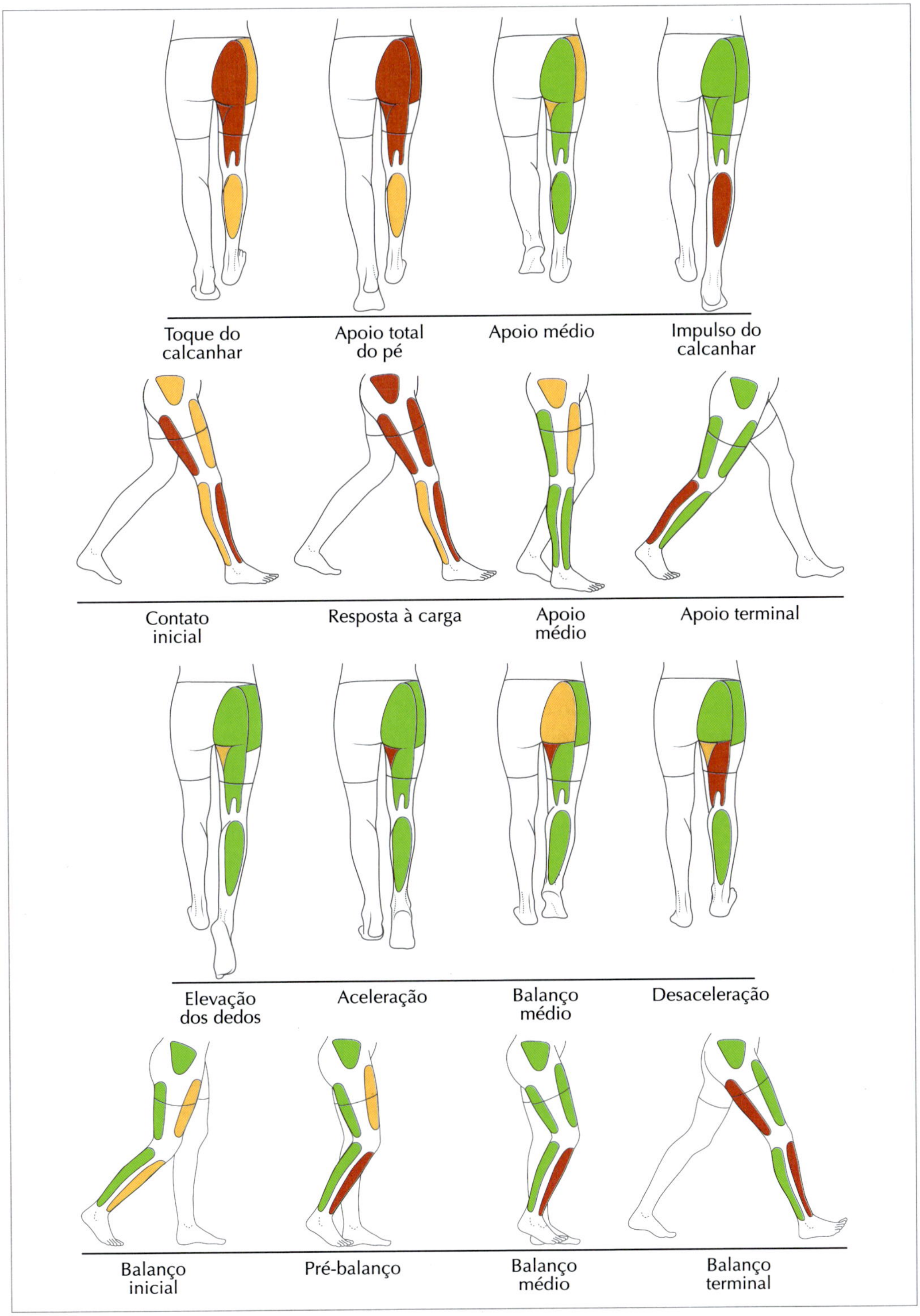

Figura 9.14 Ativação muscular no ciclo da marcha em sete dos músculos principais. Vermelho = muito ativo, amarelo = em redução, verde = pouca atividade.

Se o músculo glúteo médio estiver fraco, é neste momento que a **marcha de Trendelenburg** fica evidente, com a queda da pelve do lado contralateral. Gastrocnêmio, sóleo e plantar – trabalhando juntos – tornam-se mais ativos na fase de apoio terminal, preparando-se para impulsionar o corpo para a frente. À medida que o membro inferior entra na fase de balanço, o músculo quadríceps femoral é ativado no estágio inicial, com o tibial anterior assumindo o controle no final a fim de realizar a dorsiflexão do tornozelo.

É nesta fase que se pode observar a fraqueza do músculo tibial anterior, quando o pé não é capaz de sair do chão e fica preso ao solo, no que é conhecido como **queda do pé** (ou **pé caído**). Os músculos posteriores da coxa são ativados novamente no final da fase de balanço, pouco antes do toque do calcanhar. Se o corpo estiver inclinado para a frente quando o membro inferior estiver estendido no momento do toque do calcanhar, isso é indicativo de fraqueza no músculo quadríceps femoral. Por outro lado, a fraqueza no músculo glúteo máximo é evidenciada pela inclinação para trás da parte superior do corpo durante o toque do calcanhar. Ambas as respostas são maneiras de compensar a fraqueza muscular em controlar a posição relativa do CdG sobre a BdA.

Ativação do tronco na marcha

Durante a marcha, o tronco roda no plano transverso. Em baixas velocidades, os movimentos do tronco são mínimos, mas tornam-se mais pronunciados e rápidos com o aumento da velocidade de deambulação. Quanto mais veloz a caminhada, maior a necessidade de controlar rapidamente o equilíbrio entre estabilidade e mobilidade, o que altera o modo como os músculos são ativados. Ocorrem picos de atividade nos músculos oblíquo externo do abdome e multífidos na fase de toque do calcanhar contralateral, enquanto os multífidos também alcançam seu pico de atividade na fase de toque do calcanhar ipsilateral. Os músculos oblíquo interno do abdome são ativados durante a fase de impulsão contralateral, enquanto os eretores da espinha são ativados durante o toque do calcanhar contralateral. Acredita-se que essas diferenças sejam resultado de ações excêntricas e concêntricas em diferentes momentos e do papel natural dos músculos. Os oblíquos e os multífidos são considerados estabilizadores globais, enquanto os eretores da espinha e o reto do abdome são mobilizadores globais (Fig. 9.15).

Subir escadas

Além de caminhar em terreno plano, muitas vezes precisamos subir escadas. A demanda imposta aos músculos e membros – além da demanda necessária para caminhar em terreno plano – pode ser excessiva para alguns grupos de pessoas. Uma das maiores mudanças é a necessidade de passar da propulsão horizontal do corpo (seu CdM) – como ao caminhar em terreno plano – para a manutenção da estabilidade em associação a movimentos para a frente, verticais e laterais, à medida que transferimos o peso de um membro inferior para o outro na escada. Essa ação requer uma boa mobilidade de tornozelos, joelhos e quadris, além de força em músculos-chave.

Durante a primeira metade da postura de apoio unipodal, com descarga de peso sobre o membro inferior para a elevação do corpo, os músculos vastos são os principais responsáveis pela elevação vertical do corpo, com assistência do glúteo máximo e, em menor grau, do sóleo (Fig. 9.16). O músculo glúteo médio auxilia na transição para a segunda metade da postura, com o avanço para a frente e a impulsão; nesta parte, os músculos tríceps

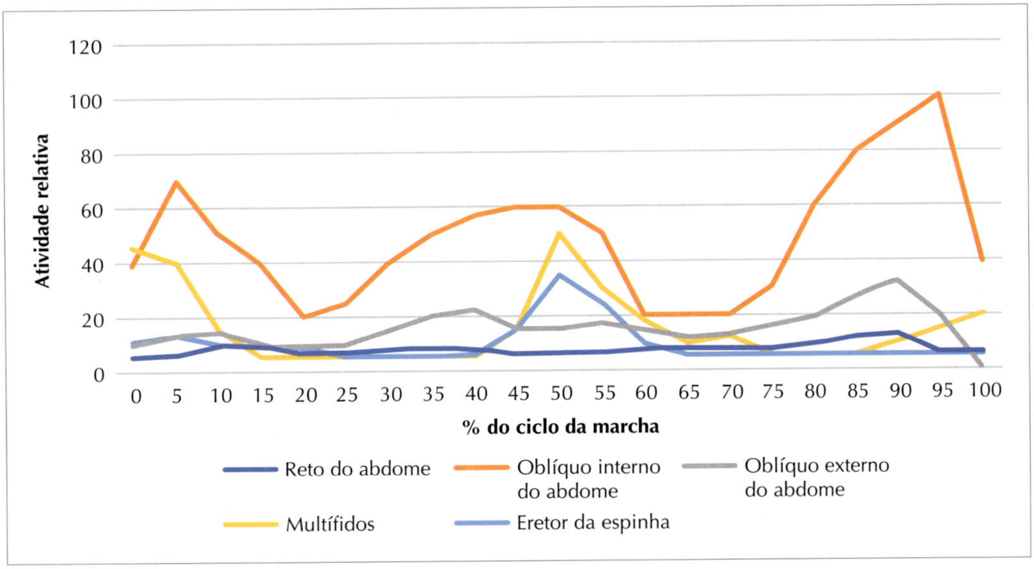

Figura 9.15 Atividade muscular do tronco durante a marcha normal.

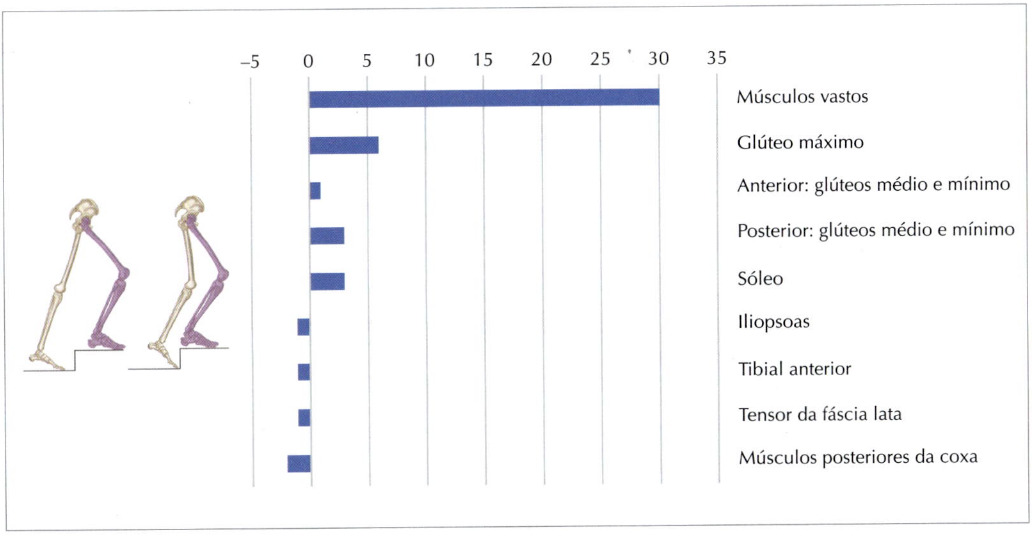

Figura 9.16 Músculos que contribuem (% do peso corporal) para o movimento vertical na sustentação de peso ao subir escadas.

sural e vastos são responsáveis pela maior parte da propulsão vertical, com os músculos posteriores da coxa atuando excentricamente para controlar o movimento (Fig. 9.17).

Quando o peso é transferido de um membro inferior para o outro, também há movimentos mediolaterais, que na primeira metade da postura são controlados pelos músculos vastos e glúteo médio, equilibrando-se mutuamente, e na segunda metade da postura pelos músculos posteriores da coxa e adutores, equilibrando o glúteo médio.

No caso de idosos, subir escadas pode ser um problema em razão da força exigida dos

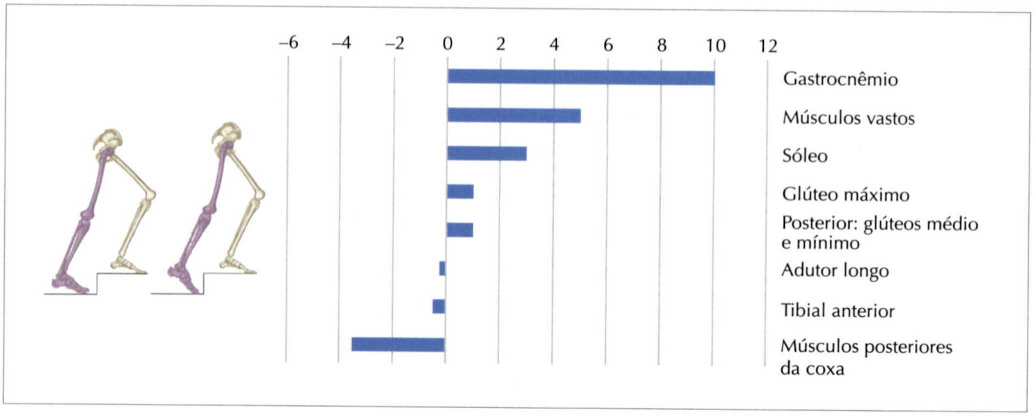

Figura 9.17 Músculos que contribuem (% do peso corporal) para a propulsão vertical no avanço para a frente ao subir escadas.

músculos vastos e glúteos ao longo do ciclo de subida. No entanto, restrições articulares também podem ser um problema, com tornozelos, joelhos e quadris tendo que se mover em uma amplitude de movimento (ADM) significativa em comparação com a caminhada em terreno plano. Na fase de apoio da subida de escadas, as ADM típicas necessárias para subir um degrau padrão de 20 cm são 70 graus de flexão do quadril, 94 graus de flexão do joelho, 11 graus de dorsiflexão do tornozelo e 30 graus de flexão plantar do tornozelo (Fig. 9.18).

Correr e dar tiro (*sprint*)

Não há uma diferenciação específica entre corrida e tiros (*sprints*); contudo, em geral a corrida envolve velocidades acima de 8 km/h, enquanto os tiros envolvem velocidades acima de 22 km/h. No entanto, a principal diferença entre a marcha durante a caminhada e

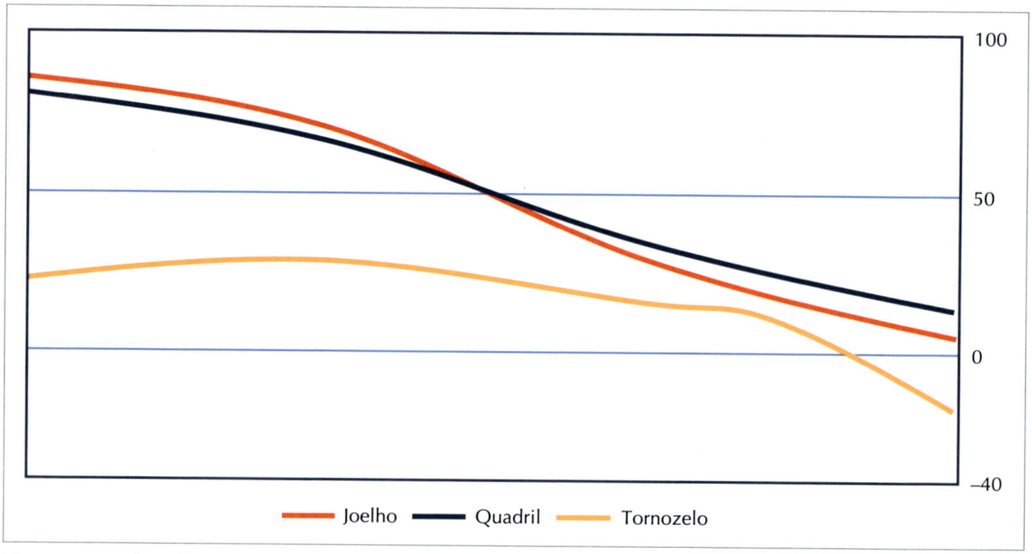

Figura 9.18 Ângulos das articulações ao subir escadas (°).

a marcha durante a corrida – além da velocidade – é a adição de uma fase de "voo" ou "flutuação" na corrida, na qual nenhum dos pés está no chão. Há também um aumento na atividade muscular e um incremento ainda maior na amplitude de movimento das articulações dos membros inferiores.

A diferença entre a corrida e o tiro envolve a maior geração de potência em distâncias mais curtas e o aumento na cinemática articular, bem como uma mudança do contato inicial do calcanhar ou do mediopé para o contato inicial do antepé. Na marcha, a potência propulsora é gerada apenas quando os pés estão no solo e não na fase de voo. Quanto maior a velocidade, menor o tempo de apoio no qual a potência pode ser produzida. Essa é uma das principais diferenças entre a corrida e o tiro. Um velocista tem um tempo de apoio menor do que o tempo de voo, mas produz mais potência, que resulta em maior velocidade.

O músculo quadríceps femoral e os vastos estão ativos desde o final da fase de balanço até o apoio médio (Figs. 9.19 e 9.20), à medida que o membro inferior é colocado em posição para absorver o impacto do contato inicial. No entanto, apenas o reto femoral (um músculo biarticular) permanece ativo durante a fase de voo do balanço médio. Os músculos posteriores da coxa e os glúteos estendem o quadril desde a parte final da fase de

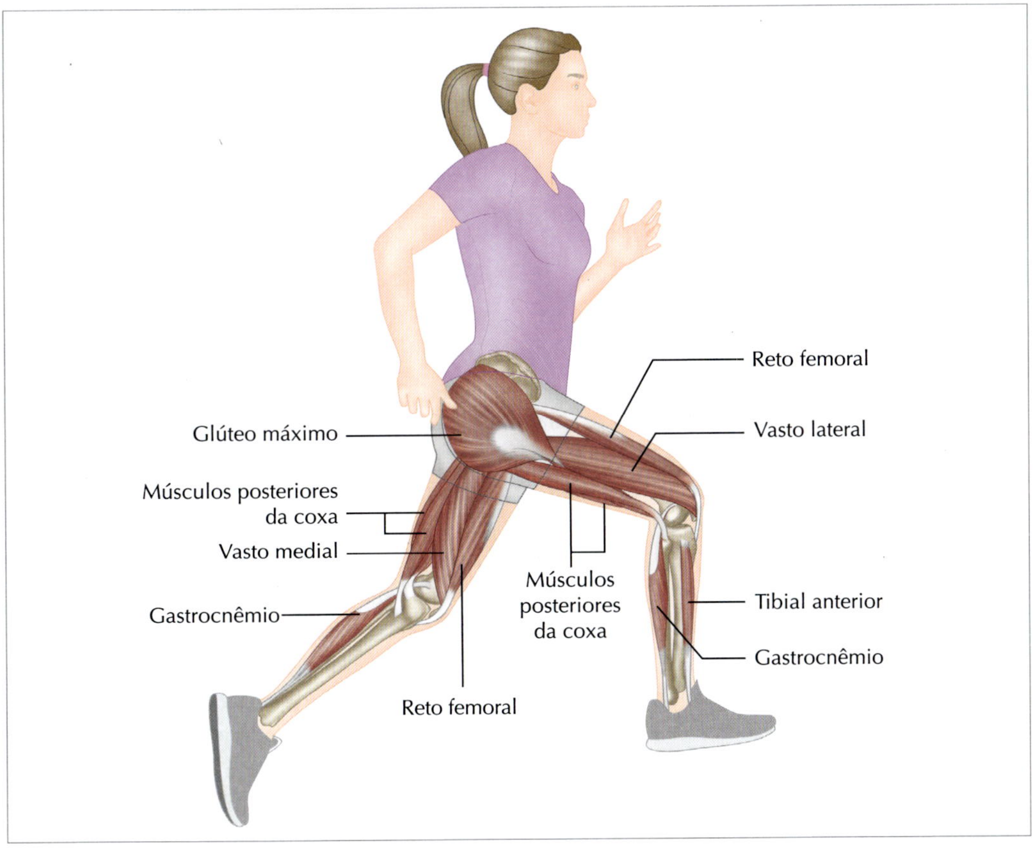

Figura 9.19 Músculos ativos mostrados na Figura 9.20 durante o contato inicial (CI) e a fase de elevação dos dedos (ED) em corredora.

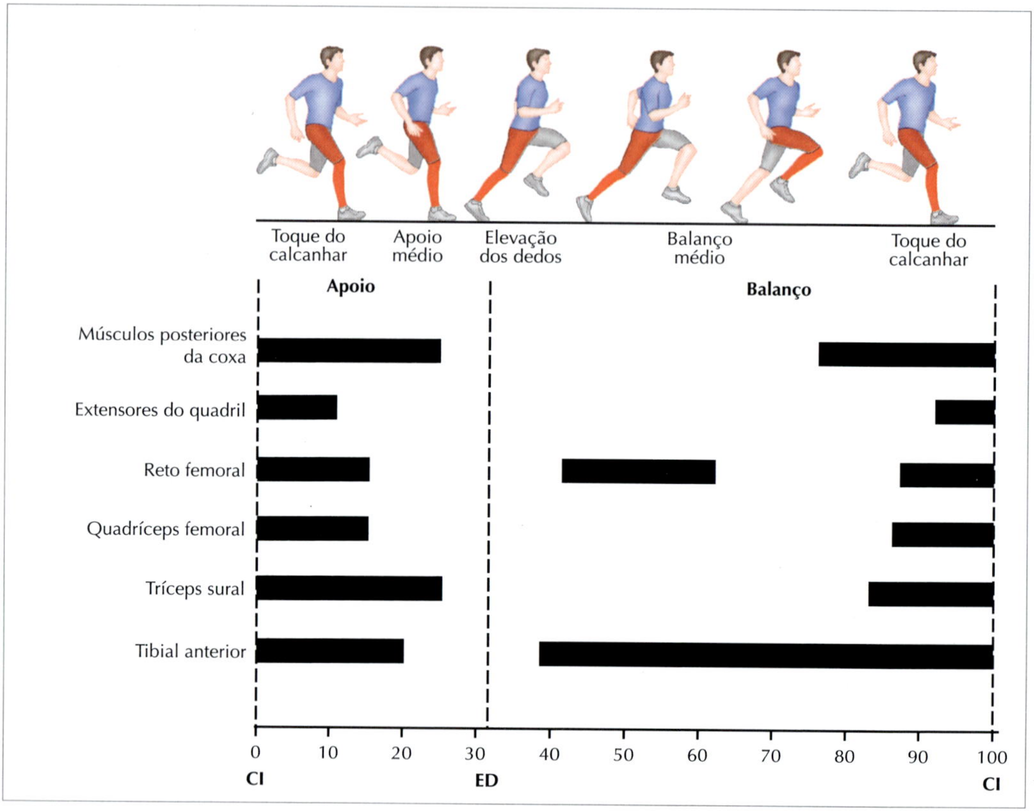

Figura 9.20 Atividade muscular na corrida (adaptada de T. F. Novacheck, Gait and Posture, 1998).

balanço até a primeira parte da fase de apoio, ajudando a controlar a extensão do joelho antes do contato inicial.

O músculo tibial anterior atua na corrida da mesma forma que na caminhada, proporcionando distância ao solo por meio da dorsiflexão e do controle da flexão plantar do tornozelo no contato inicial do calcanhar. Na corrida, as forças que atuam sobre o músculo tibial anterior são muito maiores do que na caminhada.

Embora a amplitude de movimento nas principais articulações também seja maior na corrida e no *sprint* do que na caminhada, as opiniões sobre os valores exatos envolvidos variam.

Em geral, a flexão de joelho aumenta do contato inicial até a metade da fase de apoio, quando começa a diminuir, antes de aumentar rapidamente no início da fase de voo até o balanço médio, reduzindo novamente no final da fase de voo. O quadril está a cerca de 20 graus de flexão no contato inicial e move-se constantemente à extensão, alcançando o pico na fase de elevação dos dedos na parte inicial da fase de voo, antes de cair para aproximadamente 30 graus de flexão na parte final da fase de balanço. O movimento do tornozelo é relativamente neutro no contato inicial, antes de dorsiflexionar rapidamente para cerca de 30 graus no final da fase de apoio, momento em que há um aumento constante para 30 graus de flexão plantar, alcançando o pico no início da fase de balanço antes de retornar à posição neutra, em prontidão para o contato com o solo (Fig. 9.21).

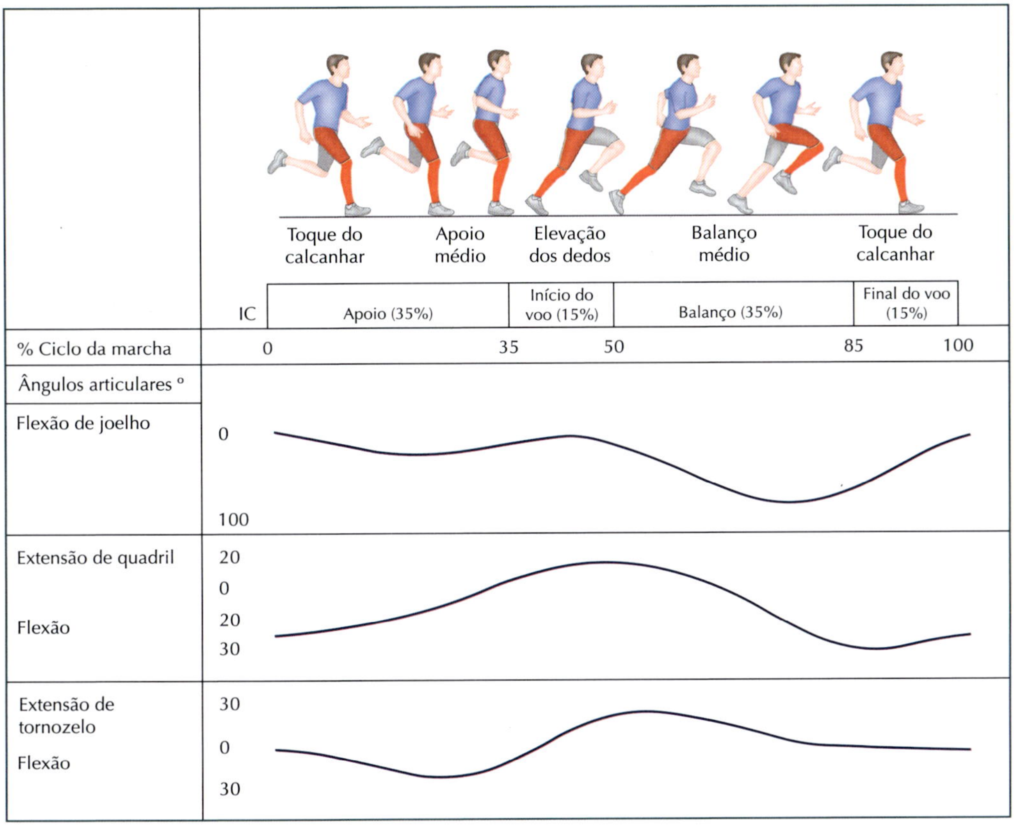

Figura 9.21 Ângulos das articulações durante a corrida.

A potência necessária para correr – e, mais especificamente, para executar um *tiro* – é transferida do solo para cima ao longo do tendão do calcâneo e do músculo tríceps sural. Essa transferência de potência localizada e essa taxa de variação são um dos motivos pelos quais o tendão do calcâneo e o tríceps sural são locais comuns de lesão, especialmente em corredores mais rápidos (de elite) e em pessoas com mais de 40 anos. Lesões no primeiro grupo são mais prováveis em razão da velocidade de transferência, e no segundo grupo, da capacidade reduzida das fibras tendíneas de se esticarem e encurtarem, especialmente na fase de impulsão.

No tiro, lesões nos músculos posteriores da coxa são um problema comum, embora possa haver confusão entre lesões no músculo adutor magno e nos músculos posteriores da coxa, visto que ambos atuam em sinergia. Acredita-se que isso se deva, em parte, à velocidade de variação do comprimento muscular em conjunto com a atividade excêntrica do glúteo máximo e sua natureza biarticular, pois ele potencializa o movimento para a frente e, em seguida, estende o quadril para o movimento para trás.

Ao compreender a função muscular e articular necessária para realizar movimentos cotidianos diversos, que muitas pessoas consideram normais, fica mais fácil entender por que as lesões ocorrem e por que algumas pessoas são capazes de realizar atividades com mais facilidade do que outras.

Referências bibliográficas

1. Ikeda, E. R., M. L. Schenkman, P. O' Riley, and W. A. Hodge. 1991. "Influence of age on dynamics of rising from a chair." *Physical Therapy* 71(6):473-81.
2. Kingma, I., and J. H. van Dieen. 2009. "Static and dynamic postural loadings during computer work in females: Sitting on an office chair versus sitting on an exercise ball." *Applied Ergonomics* 40(2):199-205.
3. McGill, S. M., N. S. Kavcic, and E. Harvey. 2006. "Sitting on a chair or exercise ball: Various perspectives to guide decision making." *Clinical Biomechanics (Bristol, Avon)* 21(4):353-60.
4. Schenkmann M., Berger R. A., Riley P. O., et al. 1990. Whole-body movements during rising to standing from sitting. *Phys Ther.* 70:638-651.
5. Van Lummel, R. C., J. Evers, M. Niessen, P. J. Beek, and J. H. van Dieen. 2018. "Older adults with weaker muscle strength stand up from sitting position with more dynamic trunk use." *Sensors (Basel)* 18(4):1235.

Índice remissivo

A

B

C

D

E

F

M

N

O

Q

R

S

T

U

V